TRAITÉ

DE LA

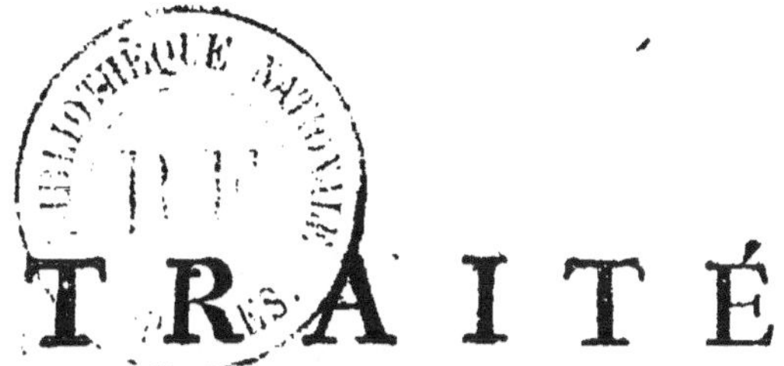

THÉORIE ET PRATIQUE

DES

ACCOUCHEMENS.

TRAITÉ

DE LA
THEORIE ET PRATIQUE
DES
ACCOUCHEMENS.

Trad. de l'Anglois de *M. SMELLIE, D. M.*
Par M. de *PREVILLE, M.*

Auquel on a joint le secret de Rooenhuisen
dans l'Art d'accoucher, trad. du Holl.

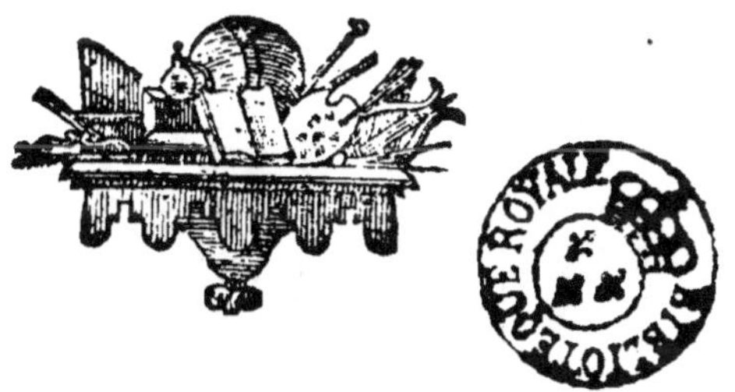

A PARIS,

Chez DELAGUETTE, Imprimeur du Collége &
de l'Académie Royale de Chirurgie, rue
S. Jacques, à l'Olivier.

M. DCC. LIV.

Avec Approbation & Privilege du Roy.

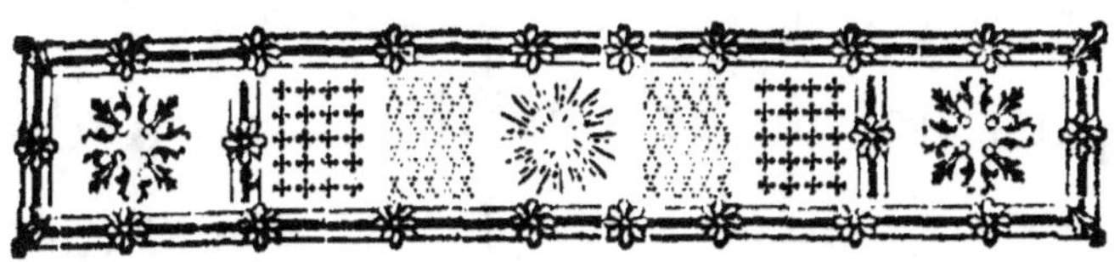

AVERTISSEMENT

DU TRADUCTEUR.

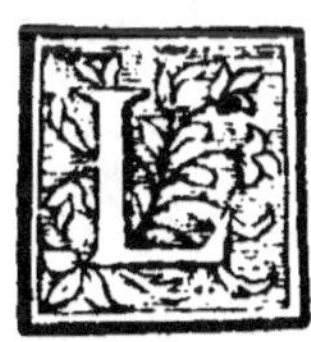'ART des Accouchemens, auſſi bien que les autres parties de la Chirurgie, fournit encore tous les jours une ample carriére dans laquelle on trouve également à perfectionner & à découvrir. Les ſçavans Traités qui ont paru précédemment ſur cette Partie , en ont à la vérité rendu la Pratique plus facile & plus ſûre , qu'elle ne l'étoit tant qu'on s'en eſt tenu aux principes & à la méthode des Anciens ; mais quoique dans ce Siécle & dans le précédent, elle ait été cultivée avec un nouveau zéle & avec

plus de fuccès, néanmoins on doit avouer qu'elle n'a point encore été achevée. Pour s'en convaincre, il ne faut que confulter les grands Maîtres, ceux qui fuivent de plus près la Pratique de cet Art fi difficile & fi important: Monsieur Smellie Médecin Anglois, qui comme il le dit lui-même, en a fait fa principale étude, & dont les progrès n'ont fait que le rendre plus attentif & plus vigilant, a bien fenti cette vérité ; il s'en plaint même ouvertement en plufieurs endroits, & ne laiffe échapper aucune occafion d'exhorter les Maîtres de l'Art à l'enrichir de quelques découvertes. On peut voir dans fa Préface le plan qu'il a fuivi & les raifons qui l'y ont déterminé ; j'y renvoye le Lecteur, non feulement pour en éviter la redite ; mais encore pour qu'il

y apprenne par le détail de ses travaux, de ses Cours, du grand nombre d'Eleves qu'il a formés, & de
femmes qu'il a secourues dans leur
travail, ce qu'il doit attendre d'un
homme aussi dévoué au bien public,
aussi zélé pour l'honneur de sa Profession, & aussi consommé dans la
Théorie & dans la Pratique de son
objet. Après une application aussi
constante, M. SMELLIE peut-il trop se
flatter que son Ouvrage *sera utile au Pu-*
blic. Aussi le succès a-t-il parfaitement
rempli son attente, il lui a mérité plus
étroitement encore la confiance de
toute sa Nation, les Etrangers moins
intéressés à lui accorder aucune préé-
minence, le reconnoissent également
comme un vrai Maître en cet Art. Telle
est l'idée qu'en ont en France, ceux
qui sont le plus en état d'en juger.

C'eſt ſur leur aveu que je crois avoir rendu ſervice au Public, en lui faiſant connoître un modéle auſſi digne de ſa confiance & de ſon attention.

Quant à la traduction, la crainte de m'écarter de l'Auteur m'a fait le ſuivre pied à pied, perſuadé que dans un Ouvrage de cette Nature & de cette importance, un Traducteur ne doit avoir d'autres vûes que d'expoſer à nud celles de ſon Auteur. Ainſi quoique je n'aye rien négligé pour lui donner une ſorte de perfection, l'on peut compter qu'elle eſt d'autant plus fidéle, qu'elle eſt moins épurée : en cela j'ai cru m'accommoder mieux à l'intérêt du Public ; à cette conſidération, & en faveur de l'envie que j'ai eu de lui être utile, j'eſpére qu'il aura quelque indulgence ſur les défauts qui pourroient s'y rencontrer.

PRÉFACE.

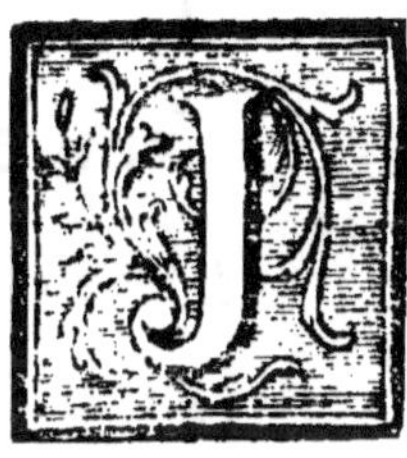E m'étois propofé d'a-
bord de publier ce Traité
en différentes leçons dé-
tachées, telles que je les
fais ordinairement dans un Cours
d'Accouchemens ; mais j'ai confidé-
ré qu'un Ouvrage de cette nature
demandoit une méthode différente
de celle que je fuis dans mes leçons ; d'autant plus que prefque toutes les Obfervations que je rapporte
dans mes Cours, ont quelque rapport
aux Machines que j'ai inventées pour

figurer & repréſenter réellement la femme & l'enfant ; Machines dont je me ſers pour démontrer toutes ſortes d'Accouchemens , & dont chaque Etudiant peut auſſi bien que moi, faire jouer tous les reſſorts.

Par cette raiſon, j'ai jugé plus à propos de commencer par une Introduction, & de diviſer cet Ouvrage en quatre Livres, que je ſubdiviſe enſuite en Chapitres, en Sections, & en Articles. J'ai obſervé ſur - tout de ne point le ſurcharger trop de Théorie, ſi ce n'eſt dans de certaines circonſtances, où elle m'a paru propre à réveiller l'émulation des jeunes Praticiens, & à les diſpoſer à quelques découvertes favorables aux progrès de l'Art.

Dans mon Introduction, je traite

sommairement de la Pratique des Accouchemens des Anciens & des Modernes, sur laquelle je rapporte tous les progrès qu'on a faits jusqu'ici. Je me suis attaché à cette Partie en faveur de ceux
qui n'ont point le tems, ou peut-être pas
l'occasion de consulter les différens Auteurs que j'ai été obligé de parcourir ;
afin que voyant d'un coup d'œil toute
l'étendue de leur Art, les jeunes Chirurgiens soient plus à portée d'en juger
par eux - mêmes , & de diriger leur
Pratique sur celle des Artistes qui ont
le plus brillé, & traité le plus sommairement cette Partie. Cette connoissance pourra encore servir à exciter dans
les Eleves, cet esprit d'émulation qui
ne manque jamais de les porter à quelques recherches dont le fruit est également honorable à l'Art, & avantageux à la Société.

J'ai tâché de traiter chaque matiére avec autant de clarté & de précision qu'elle pouvoit en être susceptible. Peut-être me reprochera-t-on de m'être trop étendu dans le troisiéme Livre sur certains problêmes, qui sans doute ne paroîtront pas mériter l'attention de ceux qui se flattent d'une Pratique un peu soutenue. Mais si l'on considére que mon but dans cet Ouvrage, n'est que de rappeller dans la mémoire de mes Eleves les principes que je leur ai donnés dans mes leçons, & de donner en même-tems des Instructions générales aux jeunes Praticiens, on reconnoîtra que pour remplir mes vûes, il m'étoit, pour ainsi-dire, indispensable de traiter scrupuleusement tout ce qui peut être de quelque utilité dans le Cours de la Pratique.

J'avois réfolu d'abord de confirmer mes principes par quelques Obfervations fuivant la méthode *de la Motte;* mais j'ai craint que cette méthode ne fût trop embarraffante pour les Etudians, dans le cours de leúrs lectures. Cette réflexion m'a rappellé à l'exemple de *Mauriceau,* & j'ai cru qu'il étoit véritablement plus à propos de publier, comme il a fait, un fecond volume d'Obfervations , méthodiquement rangées en certaines Claffes dans l'ordre du rapport qu'elles ont aux différens principes répandus dans chaque partie de ce Traité, de façon que lorfque le Lecteur voudra les approfondir, il pourra confulter ces Obfervations à fon loifir, fuivant les régles que nous indiquerons.

Je renfermerai dans chaque Claffe,

des Obſervations & des exemples ſur les différens cas qui me paroîtront les plus utiles & les plus ordinaires. Ces Obſervations feront tirées en partie des meilleurs Auteurs , & en partie de ma pratique , de celle de mes Eleves , & de ceux qui me font l'honneur de me conſulter.

Je me flatte qu'on ne s'imaginera point qu'au moyen de ce ſecours , je ſois inſuffiſant pour l'exécution de ce Projet. Je ne crains point non plus qu'on me taxe d'avoir broché cet Ouvrage à la hâte , lorſqu'on ſçaura qu'il y a plus de ſix ans que je travaille à rédiger mes leçons ſous une forme propre à ſouffrir la preſſe , & que depuis ce tems j'ai digéré , changé & corrigé de tems à autre tout ce que j'avois écrit , conformément aux nouvelles lumieres que j'ai reçues de mon étude & de mes expériences ; enfin il suffira d'obferver que je ne me fuis donné pour Maître dans l'Art des Ac-couchemens, qu'après l'avoir heureufement pratiqué pendant long - tems à la campagne ; & que l'Ouvrage que je publie aujourd'hui eft le fruit non - feulement des occafions que j'y ai eu d'approfondir cet Art, mais plus particuliérement encore d'une Pratique réfléchie pendant plus de dix ans à Londres, où j'ai fait plus de deux cens quatre - vingt Cours d'Accouchemens, pour l'inftruction de plus de neuf cens Eleves en Chirurgie fans y comprendre les Sages-femmes, dans lefquels j'ai délivré plus de douze cens cinquante pauvres femmes, en préfence de ceux qui fuivoient mes leçons, qui par leurs aumônes & leurs

PREFACE.

charitables contributions fournissoient de quoi satisfaire à tous les besoins de ces pauvres femmes dans leurs couches, sans parler de beaucoup d'Accouchemens difficiles & laborieux, auxquels les Sages - femmes m'ont souvent appellé en faveur des pauvres.

Ainsi j'ose me flatter qu'en réfléchissant sur tant d'occasions que j'ai eu d'approfondir cette Partie, & sur le Cours de ma Pratique, qui depuis long - tems a été assez suivie ; on ne me taxera point d'arrogance, ni de trop de présomption dans la tâche que je m'impose, dont j'espére que l'exécution sera utile au Public.

INTRO-

INTRODUCTION.

E doit être une satisfaction pour ceux qui se disposent à l'étude de quelque Science ou de quelque Art, de trouver les moyens d'en apprendre l'origine & les progrès. Pour épargner aux jeunes Chirurgiens les recherches ennuieuses qui conduisent à cette connoissance, je me suis proposé de donner en forme d'introduction, un détail abregé de la Pratique des Accouchemens, dans lequel je m'attacherai sur-tout à observer les différens progrès qu'on y a fait de tems à autre, autant que j'ai pû l'apprendre moi-même des Auteurs tant anciens que modernes, qui se sont particuliérement dévoués à cette partie, & qui nous ont laissé quelques Ecrits sur cette branche de la Chirurgie.

Il me paroît assez probable, suivant ce que j'en ai pû recueillir, que dans les premiers siécles, la Pratique de cet Art étoit entiérement réservée aux femmes ; & que les hommes n'y étoient admis que dans de fâcheuses extrêmités ; En effet il est assez naturel de croire que dans les maladies particulieres au sexe, les femmes n'ont voulu se confier qu'à des femmes - même, tant que la simplicité des premiers âges a pû conserver quelques restes de sa vigueur; c'est pour cette raison, sans doute, qu'en remontant jusqu'aux Egyptiens, nous trouvons chez eux les femmes en possession de l'Art des Accouchemens.

HYGIN rapporte qu'on avoit établi une Loi à Athènes, par laquelle il étoit défendu aux femmes & aux esclaves de s'ingérer dans la Pratique de la Médecine, sous quelque prétexte que ce pût être; mais que la modestie du beau sexe, blessée d'une pareille contrainte, s'en étoit tellement révoltée, que par la suite on avoit été obligé de l'enfreindre, & de permettre aux femmes l'exercice de cette partie, en commun avec les hommes.

ON trouve *in Harmonia Gynæciorum* plusieurs avis & recettes, au sujet des Accouchemens, tirés des Ecrits d'une certaine CLEOPATRE, mêlés avec ceux de Moschion & de Priscian. Quelques - uns ont cru que ce devoit être la fameuse Reine de ce nom qui a tant fait parler d'elle sur le Trône des Egyptiens, sans doute parce que dans la Préface, il est parlé D'ARSINOE comme de la sœur de celle dont il est question.

CEPENDANT Galien qui fleuriſſoit deux cens ans après cette Souveraine de l'E-gypte, conſeille bien de conſulter les Ecrits d'une femme de ce nom ; mais il ne ſe char-ge point de décider ſi c'eſt véritablement à cette Princeſſe ou non, que nous en ſom-mes redevables, ce qui me porte beaucoup à croire, qu'en ce fait il eſt véritablement queſtion de quelqu'autre perſonne du même nom, d'autant plus encore que l'Etude & la Pratique d'un pareil Art ne s'accordent point du tout à l'humeur enjoué & à la ga-lanterie, qui ſelon les Hiſtoriens faiſoient le caractere de celle que l'on veut ſuppo-ſer.

AETIUS a inſéré dans ſes Ouvrages des Chapitres entiers de ceux d'une certaine ASPASIE, ſur la méthode de délivrer & de gouverner les femmes dans leur travail ; mais il nous laiſſe ignorer le lieu de ſa de-meure & le tems auquel elle a écrit. Si nous ſuivions une Analyſe exacte des Hiſtoriens de différens tems, nous y trouverions quan-tité d'autres femmes également dévouées à la Pratique de notre objet ; mais comme il ne nous reſte rien de leurs écrits, & que les idées qu'on nous en donne ſont la plûpart fa-buleuſes, & le plus ſouvent étrangeres à no-tre ſujet, nous ne parlerons ici d'aucune. Au reſte les curieux trouveront dequoi ſe dédommager de notre silence, dans l'Histoire de la Médecine de M. le Clerc, auquel nous les renvoyons pour commencer par Hip-POCRATE, le plus ancien Ecrivain dont la postérité nous ait conservé quelque chose qui revienne à notre but, & qui mérite à bon droit, le titre de Pere dans l'Art d'accoucher, comme dans l'Art de guérir, d'autant plus encore que tous ceux qui sont entrés après lui dans la carriere qu'il nous a ouverte, jusqu'à la fin du seiziéme siécle, ont pillé dans ses propres Ouvrages tout ce qu'ils nous ont débité de plus important sur les maladies des femmes & des enfans, & sur ce qui concerne les Accouchemens. C'est donc à sa Pratique principalement, que je dois m'attacher; j'en donnerai une idée succinte, & dans mon détail sur les autres Auteurs, je me contenterai d'observer les progrès qu'ils ont faits, & les différentes circonstances dans lesquelles ils ont crû devoir se soustraire à la méthode & à l'opinion de ce grand homme.

HIPPOCRATE qui pratiquoit la Médecine en Grece environ 460 ans avant l'Ere Chrétienne, s'est sans doute servi lui-même des observations de ceux qui l'ont précedé, dans l'exercice de sa Profession. La sagesse de ses prognostics, & l'heureux succès de sa Pratique lui ont mérité la plus haute réputation dans l'art de guérir, qu'il a conduit à une forte de perfection par fa fagacité peu commune & par fa grande expérience.

D'ANS fon Livre *de natura muliebri*, & dans les autres qu'il a pareillement écrits *de mulierum morbis*, il parle de plufieurs maladies particulieres aux perfonnes du fexe, dont il donne la defcription conformément à la Théorie de fon tems, & prefcrit plus de remédes pour les maladies des femmes que pour toute autre.

IL eft vrai qu'entre fes remédes il s'en trouve quelques-uns de fort extraordinaires & affez bizarres; mais en récompenfe il y en a beaucoup dont on fait encore aujourd'hui grand cas dans la Pratique, à moins qu'on n'ait changé les noms qu'il leur a donnés ou qu'on ne s'en foit fervi pour d'autres.

Enfin quoique fa Théorie foit fouvent fauffe & trompeufe, on eft forcé d'avouer que fes diagnoftics, fes prognoftics & fa maniere de pratiquer, font auffi fouvent également juftes & judicieux.

D'ANS les fuppreffions de régles, par exemple, il prefcrit d'abord les émetiques & les purgatifs; il ordonne d'introduire enfuite dans le vagin des peffaires en forme de fuppofitoires, qu'il dit de faire avec de la charpie ou de la laine chargée de différentes fortes de poudres propres à défobftruer &

enduite d'huile & de cire. Il veut encore que l'on joigne l'ufage des fumigations, des fomentations & des bains chauds à celui des remédes intérieurs. Il remarque que ces fortes d'obftructions occafionnent de la douleur & une efpece de péfanteur dans la région hypogaftrique intérieure, qui s'étend jufqu'aux lombes & dans les régions iliaques; que les femmes dans cet état font fujettes à vômir, & à des envies aufli bizarres que celles des femmes groffes : lorfque ces fymptômes, la douleur & la péfanteur, fe font fentir dans les hypochondres, qu'il en réfulte une efpéce de fuffocation & de douleur qui fe portent à la tête & au col, il confeille de donner à fentir à la malade quelques drogues d'une odeur fœtide, & de lui faire prendre intérieurement quelques infufions de *conyza*, de *caftoreum* dans du vin.

Il fe compotte tout autrement lorfqu'au contraire les régles coulent en trop grande abondance : en ce cas il défend l'ufage des Bains & de tout ce qui pourroit relâcher ou pouffer par les urines; il ordonne d'introduire dans le vagin des peffaires aftringens, & de faire des fomentations froides aux parties inférieures. Il prefcrit intérieurement différentes fortes de remédes aftringens; entre autres la femence de pavot, & veut que

l'on applique les ventoufes fur la poitrine;
& après que la violence des évacuations eft
paffée il a recours aux purgatifs & aux émetiques; il confeille enfuite le lait d'âneffe &
un régime nourriffant aidé de différentes
fortes de remédes internes & externes.

IL dit que dans les fleurs blanches, les
urines de la malade reffemblent à celles
d'un âne, qu'en ce cas elle fent des douleurs dans la région hypogaftrique inférieure, dans les lombes & dans les régions iliaques, qu'elle a les jambes & les mains en-
flées, les yeux aqueux, le teint pâle & jaunâtre, enfin qu'elle ne peut marcher fans fe
fentir oppreffée, & fans avoir beaucoup de
peine à refpirer. Dans cette circonftance,
il ordonne encore les émetiques & les purgatifs, il paffe enfuite à l'ufage du lait d'â-
neffe, du petit lait; il fait faire des fomentations & employe différens remédes, le
tout dans les vûes de déterger & de fortifier
les parties malades.

IL parle encore de différentes indifpofitions, qui felon lui viennent du dérangement & des différentes fituations de la Matrice, & propofe à cette occafion quantité
de remédes pour le foulagement de la malade. Quant à fa Théorie fur la conception, &
à fon fentiment fur la naiffance au feptiéme
ou au huitiéme mois, tous les Ecrivains en

Médecine l'ont adopté jufqu'à la fin du dernier fiécle.

DANS fon premier Livre des maladies
des femmes, il parle des Accouchemens difficiles : il obferve que lorfqu'une femme eft
à terme , qu'elle eft attaquée de douleurs
d'enfantement, & qu'elle refte long - tems
fans pouvoir accoucher, l'enfant fe préfente de travers, ou les pieds devant, parce que,
dit-il, elle accoucheroit aifément s'il préfentoit la tête la premiere ; & que l'Accouchement doit être difficile au contraire ,
lorfqu'il fe préfente de travers. Pour mieux
confirmer fon fentiment , il donne la com-
paraifon d'une olive renfermée dans un fla-
con dont le col feroit étroit , d'où il n'eft
véritablement pas fi aifé de la tirer lorfqu'elle fe préfente de travers à l'orifice, que
quand elle y préfente une de fes extrêmités.
Il dit encore que l'Accouchement doit être
difficile lorfque les pieds fe préfentent les
premiers ; & qu'en ce cas, la mere ou l'enfant, ou le plus fouvent tous les deux, doivent y périr. Enfin il ajoute que la mere ne
fe délivre pas fans beaucoup de peine lorfque l'enfant eft mort, qu'il eft apopleŭique
ou qu'il eft en double. Il paffe delà à différens confeils fur la maniere de remédier aux
indifpofitions qui fuivent d'ordinaire l'Accouchement. Il donne la maniere de tirer

l'enfant, & de l'aider dans les Accouchemens difficiles. Dans les cas où l'enfant se
présente bien, sans pouvoir néanmoins sortir aisément, il conseille de faire prendre à
la mere des sternutatoires, en l'avertissant de
se boucher autant qu'elle pourra le nez & la
bouche, afin de leur donner plus de prise,
& qu'ils agissent davantage. Il est encore
bon selon lui de l'agiter en ce cas de la maniere suivante ; pour cet effet il dit d'attacher la femme sur son lit avec une bande
large qui lui passe sur la poitrine, de lui faire
plier les jambes aux pieds de son lit dont le
chevet doit être alternativement élevé &
baissé par deux personnes, qui par ce jeu lui
procurent de tems à autre quelques légeres
secousses, jusqu'à ce que ses douleurs ayent
assez de force pour lui faire pousser son enfant ; pour en faciliter la sortie, il suppose
que l'on a oint les parties auparavant avec
quelque chose d'onctueux, & que l'on a eu
la précaution de les séparer & de les dilater. Il recommande sur-tout que l'on apporte beaucoup d'attention pour que le
Placenta sorte immédiatement après l'enfant. Lorsque l'enfant se présente de travers
à l'orifice de la matrice, soit qu'il soit mort
ou en vie, il veut qu'on le repousse pour
avoir la facilité de le tourner & de lui faire
présenter la tête dans l'ordre naturel de sa

sortie. Pour y procéder avec plus de succès, il faut faire coucher la femme sur le dos dans un lit disposé de façon qu'elle s'y trouve les hanches plus élevées que la tête. Si l'enfant est encore en vie & qu'il présente un bras ou une jambe, il conseille de travailler le plus promptement qu'il sera possible à lui procurer une meilleure posture, & de tâcher de lui attirer la tête : s'il se présente couché de travers à l'orifice de la matrice, s'il y présente le côté ou la hanche, on doit encore recourir à ces mêmes précautions, on procure ensuite quelque rafraîchissement à la femme que l'on expose assise à la vapeur de l'eau chaude. On doit se conduire de la même maniere à l'égard de l'enfant lorsqu'il est mort & qu'il présente une jambe, un bras ou quelquefois l'un & l'autre ; cependant s'il n'étoit pas possible d'avoir l'enfant entier sans exposer la mere à quelque danger, ce qui peut arriver, parce que son corps se sera gonflé, il dit de l'arracher par morceaux de la maniere suivante. Si c'est la tête qui se présente il faut l'ouvrir avec un petit canif, rompre ensuite les os du crâne & les tirer avec des pinces, pour ne point courir les risques de blesser la femme. On peut encore l'amener peu à peu au moyen d'un petit crochet que l'on placera sur les clavicules pour l'attirer. Lorsque par ce moyen l'on a débarraffé la tête ; fi les épaules forment un nouvel obftacle à l'expulfion du refte, il confeille de défarticuler les bras & de les tirer d'abord, après quoi le refte du corps fuit ordinairement avec affez de facilité, ou bien s'il ne vient point, il faut partager la poitrine ; & prendre bien garde fur-tout de ne point découvrir ni bleffer les inteftins ; de peur que les boyaux ou ce qui peut y être contenu, venant à s'épancher, ne retarde l'opération. On rompt enfuite les côtes & on emporte les clavicules. Après cette mutilation le refte du fœtus doit fuivre aifément à moins que l'abdomen ne fut gonflé, en ce cas il faut faire quelques piquûres au bas-ventre, pour donner iffue aux vents dont la fortie eft bientôt fuivie de celle de l'enfant en entier. Lorfqu'il y a une partie de l'enfant déja fortie ; mais engagée de façon que le refte ne peut fuivre, & qu'il n'eft pas poffible non plus de repouffer en dedans ce qui eft forti ; pour lui procurer une meilleure pofture, il veut que l'Opérateur emporte le plus qu'il pourra de cette partie, qu'il faffe rentrer le refte & qu'il le tourne de façon que la tête fe préfente la premiere : pour cet effet, il avertit l'Accoucheur d'avoir foin auparavant de bien rogner fes ongles, & de porter dans fa main un biftouri courbe, qu'il doit introduire le dos & la pointe recouverts de son doigt indice de peur de blesser la matrice.

DANS son Livre *de superfœtatione*, il dit que quand l'enfant est mort & qu'il montre sa tête au dehors de l'orifice de la matrice sans que le reste du corps vienne, l'Accoucheur doit mouiller ses doigts dans de l'eau, les introduire entre l'orifice de la matrice & la tête de l'enfant, & lui en passer un dans la bouche, dont il se sert comme d'un crochet pour l'attirer tout-à-fait au dehors. Lorsqu'au contraire le corps est tout-à-fait dégagé, & que la tête demeure prise en arriére, ce qui peut arriver toutes les fois que les pieds se présentent les premiers, il conseille à l'Accoucheur de tremper d'abord ses deux mains dans de l'eau, & de les introduire ensuite entre l'orifice de la matrice & la tête de l'enfant pour la saisir avec ses doigts, & l'attirer par ce moyen au dehors. C'est encore ainsi que l'on doit dégager la tête lorsqu'elle est embarrassée dans le vagin. Si l'enfant reste mort dans la matrice, sans que la nature ni les remédes ayent assez de force pour faciliter à la mere les moyens de s'en délivrer, il ordonne de se frotter les mains avec quelque chose d'onctueux, d'en introduire une dans la matrice, de déchirer l'enfant avec un instrument accommodé au pouce pour cet effet,

anguis pollici adaptandus, & de le tirer par morceaux comme nous l'avons dit ci-deffus.

Dans le même Livre fur les maladies des femmes, il prefcrit la maniere de les délivrer de l'arriére - faix en cas qu'elles ne l'évacuent point naturellement. Il dit que quand l'arriére-faix ne fuit point immédia-tement l'enfant, la mere fe plaint de dou-leurs dans le bas - ventre & dans les côtés, & que ces douleurs font accompagnées de friffons & de fiévre qui difparoiffent auffi-tôt qu'elle eft délivrée ; mais que le plus fouvent alors, l'arriére-faix tombe en pour-riture & s'évacue par ce moyen le fix ou le feptiéme jour, en ce cas il ordonne à la ma-lade de faire intérieurement ufage d'armoife, de dictame, de fleurs de violette blanche, de feuilles d'agnus-caftus, d'ail & de petits oignons rotis ou bouillis, de caftor, de rue, &c.

Après avoir décrit la maniere de tirer un enfant mort du ventre de fa mere, dans fon Livre *de fuperfætatione*, il dit que quand l'arriére-faix ne fort point aifément, il faut y laiffer l'enfant attaché, & faire affeoir la femme fur un fiége élevé afin que le fœtus puiffe l'entraîner par fon propre poids; pour prévenir le danger de cette opération fi elle fe faifoit trop brufquement, il confeille de poser d'abord l'enfant fur de la laine nouvellement cardée, ou fur deux veffies pleine d'eau & recouvertes de laine, de percer enfuite ces veffies pour donner jour à l'eau qui laiffe infenfiblement baiffer l'enfant à mefure qu'elle s'écoule, moyennant quoi l'enfant attire doucement à lui l'arriére-faix. En cas que le cordon foit rompu il dit d'y attacher un poids convenable, pour fuppléer à celui de l'enfant, dans les vûes de remplir la même indication. C'eft-là, dit-il, la méthode la plus aifée & la moins dangereufe pour arracher le *Placenta*.

Il obferve enfuite que lorfque l'Accouchement a été laborieux, lorfqu'on n'a pû délivrer la mere fans le fecours des machines, l'enfant eft communément fort affoibli, c'eft pourquoi il confeille de ne point couper le cordon, que l'enfant n'ait uriné auparavant, qu'il n'ait éternué, ou crié affez haut pour ne pas laiffer de doute fur fa vie, il confeille encore de le tenir pendant ce tems fort près de fa mere ; parce que, dit-il, quoiqu'un enfant ne paroiffe pas refpirer d'abord, ni même avoir aucun autre figne de vie, le cordon ombilical peut fe gonfler en peu de tems fi l'on a eu la précaution de ne le point couper, & par-là fauver la vie de l'enfant.

QUANT aux lochies ou à l'écoulement qui furvient d'ordinaire après l'Accouchement, il obferve que lorfqu'elles font tout-à-fait fupprimées, ou qu'elles ne coulent pas en aflez grande quantité & que la matrice eft endurcie, la malade eft fujette à des douleurs dans les lombes, dans les aînes, dans les côtés, aux cuiffes & aux pieds quelquefois accompagnées de fiévre aigue & de frémiffemens. Lorfque ces douleurs font fans fiévre, il veut que l'on ait recours aux bains, & que l'on faffe à la tête des embrocations d'huile d'aneth, il confeille encore de fe fervir extérieurement d'une décoction de mauve avec de l'huile de Cyprès pour calmer les douleurs, il dit que dans toutes les maladies dans lefquelles les fomentations font néceffaires, on doit enfuite frotter les parties avec de l'huile. Mais lorfque la fiévre fe trouve de la partie il défend les bains, il leur fubftitue des fomentations chaudes, il ordonne des potions hifteriques, faites avec de l'ail, du caftor ou de la rue bouillis avec du gruau. Il obferve encore que lorfqu'il furvient quelque inflammation à la matrice après l'Accouchement, la malade eft en grand danger de mort, à moins qu'il ne foit poffible de la foulager par les felles, ou de calmer les fymptômes par la faignée. Il attribue auffi plufieurs indifpofitions & maladies particuliéres aux femmes, aux dérangemens & aux différentes situations de la matrice, sur quoi Platon qui est venu immédiatement après Hippocrate, s'explique dans son *Timeus* d'une maniere également étrange & romanesque.

Nous avons un Ouvrage en Langue Angloise sous le titre *d'Accouchemens d'Aristote*, mais je ne trouve dans cet Auteur que très-peu de chose, ou peut-être rien du tout de ce qui concerne la Pratique. Il a écrit sur la génération des animaux, & l'on trouve dans cette partie plusieurs choses assez curieuses, & même assez intéressantes pour notre matiére ; il nous apprend, par exemple, que les femmes souffrent davantage qu'aucun autre animal pendant leur grossesse & dans leurs couches ; que celles qui se livrent davantage au travail & à l'exercice, supportent leurs peines plus aisément & avec plus de sûreté ; Enfin que les petits de toutes sortes d'animaux naissent naturellement la tête la premiere, parce que, dit-il, la partie supérieure de leur corps jusqu'au nombril, étant plus pesante que l'inférieure, la tête doit nécessairement se précipiter en bas. Pour cette raison, il appelle accouchemens naturels ceux dans lesquels la tête se présente la premiere ; & contre nature, ceux dans lesquels l'enfant

présente

préfente d'abord les pieds ou toute autre partie du corps.

Nous n'avons aucun Ouvrage fur les Accouchemens en particulier depuis cet Auteur jufqu'au tems de Celfe, que l'on croit avoir vêcu fous le Régne de l'Empereur Tibere. Il nous a tranfmis un chapitre fur la délivrance des enfans morts & du *Placenta*, qu'il a pris dans les Ouvrages d'Hippocrate. Nous conviendrons cependant qu'il s'eft plus étendu que fon Maitre, & qu'il a enchéri en plufieurs points fur fa Pratique. Il parle d'abord de ce qui concerne la maniere de placer les femmes, il confeille enfuite à l'Accoucheur d'introduire premiérement un doigt, d'en infinuer fucceffivement un autre, & enfin peu à peu toute la main; il ajoute que l'étendue de la matrice, la force & le courage de la malade font d'un grand avantage pour le fuccès de l'Accouchement; qu'il faut tenir l'abdomen & les extrêmités des femmes auffi chaudement qu'il eft poffible; qu'il ne faut point attendre qu'il fe foit formé une inflammation, mais au contraire l'affifter fans délai; parce que fi l'on attend que fon corps fe foit enflé, on ne peut plus introduire les mains, ni délivrer l'enfant fans beaucoup de difficulté, enfin parce que l'on doit craindre qu'il ne furvienne des vômiffemens, des

friffons, & même des convulfions. Il avertit de conduire le crochet avec beaucoup
d'attention lorfqu'on l'a une fois placé fur
la tête , de crainte qu'il ne lâche prife &
qu'il ne déchire l'orifice de la matrice, ce
qui jettroit infailliblement la femme dans
des convulfions , ou peut - être en grand
danger de mort. Si l'enfant fe préfente par
les pieds , il eft aifé felon lui , de le délivrer,
il faut pour cet effet les faifir avec les deux
mains & les attirer doucement à foi ; lorfque l'enfant fe préfente de travers & qu'il
n'eft pas poffible de le renverfer , il confeille de lui porter le crochet fous l'aiffelle,
& de l'attirer doucement , par cette manœuvre, le col fe trouve prefque redoublé
& la tête renverfée en arriére, en ce cas il
faut la féparer du tronc & tirer le tout piéce
par piéce. Dans cette opération il faut, dit-
il, fe fervir d'un crochet dont la furface interne foit dentelée, & tirer autant qu'il eft
poffible la tête avant le refte du corps ; parce que fi l'on emportoit la partie la plus
confidérable la premiere, & que la tête reftât feule dans la matrice , on ne pourroit
plus l'avoir qu'avec beaucoup de peine &
de danger ; or, comme ce cas pourroit arriver, il confeille de garnir le ventre de la
femme de ferviettes pliées en double, de
faire placer à fon côté gauche quelque per-

fonne adroite qui doit appliquer fes deux mains fur l’abdomen & le preffer d’un côté à l’autre, de maniere qu’elle tâche de conduire la tête de l’enfant à l’orifice de la matrice; l’Opérateur de fon côté profitera de ce moment pour y porter fon crochet & l’attirer par ce moyen au dehors. A l’égard du *Placenta* voici la conduite qu’il prefcrit pour en faire l’extraction. Lorfque l’enfant eft délivré il faut le confier à quelque affiftant qui le tienne entre fes mains pendant que l’Accoucheur tire le cordon doucement de peur de le rompre, il infinue enfuite fa main droite jufqu’au *Placenta* qu’il détache de la matrice avec fes doigts, & il le tire tout entier avec les grumeaux de fang qui peuvent s’y trouver. L’opération finie on rapproche les cuiffes de la malade l’une de l’autre, on la met dans une chambre où l’on entretient une chaleur moderée, & où elle n’ait rien à craindre des injures de l’air; on lui applique fur le ventre une ferviette imbibée de quelque liqueur convenable. Le refte de la cure confifte dans l’application des remédes ufités, dans les inflammations & les playes des tendons.

MOSCHION que l’on croit avoir pratiqué à Rome fous le régne de Neron, dit que dans les Accouchemens difficiles il faut premiérement relâcher les parties en les frottant d'huile ; en cas que le cours des urines fut intercepté par quelque pierre engagée dans le col de la veſſie, il conſeille d'y introduire un cathéter afin d'évacuer l'eau qu'elle contient. Lorſque les excremens ſont endurcis dans le *rectum*, il veut que l'on ordonne un lavement & que l'on perce les membranes avec une lancette. Il dit que la poſition la plus favorable eſt celle dans laquelle la tête ſe préſente la premiere, les mains & les pieds entrelaſſés & arrangés le long des côtes : lorſque l'enfant ne ſe préſente pas bien & qu'il n'y a pas moyen d'y remédier par les différentes poſtures que l'on peut faire prendre à la femme, il conſeille d'introduire ſa main dans la matrice, lorſque l'ouverture en eſt dilatée, & de tourner l'enfant. S'il préſente un pied, faites-le rentrer, dit-il, ſaiſiſſez-les tous deux & l'attirés, les bras étendus le long de ſes côtés ; s'il préſente un génou ou la hanche faites-le encore rentrer, & tâchez de l'attirer par les pieds ; s'il préſente le dos, introduiſez votre main, donnez-lui une meilleure poſture, & conduiſez à l'orifice les pieds ou la tête ſelon qu'elle ſera plus près de l'orifice. Si la tête eſt trop groſſe il faut l'ouvrir, &c.

RUFUS EPHESIUS qui vivoit du tems de Trajan, nous a laiſſé une courte deſcrip-

tion de la matrice & de ſes dépendances;
il dit dans ſa deſcription que les tuyaux que
l'on appelle aujourd'hui trompes de Fallope, s'ouvrent dans la capacité de la matrice. Galien s'eſt cependant ſi bien attri-
bué cette découverte, qu'il dit à cette occaſion qu'il eſt ſurpris de voir que cette con-
noiſſance ait échappé aux recherches des
Anatomiſtes même les plus médiocres. Il
s'étonne plus particuliérement encore, qu'un
homme auſſi exact que Herophile les ait
ignorés, & Rufus à cette occaſion, rapporte expreſſément le ſentiment d'Herophile.

GALIEN nâquit du tems de l'Empereur Adrien, la cent trente-uniéme année de
l'Ere chrétienne, environ ſix cens ans après
Hippocrate dont il a commenté les Ouvrages. Nous lui ſommes redevables
de quelques Aphoriſmes judicieux ſur les
maladies des femmes & des enfans. Il a encore écrit pluſieurs Livres ſur l'Anatomie
& la Phyſiologie; mais il n'a rien donné en
particulier ſur les maladies des femmes. Sa
Phyſiologie eſt prolixe & peu exacte, ſon
Anatomie eſt aſſez bonne en pluſieurs points,
mais on n'y trouve que très-peu de choſe,
ou peut-être rien du tout qui revienne à
notre ſujet.

NOUS trouvons dans Oribaſe Médecin

de l'Empereur Julien, une description des parties, & dans plusieurs endroits de ses ouvrages un détail des remédes dont les Anciens se servoient dans les maladies des femmes & des enfans. Il nous a laissé de plus un chapitre sur le choix des Nourrices ; & un autre sur le lait, mais il ne parle point du tout de notre opération.

AETIUS qui selon M. le Clerc vivoit vers la fin du quatriéme siécle, & selon M. Freind à la fin du cinquiéme ou au commencement du sixiéme, n'a fait que copier les anciens de même que le précédent, & ne mérite point non plus qu'Oribase le titre d'Auteur original, il est vrai que ce dernier n'a pour ainsi dire écrit que d'après Galien, ce qui l'a fait appeller *Singe de Galien*, au lieu qu'Aetius a pris dans tous les Auteurs qui l'avoient précédé, & qui la plûpart seroient oubliés pour jamais, s'il ne nous avoit transmis leurs Ouvrages ; il s'est attaché en particulier aux maladies des femmes & à la maniere de les traiter. Le quatriéme discours de son quatriéme Livre traite expressément cette matiére, & renferme presque tout ce qu'on en a dit avant lui.

Dans son premier chapitre *de uteri situ, magnitudine ac formâ*, il divise exactement la matrice en fond & en col, & il donne la description de ce qu'il appelle *os tincæ*, qui selon lui aboutit *in sinu muliebri*, ce qui prouve clairement qu'il n'a voulu parler d'autre chose que de ce que nous appellons aujourd'hui le vagin, d'autant plus que dans sa description il lui donne environ six pouces de longueur. Ce qu'il nous a dit de la figure de la matrice est imparfait. Dans son septiéme chapitre il traite de la conception d'après SORANUS. Il parle dans le dixiéme du *pica*, selon ce qu'il en avoit appris dans quelques Ouvrages de Galien qui ne sont pas venus jusqu'à nous.

La description qu'il nous a laissée de cette maladie roule sur ce que les jeunes femmes nouvellement enceintes, sont sujettes à des appetits désordonnés, & dévorent avec avidité de la terre, des cendres, du charbon, des coquillages, &c. Cette maladie les tourmente jusqu'au second ou au troisiéme mois de leur grossesse, & diminue ordinairement au quatriéme. Pour remédier aux naufées & au vômissement qui l'accompagnent, il prescrit l'usage de l'aloës, de la menthe sechée, & autres semblables stomachiques.

Il rapporte dans son douziéme chapitre la Pratique d'ASPASIE, sur la maniere de conduire & de gouverner les femmes pendant leur grossesse & dans leurs couches; Mais la plus grande partie de ces chapitres

& des autres font tirés d'Hippocrate, fur lequel il a fait quelques commentaires de peu de conféquence. Ce n'eft que dans le vingt - deuxiéme chapitre que l'on trouve un détail fort ample & fort diftinct des Accouchemens laborieux.

Entre autres caufes des Accouchemens difficiles, il compte la foibleffe, foit du corps foit de l'efprit, ou de tous les deux enfemble; la petiteffe de la matrice & du vagin, celle des parties; l'obliquité du col de la matrice; l'adhérence de quelque polype à fon col ou à fon orifice; une inflammation, un abfcès, l'endurciffement des parties; la rigidité des membranes; l'écoulement prématuré des eaux qui font utiles jufqu'à un certain tems pour humecter & lubrifier les parties; la préfence de quelque pierre qui comprime le col de la veffie, ou trop de graiffe & d'embonpoint; une anchylofe dans l'articulation des os pubis qui les empêche de fe féparer dans le tems de l'Accouchement; une trop grande compreffion de la matrice vers les lombes; un amas trop confidérable d'excrémens & d'urine, retenu dans le *rectum* ou dans la veffie; un tempérament épuifé, un âge trop avancé, de même qu'une complexion non formée & une trop grande jeuneffe encore foible & fans expérience.

Il obſerve que la difficulté des Accouchemens peut encore venir de la part de
l'enfant - même qui eſt dans le ventre de
ſa mere , comme de la groſſeur extraordinaire de ſon corps ou ſeulement de quelques - unes de ſes parties ; de ſa trop grande foibleſſe qui ne lui permet pas quelquefois de ſe faciliter à lui-même ſa ſortie, en-
tant que ſes ſauts & ſon mouvement peuvent y contribuer ; de la multiplicité des
fœtus qui peuvent ſe rencontrer deux ou
trois enſemble ; de la préſence de deux enfans à la fois à l'orifice de la matrice ; de la
mort de l'enfant qui n'a plus aucune action
pour ſe faire jour à lui - même ; de ſon gonflement après ſa mort , enfin de ſa mauvaiſe
poſture.

Il dit que la ſituation naturelle eſt celle
dans laquelle l'enfant préſente la tête la premiere , les mains étendues le long des cuiſſes ; c'eſt au contraire une ſituation contre
nature , lorſqu'il a la tête tournée du côté
droit ou du côté gauche de la matrice, lorſqu'il préſente une main ou toutes les deux ,
& que ſes jambes ſont écartées l'une de
l'autre : qu'il n'y a pas abſolument un grand
danger lorſque les pieds ſe préſentent les premiers, particuliérement lorſque l'enfant eſt
avancé au paſſage & que ſes mains ſont étendues le long des cuiſſes : enfin que s'il y a

une jambe embarrassée ou pliée dans le vagin lorsque l'autre se présente, il faut la dégager & l'attirer avec l'autre : il ne trouve pas une grande difficulté non plus, dans les cas où l'enfant se présente de travers, circonstance qui selon lui peut se rencontrer de trois maniéres différentes ; sçavoir lorsque l'enfant présente l'un, ou l'autre côté ou le ventre. Il observe néanmoins qu'il est plus aisé d'y remédier lorsqu'il présente le côté, parce qu'en ce cas l'Accoucheur trouve plus de place pour introduire sa main & pour tourner le fœtus, de façon qu'il puisse présenter ou la tête ou les pieds. La position la plus désavantageuse & la plus mauvaise, selon lui, est celle dans laquelle l'enfant se présente en double ; sur - tout encore lorsque les os des hanches se présentent les premiers, ce doublement peut survenir aux hanches, à la tête, aux jambes & au ventre ; dans ce dernier cas il remarque que si l'on ouvre l'abdomen & que l'on en tire les entrailles, les parties s'affaissent & facilitent par ce moyen l'occasion de lui procurer une meilleure posture.

Outre les causes des Accouchemens laborieux qu'on vient d'énoncer, il assure qu'ils peuvent encore dépendre de l'épaississement ou de l'amincissement des membranes qui conséquemment se rompent ou trop-tôt, ou trop tard; comme auffi de quelque caufe extérieure telle que le refroidiffement du tems, en tant qu'il peut refferrer les pores & autres émunctoirs du corps, ou bien encore une chaleur exceffive qui les relâche trop; on doit, dit-il, être fcrupuleufement attentif fur toutes ces circonftances & en inftruire exactement les Sages-femmes. On doit encore leur enjoindre bien epreffément de ne faire aucune violence aux parties. Lorfque la difficulté vient de la mauvaife conformation du baffin, il confeille de faire affeoir la femme fur un efcabeau, & de lui faire écarter & plier les genoux, par ce moyen la vulve fe trouve dilatée & le col de la matrice s'étend en droite ligne: c'eft encore la pofture la plus convenable aux femmes graffes & chargées d'embonpoint. Si cette difficulté dépend de l'étreciffement ou de la contraction des parties, alors, dit-il, il faut faire enforte de les relâcher, & pour cet effet, faire adminiftrer à la malade quelques vapeurs ou quelques fumigations dans un endroit où l'air foit d'une chaleur moderée, lui injecter quelques huiles chaudes dans le vagin, & lui adminiftrer des fomentations & des cataplafmes émoliens : il recommande encore les bains chauds dans les mêmes vûes, à moins que la fiévre ou quelqu'autre indifpofition ne les rendent contraires aux malades. Il obferve que l'on en agite quelques-unes fur un *travail* dans un endroit chaud, mais que celles qui font d'un tempérament délicat & trop foibles pour réfifter à cet exercice, ont befoin d'un traitement propre à confolider, à fortifier & à refferrer les parties. Il faut les arrofer de parfums & de vinaigre, leur faire des frictions froides avec du vin & de l'huile rofat, & les expofer à la vapeur de quelques infufions de bois de rofier, de myrthe, de grenadier & de vigne. Lorfque l'embarras dépend de la mauvaife pofture de l'enfant, il faut autant qu'il eft poffible le rappeller à la pofition naturelle : s'il a un pied ou une main avancée dans le paffage, il ne faut le tirer ni par l'un ni par l'autre; il faut au contraire faire rentrer ce membre, le tordre, ou le couper, & rétablir la hanche ou l'épaule dans une fituation plus naturelle ; lorfque tout le corps de l'enfant eft pouffé fortement & dans une mauvaife pofition, il confeille de le repouffer dans le fond de la matrice pour lui faire prendre une meilleure pofture; cette opération doit fe faire doucement, lentement & fans violence. Il faut en la faifant injeƈter de tems à autre de l'huile dans les parties, afin qu'il n'arrive aucun accident à la mere ni à l'enfant. Si l'orifice de la matrice refte toujours refferré & étroitement fermé, il faut l'adoucir & le relâcher avec quelque reméde onctueux. S'il fe rencontre une pierre dans le col de la veffie, il faut la repouffer avec le cathe-ter, & au moyen de cet inftrument faire uriner la malade, fi elle a la veffie trop plei-ne. Si le *rectum* eft embarraffé d'excremens, il faut en procurer l'évacuation, au moyen de quelques lavemens. Enfin il faut accom-moder fon traitement à l'état de la malade, felon que la difficulté de l'Accouchement dépend de quelque inflammation, de quel-que abfcès ou ulcére, de quelque tumeur, dure ou molle, ou de tout autre obftacle de cette natute. Si la difficulté vient de quel-que polype adhérent au col de la matrice ou de quelques membranes, telles qu'il s'en trouve dans les femmes imperforées, dans l'un & dans l'autre cas, il faut emporter l'obftacle avec le fer. Si les membranes qui enveloppent l'enfant font trop roides pour céder à propos, il faut les ouvrir fans délai: fi au contraire les eaux s'évacuent trop-tôt de forte que les parties reftent féches, il faut y fuppléer avec quelques injections émolientes faites avec le blanc d'œuf, la décoction de mauve, de fœnugrec & la décoction ou la crême d'orge.

LORSQUE la difficulté dépend du rétreciſſement ou des violentes contractions de la matrice, il faut adoucir & amollir cette partie par quelques embrocations & fomentations onctueuſes, il faut dilater avec les doigts l'orifice de la matrice & tirer l'enfant de force. Mais ſi cette méthode ne réuſſit pas, il faut dépecer le fœtus & le tirer par parties. C'eſt - là, dit - il, la derniere reſſource lorſque le fœtus eſt trop gros, & la plus convenable lorſqu'il eſt mort. Or on peut dire, qu'il eſt véritablement mort, lorſque la partie qu'il préſente eſt froide & ſans mouvement. Lorſqu'il ſe préſente deux ou trois enfans à la fois dans le col de la matrice, il faut repouſſer au fond ceux qui ſont les plus éloignés, juſqu'à ce que l'on ait délivré celui qui eſt le plus engagé à la ſortie.

LORSQUE la difficulté dépend de la groſſeur exceſſive de la tête, de la poitrine ou du bas - ventre, il dit qu'il eſt indiſpenſablement néceſſaire d'ouvrir ces cavités, & il obſerve que le tems le plus convenable pour mettre les femmes en travail ſur l'eſcabeau, c'eſt lorſque les membranes ſe préſentent en maniere de ſac étendu & arrondi.

DANS ſon vingt - troiſiéme chapitre il rapporte d'après *Philumenus*, la maniere de tirer l'enfant par morceaux, & il donne un détail exact des opérations recommandées ci - deſſus, il dit que l'Opérateur doit bien examiner la force de la malade, & conſidérer en lui - même s'il voit quelqu'eſpérance de lui ſauver la vie avant que de commencer aucune diſſection pour la délivrer, parce que, dit - il, ſi ſes forces ſont épuiſées & énervées, ſi elle eſt en léthargie, qu'elle ſoit travaillée de convulſions & de ſoubréſauts dans les tendons, & qu'avec cela ſon pouls ſoit dans un grand déſordre, il eſt plus à propos d'abandonner l'opération, que de courir les riſques de la voir périr entre ſes mains ; mais s'il lui croit aſſez de force & de courage pour y réſiſter, il doit la faire coucher ſur le dos dans ſon lit, la tête baſſe, & lui faire tenir les jambes écartées par quelque femme entendue. Il pourra lui faire prendre en forme de cordial, deux ou trois bouchées de pain trempé dans du vin pour empêcher qu'elle ne tombe en défaillance, il pourra encore pour le même effet lui faire jetter du vin ſur le viſage pendant l'opération : lorſque le Chirurgien a dilaté & ouvert les grandes lévres avec ſon Inſtrument, qu'il a obſervé la ſource du mal, ſoit que ce ſoit une tumeur, un calus ou quelqu'autre des cauſes rapportées ci-deſſus, il doit le ſaiſir avec ſes pinces & l'emporter avec ſon biſtouri. Si c'eſt quelque membrane qui tienne l'orifice de la matrice fermé, il faut la divifer. Si c'eft la roideur des membranes du fœtus qui s'oppofe à la délivrance, l'Accoucheur doit les faifir avec des petites pinces, & les couper avec un biftouri bien tranchant ; il dilatera enfuite l'ouverture avec fes doigts, autant qu'il le faut pour procurer un paffage libre à l'enfant.

Si c'eft la tête du fœtus qui empêche fa fortie, il faut le tourner & le délivrer par les pieds. Mais fi fa tête eft fi étroitement engagée au paffage qu'il ne foit plus poffible de le retourner, il faut lui enfoncer un crochet dans les yeux, dans la bouche ou dans le crâne, & attirer par ce moyen l'enfant au dehors avec la main droite ; mais outre ce crochet que l'Opérateur aura foin d'introduire & de conduire doucement avec les doigts de fa main gauche, il doit encore en infinuer un autre de la même maniére qu'il placera à l'oppofite de l'autre, afin de tirer la tête plus en équilibre, qu'elle ne s'arrête nulle part, & qu'au moins elle foit affujettie par un de ces Inftrumens, en cas que l'autre vienne à manquer ; lorfque ces deux crochets font tous les deux bien placés, l'Opérateur doit tirer tantôt en droite ligne, tantôt d'un côté à l'autre.

Il confeille d'introduire les doigts frottés de quelque reméde onctueux entre l'orifice de la matrice & la partie qui y eft engagée,
afin

afin de la lubrifier tout à l'entour, lorfque le fœtus eft à moitié forti, il faut porter le crochet plus haut. Si la tête eft naturellement trop groffe ou hydropique, il faut l'ouvrir avec un biftouri bien tranchant afin qu'elle puiffe fe dégorger, fe refferrer & fortir; mais fi malgré cette opération on ne peut l'attirer au dehors, il faut preffer le crâne, attirer les os avec fes doigts ou avec les pinces, & avec le crochet que l'on a placé pour le délivrer. Lorfque l'on a dégagé la tête, s'il fe forme un étranglement autour du thorax, il faut faire une incifion près des clavicules dans la cavité de la poitrine, afin d'en diminuer le volume par l'évacuation des humeurs qu'elle contient. Si l'enfant eft mort & qu'il ait le ventre rempli d'air ou d'eau, il faut y faire auffi une ouverture& en tirer les inteftins, s'il eft befoin.

Si l'enfant préfente un bras, il faut l'emporter dans l'articulation de l'humerus avec l'épaule. Pour cet effet, il faut l'envelopper d'un linge, afin qu'il n'échappe point, on l'attire enfuite jufqu'au coude ; alors on écarte les lévres & on voit l'articulation qui eft l'endroit où il faut mutiler ce membre; cette opération faite, il faut repouffer la tête & délivrer le fœtus. On doit fuivre la même méthode, lorfque les deux bras fe préfentent à la fois, & lorfqu'on ne peut tirer le refte du corps quoique les pieds

foient déja fortis. En ce cas, il faut défarticuler les extrémités inférieures dans les
aînes.

LORSQUE le fœtus fe préfente en double,
& qu'il n'eft pas poffible de le repouffer, fi
c'eft la tête qui eft le plus à portée de l'orifice, il faut brifer les os du crâne fans faire
aucune incifion fur la peau, on y appliquera
enfuite le crochet en quelqu'endroit, que
l'on tirera doucement pour faire fuivre le
corps en droite ligne ; mais fi les jambes
font, au contraire, les plus proches, il faudra les défarticuler au-deffus de la cuiffe,
& repouffer les hanches de façon que l'on
puiffe faifir la tête, l'écrafer & la difpofer à
fortir. Lorfque l'enfant fe préfente en double, il eft plus à propos, dit - il, de féparer
la tête du tronc, que de repouffer le thorax
& de le délivrer par les pieds ; mais fi l'on
a délivré tout le refte du corps & qu'il ne
refte plus que la tête, il faut oindre fa main
gauche de quelque huile, l'introduire dans
la matrice, tâcher d'amener la tête avec fes
doigts jufqu'à l'orifice de ce vifcere, & y appliquer enfuite un ou deux crochets pour l'attirer au-dehors. Les endroits les plus convenables pour pofer le crochet dans la tête
font les yeux, les oreilles, la bouche, ou par
deffous le menton. Lorfqu'il s'agit de l'extraction du thorax, on peut l'appliquer fous
les aiffelles, aux clavicules, vers le diaphrag-

me, dans la poitrine & dans les articulations du col avec le dos. Si ce sont les parties inférieures qui se présentent, on le placera sur les os pubis ; ou dans le vagin, si c'est une fille.

L O R S Q U E quelque inflammation a fait resserrer l'orifice de la matrice, il recommande étroitement de ne faire aucune violence, il conseille au contraire de l'amollir & de le relâcher par l'usage de quelques remédes huileux, de quelques fumigations, des bains & des cataplasmes ; par ce moyen on pourra calmer, ou peut-être détruire l'inflammation, & dilater ensuite assez l'orifice interne pour permettre au fœtus de sortir. Lorsque l'on a tiré le corps piéce par piéce, il veut que l'on en rassemble toutes les parties chacune en leur place, afin de voir si tout est forti, & que s'il en refte quelque chose on procéde tout de suite à le tirer.

D A N S fon vingt-quatriéme chapitre qui est encore un extrait de P H I L U M E N U S, il donne les régles fuivantes pour l'extraction de l'arriére-faix.

L O R S Q U E l'arriére-faix est retenu dans la matrice, fon orifice interne est quelquefois fermé, quelquefois ouvert & souvent enflâmé, quelquefois encore le *Placenta* est attaché au fond de la matrice, d'autres fois il en est dégagé. Si l'orifice interne est ouvert & que l'arriére-faix détaché de la surface interne de la matrice, y soit replié

fur lui-même en forme de balon, il eſt aiſé
de l'en tirer en y introduiſant la main gauche chauffée & frottée de quelque ſubſtance graſſe. Quand une fois on l'a ſaiſi, il faut
le tirer doucement, d'un côté & d'un autre
& jamais en droite ligne, de peur d'occaſionner une chûte de vagin. Si l'orifice interne s'eſt refermé, il faut le dilater doucement
avec ſes doigts que l'on aura ſoin de graiſſer
auparavant avec de l'huile ou avec de l'a-
xonge. Si cette méthode ne réuſſit point, il
faut appliquer ſur le ventre une bouillie de
farine d'orge avec de l'huile, faire de fréquentes injections d'huile, & ſi les forces de
la malade le permettent, lui faire prendre
des ſternutatoires tels que le caſtoreum & le
poivre, lui adminiſtrer des remédes emme-
nagogues, & pendant tout ce tems - là lui
faire faire des fumigations.

On doit tenter tous ces remédes le premier & le ſecond jour, & s'ils ſont aſſez
efficaces pour faciliter l'ouverture de l'orifice de la matrice on pourra délivrer aiſément
l'arriére-faix de la maniére indiquée ci-deſſus; mais ſi tous ces moyens ſont infructueux,
il ne faut pas fatiguer davantage la malade,
en peu de jours il tombera en pourriture &
ſortira en forme de pus. En ce cas ſi la puan-
teur qui en réſulte porte à la tête & à l'eſtomach, il conſeille l'uſage des remédes or-
dinairesdans les obſtructions des régles.

Dans le Chapitre suivant qu'il a tiré des Ouvrages D'ASPASIE, il rapporte la maniere de gouverner les femmes après qu'elles sont accouchées, il s'étend encore en plusieurs endroits sur les maladies particuliéres aux femmes, telles que les inflammations, les tumeurs & abscès, les cancers aux mammelles & à la matrice, selon ce qu'il en a appris de *Philomenus*, *de Leonides*, d'*Archigenes*, de *Philagrius*, de *Soranus*, de *Rufus*, d'*Aspasie*, & d'*Asclepiade*.

L'AUTEUR qui après Aetius s'est le plus étendu sur notre matiére, c'est Paul Æginette ainsi appellé de l'Isle d'Ægine où il a pris naissance. Les Historiens ne sont pas bien d'accord sur le tems de cet Auteur, M. le Clerc le place vers la fin du quatriéme siécle. M. Freind au contraire ne balance point à le rapprocher du septiéme. C'est le dernier des Grecs à qui la posterité soit redevable de quelques Ecrits sur la Médecine, & le premier qui paroisse avoir fait profession de l'Art d'accoucher, ce qui fait que les Arabes lui ont donné le nom d'Accoucheur; & en effet, il a commencé son Livre par les maladies ordinaires aux femmes grosses.

SA maniére de pratiquer s'accorde beaucoup avec celle d'Aetius & de Philomenus, que nous venons de décrire, & quoiqu'il ne se soit pas étendu autant qu'eux, on ne peut lui refuſer d'avoir été très-clair & très-exact. Il confeſſe ouvertement dans ſa Préface qu'il s'eſt ſervi des Ecrits des autres ; & quoique les Arabes le citent comme le premier Accoucheur, on voit aſſez clairement par les Ecrits d'Aetius, qu'il y a eu avant lui pluſieurs mauvais Praticiens dévoués à cette partie. Dans le ſoixante - ſeiziéme Chapitre de ſon troiſiéme Livre, où il parle des Accouchemens difficiles, il appelle naturels tous ceux dans leſquels la tête ou les pieds ſe préſentent les premiers, & il regarde contre nature tous les autres dans leſquels l'enfant ſe préſente ſous une autre poſture.

D A N S un autre endroit, il obſerve que l'on doit faire aſſeoir les femmes ſur un eſcabeau ou ſur une chaiſe, lorſque l'on s'apperçoit par l'attouchement que l'orifice de la matrice eſt ouvert, & que les membranes pouſſent en dehors. Quand à ſa maniere de délivrer les enfans morts & le *Placenta*, c'eſt à peu près la même que celle dont nous ſommes redevables à Philumenus, & que nous avons rapportée d'après Aetius dans l'article précédent.

O N croit communément que Paul Ægi-nette a étudié à Aléxandrie ; en effet, long-tems avant lui l'Empire Romain avoit été renverſé & ruiné du côté de l'Occident par les Gots & les Vandales. Bientôt après les

Lettres commencerent auſſi à tomber dans l'Orient, les Ecoles d'Alexandrie furent transférées à Antioche & à Haran, par les Sarraſins qui ſe rendirent maîtres de l'E-gypte, & qui détruiſirent l'Empire Ro-main en Aſie; alors on traduiſit les Ou-vrages des Médecins Grecs en Langues Syriaque & Arabique; ou du moins les Arabes s'enrichirent beaucoup à leurs dé-pens. On peut conſulter à ce ſujet l'Hiſ-toire de la Médecine de M. Freind, où l'on trouvera cette matiére amplement diſ-cutée.

Serapion un des premiers Auteurs Arabes, a écrit dans ſon cinquiéme Traité, pluſieurs chapitres ſur les maladies des fem-mes groſſes, il y rapporte auſſi la maniere de les traiter.

Celui de ſes Compatriotes qui apiès lui s'eſt diſtingué le premier, eſt Rhazis, cet Auteur fleuriſſoit à Bagdad dans les der-nieres années du neuviéme ſiécle, de même que les autres Auteurs Dogmatiques, il a écrit ſur les maladies des femmes, & nous a laiſſé un Livre ſur les maladies des enfans en par-ticulier.

Dans le dernier chapitre de ſon Livre *Diviſionum*, il ordonne de percer les mem-branes ou avec ſes ongles ou avec un petit canif, lorſqu'elles ſont trop épaiſſes, & en cas que les eaux s'évacuent long-tems avant l'Accouchement, de maniere que les parties foient defféchées , il veut qu'on les oigne avec quelques cerats huileux.

AVICENNE pratiquoit la Médecine à Ifpahan vers le commencement du dixiéme fiécle. Ses Ecrits lui avoient acquis une fi haute réputation dans toutes les parties de l'Afie & de l'Europe, que fa doctrine devint celle de toutes les Ecoles de Médecine, où on l'a fuivie jufqu'à la reftauration des Lettres. C'eft un Auteur des plus étendu fur notre matiere : il traite abondamment de tout ce qui concerne l'Art des Accouchemens, autant qu'il étoit connu de fon fiécle. Il rapporte l'après PAUL ÆGINETTE la maniere de délivrer l'enfant lorfqu'il eft mort ; d'après Philumenus, la man ere de tirer l'arriére – faix , & d'après Rhazis fon Compatriote, la maniere de fe fervir du filet. Il s'étend fort au long fur toutes les maladies des femmes, & fur ce qui regarde en particulier leurs régles, leur groffefie & leur Accouchement.

IL dit que dans tous les cas contre-nature, il faut remettre la tête dans fa pofition naturelle, & lorfqu'il n'eft pas poffible d'y réuffir, il confeille de délivrer l'enfant par les pieds. Pour confirmer fon opinion il dit qu'il n'y a qu'une feule pofition naturelle; fçavoir, lorfque la tête fe préfente la premiere & que toute autre pofture eft contre nature ; mais que de toutes celles-ci la plus favorable eſt lorſque le fœtus préſente les pieds.

IL rapporte tous les moyens que l'on pratiquoit autrefois pour ſoulager les femmes dans les Accouchemens naturels ; & en cas que l'on n'en retire pas tout le ſuccès que l'on en attend , il ordonne de paſſer un filet ſur la tête de l'enfant. Lorſqu'il n'eſt pas poſſible d'y réuſſir , il dit de ſe ſervir de pinces ; enfin lorſque tous ces moyens ſont infructueux il conſeille d'ouvrir le crâne , par ce moyen on en tire tout le cerveau , la tête perd ſon volume & s'affaiſſe , & le fœtus ſort aiſément.

VIENT enſuite *Albucaſis* , autre Arabe , qui vivoit à Cyropolis Ville de Medie ſur la Mer Caſpienne , vers le onziéme ou douziéme ſiécle. Il paroît par un Manuſcrit Arabe de la Bibliotheque de *Bodlei* qu'il eſt la même qu'*Alſaharavius.*

IL a traité les Accouchemens naturels de la même maniere qu'Avicenne dont nous venons de parler. Il conſeille de faire des embrocations & des fomentations pour faciliter l'Accouchement, comme auſſi de remettre l'enfant dans ſa poſition naturelle lorſqu'il préſente toute autre partie que la tête. Sa maniere d'opérer pour l'extraction des enfans morts eſt préciſément la même que celle qu'Aetius a décrite ; mais on ne ſçait pas s'il l'a copiée d'après cet Auteur ou d'après quelqu'autre Ecrivain Arabe.

Ce qu'il y a de plus particulier dans cet Auteur, c'est la description & les figures des Inſtrumens en uſage de ſon tems dans la pratique des Accouchemens, ſçavoir un *vertigo* pour ouvrir la matrice qui paroît être à peu près de la même forme que celui que *Rhazis* appelle *torculum volvens*, il donne encore la figure de deux autres Inſtrumens propres à remplir les mêmes indications; mais aucun de ces trois ne reſſemble, ou plûtôt n'approche du *ſpeculum matricis* décrit par les Modernes; on y trouve encor un *repouſſoir impellens* pour ſoutenir le corps de l'enfant pendant que l'Opérateur travaille à remettre la tête dans ſa poſition naturelle, & deux ſortes de pinces d'une figure circulaire armées de dents intérieurement, pour écraſer & applatir la tête lorſqu'elle ſe trouve trop groſſe; il appelle la plus grande *Almiſdach*, & l'autre *Miſdach*; enfin deux différentes ſortes de crochets.

Apre's le douziéme ſiécle, la Médecine commmença à décliner en Aſie. Theodore-Gaza apporta des Manuſcrits Grecs de Conſtantinople après que cette Ville fut priſe, en 1453. Ce fut vers ces tems-là que l'on découvrit la maniére d'imprimer, & que par ce bel Art les connoiſſances des Anciens ſe répandirent dans toutes l'Europe.

DANS le siécle suivant la Pratique de la Médecine commença à prendre un nouveau luftre en Angleterre. LINACRE natif de Cantorbery, choifi en 1484, Affocié du Collége *de toutes les ames* à Oxford, homme confommé dans toute forte de littérature, projetta de fonder le Collége de Médecine établi à Londres; pour cet effet, il obtint des Lettres-Patentes du Roi Henry VIII. & en fut lui-même établi Préfident perpétuel.

EN 1565, le Docteur Raynalde publia un Livre fur les Accouchemens, qu'il avoit traduit du Latin en Anglois. Il avertit dans fa Préface que ce Livre qui portoit pour titre *De partu hominis*, avoit été traduit deux ou trois ans auparavant par un Clerc laborieux qui s'étoit chargé de ce travail en confidération de quelques femmes qui l'en avoient prié; mais que fa traduction étoit fi peu correcte, que lui-même (Raynalde) avoit eu beaucoup de peine à lui donner toute la perfection de fa Langue, il obferve encore que l'édition Latine avoit été traduite & publiée précédemment en Langues Hollandoife, Françoife, Efpagnole, & en plufieurs autres. (*a*)

____

(*a*) L'Auteur de cet Ouvrage étoit Eucharius Rhodion dont le Livre a été fort eftimé dans toute l'Allemagne, en 1532, il fut traduit de l'original Hollandois en Latin &

L'Auteur de cet Ouvrage soutient contre l'opinion de tous les autres Ecrivains, que lorsque l'enfant se présente dans la posture naturelle, la tête la premiere, il a le visage & la face tournés antérieurement, & que s'il se présente dans une autre position elle est contre-nature. Il observe qu'en France & en Allemagne, on fait ordinairement asseoir les femmes sur un escabeau fait en forme de compas : il conseille de remettre l'enfant dans sa posture naturelle toutes les fois qu'il se présente dans une posture contre nature, même lorsqu'il présente les pieds les premiers, & en cas qu'il ne soit pas possible d'y réussir, de le tirer par les pieds, & en le tirant d'envelopper les pieds ensemble avec une serviette. Il dit cependant que ces sortes d'Accouchemens sont fort dangereux. Il conseille de provoquer & d'exciter l'Accouchement par l'usage des fumigations & des pessaires, & de prescrire intérieurement *L'assa-fœtida*, la myrrhe, le *castoreum* & le stirax, ce qui nous porte à croire qu'il a copié les anciens Ecrivains.

Il a paru dans le seiziéme siécle, ou entre les années 1530 & 1590, plusieurs Auteurs de considération qui ont écrit sur les

en plusieurs autres Langues, ce qui le répandit universellement entre les mains de toutes les femmes de l'Europe, il passa aussi en Angleterre, où il fut traduit par le Docteur Raynalde; qui s'est fort peu attaché à son Auteur.

maladies des femmes enceintes & sur les différentes maniéres de les accoucher.

En 1586, on publia à Bâle un Recueil des Ouvrages de ceux qui se font le plus distingués parmi ces Ecrivains que l'on appelle *les Anciens Modernes*. Cet Ouvrage parut *in quarto* sous le titre de *Gynæciorum Commentaria*.

En 1597, ce Recueil fut réimprimé *in-folio* à Strasbourg par les soins D'ISRAEL SPACHIUS, Professeur en Médecine de cette Ville, qui y ajouta les Ouvrages de deux Auteurs dont il n'avoit point été parlé dans la premiere édition.

On trouve à la tête de ce Recueil FELIX PLATERUS natif de Bâle, qui a publié des Tables pour expliquer l'usage & la structure des parties de la génération des femmes.

Il place ensuite l'édition des Ouvrages de Moschion (dont nous avons déja parlé) revue & corrigée par Conrard Gesner, & publiée par son Disciple Gaspard Wolphius, du pays de Turgare en Suisse.

On y trouve ensuite *l'Harmonia Gynæciorum* recueilli des Ouvrages de Cléopatre, de Moschion, de Théodore, de Priscien, & d'un autre Auteur que Gaspard Vulpius a purgé de toutes ses répétitions & de ce qu'il contenoit d'inutile. Après ce recueil il place un Ouvrage qui a été publié le premier d'entre les anciens Ecrivains Latins, fous le nom d'*Eros* ou *Trotula*, par les fils d'Alde à Venife.

NICOLAS LA ROCHE François de nation y occupe la cinquiéme place, fes Ouvrages imprimés à Paris ne font qu'un Extrait des Grecs & des Arabes; il y a cependant ajouté quelques obfervations qui font véritablement de lui. Il dit dans fon vingt-huitiéme chapitre que lorfque l'enfant eft gros il faut dilater l'orifice de la matrice, il ajoute que s'il préfente une main ou un pied, il ne faut pas le tirer dans cette pofition, qu'au contraire l'Opérateur doit introduire fa main jufqu'au pli du coude, & rétablir le fœtus dans fa fituation naturelle, c'eft-à-dire, de façon qu'il préfente la tête. Dans fon trentiéme chapitre, il donne la maniére de tirer le *Placenta* lorqu'il eft adhérent. Il faut, dit-il, en ce cas dilater l'orifice de la matrice, enfuite l'Accoucheur ayant faifi le cordon, le tire doucement d'un côté & de l'autre de peur d'occafionner une chûte de matrice, enfin il augmente de force infenfiblement & par degrés, jufqu'à ce qu'il ait tout à-fait délivré l'ariérefaix. Dans fon trente-deuxieme chapitre il traite des monftres.

On trouve après lui *Louis Bonacioli* de Ferrare, dont les Ouvrages ont été publiés à Strafbourg.

Le septiéme est *Jacques Dubois* d'Amiens en Picardie.

Après ce dernier il place *Jacques Rueff* dont l'Ouvrage parut d'abord à Zurich en Suisse, & ensuite à Francfort. C'est à lui que nous devons le premier Plan du *Speculum Matricis* pour la dilatation de son orifice interne, qu'il dit de dilater sur sa largeur & non pas sur sa longueur de peur de rompre les ligamens, ce qui ne manqueroit pas d'occasionner une chûte de matrice. Lorsque l'enfant présente ses pieds les premiers, & qu'il porte sesmains étendues le long de ses côtés, il conseille de le délivrer par les pieds. Mais lorsque l'enfant a les bras élevés au-dessus de sa tête, il dit qu'on ne doit point le tirer par les pieds, à moins que la tête ne fut fort petite. S'il présente les genoux il ordonne de les repousser, & de le délivrer ensuite par les pieds ; mais s'il présente les fesses les premieres, il faut les repousser, & tâcher d'attirer la tête la premiere au passage. Il prescrit la même méthode lorsque l'enfant presente les mains, les épaules, ou les mains & les pieds ensembe.

On y trouve ensuite *Jerôme Mercurialis* qui a exercé la Médecine à Padoue, à Venise & à Bologne, & dont la Pratique est à peu près la même.

Le dixiéme eft *Jean - Baptifte Montan* de Padoue.

VICTOR TRINCAVELLI de Venife eft le onziéme.

Albert Bottoni de Padoue le douziéme.

Enfuite *Jean le Bon*, Médecin du Roi & du Cardinal de Guife.

Il met après lui AMBROISE Paré, Ecrivain célebre que l'on doit regarder comme le reftaurateur de l'Art des Accouchemens, & qui pratiquoit à Paris : fes Ouvrages, ont été traduits en Latin par *Jacques Guillemeau*.

Enfuite *Albucafis*, Auteur Arabe dont nous avons déja parlé.

François Roaffet qui vient après a écrit fur l'opération Céfarienne. *Gafpard Bauhin* a traduit fes Ouvrages en Latin. M. Simon rapporte plufieurs Obfervations d'après lui, qu'il a publiées dans les Mémoires de l'Académie de Chirurgie.

SPACHIUS place ici une Planche au fujet d'un embrion pétrifié, qui a refté pendant 28 ans dans la matrice, d'où on l'a tiré après la mort de la femme. Cordier dont nous allons parler, en rapporte l'Hiftoire à la fin de fes Commentaires fur Hippocrate, d'après le témoignage de Jean Albofius Médecin de Sens, où il a vû ce fait.

GASPARD Bauhin Profeffeur à Bâle occupe la dix-huitiéme place dans ce Recueil.

On trouve après lui Maurice Cordier, Médecin de Paris.   MARTIN

MARTIN AKAKIA de Paris vient enfuite, & le dernier eft Louis Mercat (*Mercatus*) Efpagnol; felon cet Auteur l'Accouchement eft dangereux & contre nature, toutes les fois que l'enfant ne préfente pas la tête ou les pieds ; encore n'eft - il pas tout - à - fait fans danger & fans difficulté, lorfque les pieds viennent les premiers. Dans les Accouchemens laborieux, il prefcrit la faignée du pied, d'après Hippocrate, lorfque la femme eft jeune & vigoureufe; mais il s'oppofe à l'ufage des Bains.

Lorfque l'enfant fe préfente en double ou de travers, il confeille de le repouffer & d'amener la tête la premiere au paffage, fi l'on peut y réuffir ; il eft encore de ce fentiment lorfque l'enfant préfente une main ou un pied. Il ordonne à l'Accoucheur d'introduire fes doigts felon la méthode de Paul d'Egine, (*digitis in unum conductis,*) c'eft - à - dire, de maniere que les doigts & le pouce forment enfemble une efpece de cône. Il s'éleve contre l'opération Céfarienne qui lui paroît trop cruelle. Lorfque le *Placenta* eft adhérent, il confeille d'introduire la main & de tirer doucement le cordon d'un côté & de l'autre ; enfin il recommande les fternutatoires qu'il croit propres à en favorifer l'expulfion.

Lorfqu'il parle de la maniere de délivrer

D

les enfans morts, il dit avec Aetius qu'il faut examiner d'abord fi la femme a affez de force pour fupporter l'opération. Il rapporte enfuite la méthode d'Hipprocrate, d'où il paffe à la defcription de celle d'Aetius.

Après avoir donné un détail auffi fuccinct des Auteurs dont Spachius nous a raffemblé les ouvrages, on me permettra de revenir à *Ambroife Paré*, qui comme je l'ai déja dit, eft le premier d'entre les Modernes qui ait fait des progrès confidérables dans l'Art des Accouchemens, Art qui jufqu'à lui n'avoit, pour ainfi-dire, point changé de forme, quoique chacune des autres branches de la Médecine euffent déja reçu une forte de luftre. En effet, lorfque l'enfant ne fe préfentoit point naturellement, on agitoit la femme, on lui faifoit prendre fucceffivement différentes fituations, & l'on s'imaginoit que par ce moyen le fœtus reprenoit une meilleure pofture; ou bien encore, on tâchoit de le faire tourner jufqu'à ce qu'il préfentât la tête. Lorfque cette méthode ne leur réuffiffoit pas, fi l'on trouvoit les pieds à portée du paffage, on effayoit de les tirer dans cette pofture; enfin quand cette derniere tentative ne répondoit point à l'attente de l'Accoucheur, on fuppofoit fans balancer, que l'enfant étoit mort, & on le tiroit avec des crochets dont il y avoit toutes fortes d'efpéces. Lorfqu'on ne pouvoit pas le délivrer de cette maniere, foit à caufe de fa groffeur extraordinaire, ou parce que le baffin n'étoit pas affez ouvert pour lui permettre un paffage plus libre, on le mutiloit & on depeçoit fon corps avec des crochets & avec de petits canifs, pour le tirer enfuite par lambeaux.

Ambroife Paré a le premier reconnu l'abus de cette pernicieufe pratique. Il ordonne expreffément de tourner l'enfant, & de le tirer par les pieds toutes les fois qu'il fe préfente contre nature ; il dit que l'Accouchement le plus naturel eft lorfque l'enfant préfente la tête la premiere, & qu'il naît immédiatement après l'écoulement des eaux. Il eft plus difficile, felonlui, lorfque le fœtus fort les pieds devant ; & bien plus encore lorfqu'il préfente au paffage les bras & les jambes tout à la fois ; le dos, le ventre, ou un bras feul, enfin lorfqu'il fe préfente de toute autre façon contre nature. Il confeille de tirer l'arriere - faix immédiatement après que l'enfant eft au monde. Il n'a cependant rien changé aux anciennes notions que fes prédéceffeurs avoient fur les maladies & fur les remédes , qui fe font perpétuées dans toute leur intégrité , jufqu'à ce que l'immortel *Harvée* nous ait développé le méchanifme de la circulation du fang.

JACQUES RUEFF dont nous avons parlé vivoit dans le même tems que Paré, & pratiquoit la Médecine à Francfort. Cet Auteur recommande dans ses Ecrits la méthode des Anciens, ce qui nous prouve que dans ce tems-là l'Allemagne ne jouissoit pas encore des découvertes qui avoient été faites. Il est vrai que leurs progrès furent de beaucoup rallentis par la fausse modestie des femmes, qui d'ailleurs appréhendoient toujours les mauvais Praticiens : Les fausses notions que l'on entretenoit dans ce tems-là sur la structure de l'uterus les retardoient encore. En effet, toutes les descriptions que l'on en avoit données jusqu'au tems de *Vesale*, étoient également imparfaites, & jusqu'alors on s'étoit imaginé que la matrice des femmes étoit formée de différentes cellules, de même que celle des brutes.

JACQUES GUILLEMEAU fut l'éleve d'Ambroise Paré. Il a adopté & confirmé la Pratique de son Maître, & nous a laissé des Ecrits aussi sçavans que judicieux.

Vers la fin du seiziéme siécle ou dans le tems même de Paré, la Chirurgie en général fut cultivée avec plus de soin, & fit plus de progrès à Paris que dans aucune autre partie du Monde. Elle eut occasion de se perfectionner dans les différens Hôpitaux que l'on y a établis de tems à autre, mais plus particuliérement encore dans celui de l'Hôtel-Dieu, où l'on recevoit charitablement les pauvres femmes grosses, hors d'état de se procurer les commodités de la vie.

De si belles occasions aiderent beaucoup aux Chirurgiens à perfectionner leurs connoissances sur l'Art des Accouchemens; insensiblement ils acquirent une meilleure pratique. Le succès qu'ils en retirerent joint aux progrès de la belle littérature, qui vers ces tems-là commença à fleurir en France, l'emporta enfin sur les préjugés ridicules dont on amusoit le beau sexe, qui une fois revenu de son erreur, ne balança plus à recourir aux hommes dans toutes les circonstances où l'Accouchement annonçoit quelque chose de difficile. L'expérience justifia leur conduite, & des hommes également habiles & versés dans la Pratique, disputérent, avec succès, la vie de quantité de femmes & d'enfans, dont la mort sembloit déja se faire un triomphe.

En 1668. François Mauriceau appuyé sur une pratique de plusieurs années, pendant lesquelles il avoit continuellement donné des preuves de son industrie peu commune & de sa grande expérience, tant à l'Hôtel-Dieu que dans la Ville de Paris, publia un traité sur les Accouchemens, qui surpasfoit tout ce qu'on avoit dit jufqu'alors fur cette matiere. Il commence fon ouvrage par la defcription des os du Baffin, & donne de fuite celle de toutes les parties de la femme qui fervent à la génération ; après cet expofé, il entre en détail fur toutes les maladies qui peuvent furvenir aux femmes groffes & à celles qui font nouvellement accouchées, il y joint la maniere de les prévenir & de les guérir. Enfin après une defcription également étendue & diftincte de tous les différens Accouchemens & de la maniere de procéder dans toutes ces différentes circonftances, il termine fon ouvrage par un traité particulier fur les maladies des femmes & des enfans nouvellement nés.

Sa pratique eft à peu près la même que celle de Paré & de Guillemeau ; mais il eft beaucoup plus étendu qu'eux. Dans les Accouchemens laborieux lorfque la tête fe préfente, & que les douleurs ne font pas fuffifantes pour en procurer la fortie, il dit qu'on peut fe fervir d'une bande de linge fendue dans fon milieu, que l'on fait glifler fur la tête ; dans les vûes de perfectionner cette méthode, on y a depuis ajouté des rubans dont on fe fert pour mieux ferrer cette bande fur la tête. Mais on ne peut l'introduire & la placer qu'avec beaucoup de

peine , & au moyen de trois différens Inftrumens ; & après tout , cet expédient ne
fert pas de grand chofe.

La difficulté de réuffir en certains cas,
lui a encore fait inventer un Inftrument auquel il a donné le nom de Tire-tête ; mais
on ne peut s'en fervir fans avoir fait auparavant une incifion fur les os du crâne. Cet
Inftrument ne peut par conféquent être
d'aucun ufage pour fauver l'enfant ; & fi
l'on fuppofe que l'enfant foit mort , il y a
d'autres moyens beaucoup plus efficaces
que cette méthode Il ne connoiffoit point
les *Forceps.* Lorfque la tête eft reftée feule
dans la matrice,il confeille de porter derriere
la tête une bande de linge mollet coupée en
forme de fronde, au moyen de laquelle on
en pourra faire l'extraction.

Il eft fi étendu fur les maladies des femmes, que Boerhaave renvoye fes difciples
à lui & à Mercatus, fur ce fujet. Il ne s'eft
point du tout écarté du fentiment d'Hippocrate dans la Théorie qu'il nous a laiffée
fur la conception , & à fon exemple il a publié à la fin de fon ouvrage, beaucoup d'A-
phorifmes fort judicieux, qui depuis ont été
traduits en différentes Langues,de même que
tous fes ouvrages qui ont également été ap-
prouvés & recherchés de tous les Etrangers.

Le Docteur Chamberlain & fes trois fils
D iv

pratiquoient les Accouchemens avec beaucoup de réputation à Londres, dans le tems que Mauriceau fleuriſſoit à Paris, c'eſt un de ces trois fils, pere du Dr. Hugh Chamberlain, qui a traduit en Anglois le premier Volume des Accouchemens de Mauriceau, il aſſure dans une de ſes notes ſur la maniere de délivrer l'enfant au moyen du crochet & du Tire-tête, que ſon pere, ſes freres & lui, étoient en poſſeſſion d'une découverte beaucoup plus avantageuſe.

Cette découverte dont ils faiſoient un ſi grand myſtere & qu'ils tenoient ſi ſecrette, n'étoit autre choſe que les Forceps dont l'uſage n'a été connu qu'en 1733, que Chapman gratifia le public de la deſcription de cet Inſtrument. Il eſt vrai que long-tems auparavant on ſe ſervoit en France, en Allemagne & ailleurs de différentes ſortes de *Forceps* & autres Inſtrumens pour le même uſage, qui différoient réellement de ceux dont les Arabes nous ont fait mention; mais il n'y en avoit aucun qui eût les avantages de celui dont ſe ſervoient les Mrs Chamberlain, & dont ils attribuent la découverte à leur oncle.

Quoiqu'il y eut de ſi habiles Praticiens à Londres dans le dernier ſiécle, & même avant que l'on eût traduit Mauriceau en Anglois, on traduiſit auſſi en cette Langue le

Livre de Guillemeau fur les Accouchemens, dans lequel on laiſſa toutes les notions abſurdes qu'il avoit inſerées ſur les maléfices & les amulettes.

Vers la fin de ce même ſiécle Nicolas Culpeper, Ecuyer, Etudiant en Médecine & en Aſtronomie, publia à Londres un Livre qu'il appella A DIRECTORY FOR MIDWIVES, *le guide des Sages-femmes,* dont la Théorie & la Pratique ne ſont autre choſe qu'un extrait des ouvrages des Anciens, entre leſquels il en cite pluſieurs; ſçavoir, Hippocrate, Galien, Aetius, &c. il renvoye encore le Lecteur aux traductions qu'il a publiées des ouvrages de Sennert, de Riviere, de Riolan, de Bartholin, de Johnſton, de Veſlingius, de Rulandus, de Sanctor, de Cole, à la Pharmacopée de Londres ; enfin à un autre Livre encore, qu'il a publié ſous le titre de *Médecin Anglois,* THE ENGLISH PHYSICIAN. Ses ouvrages ont été pendant pluſieurs années en grande vénération parmi les Sages-femmes, dont quelques-unes les liſent encore, entre autres celles qui ont l'eſprit aſſez foible pour recevoir ſes abſurdités.

Après lui vint le Docteur SALMON, qui de même a beaucoup traduit, & travaillé d'après les Anciens, il eſt en partie l'Auteur d'un ouvrage ſuppoſé, qui porte pour titre, Accouchemens d'Ariſtote, dont il y a eu nombre d'éditions, & qui a beaucoup contribué à entretenir la confiance dans les merveilleux effets de différens remédes.

En 1706, Mauriceau publia un ſecond volume qui renfermoit environ 800 obſervations; mais long-tems avant ce tems-là il s'étoit acquis une ſi haute réputation par ſes Ecrits, qu'à ſon exemple, il a paru pluſieurs Ecrivains François, qui comme lui nous ont fait part de leurs connoiſſances ſur le même ſujet. Les ouvrages de Portal, de Peu & de Dionis, ont été les fruits de cette émulation; mais aucun d'eux n'eſt approché de Mauriceau. Dans ce même tems encore, Saviard nous a fait part de ſes obſervations ſur le même Art.

HENRY DEVENTER, qui pratiquoit la Médecine à Dort en Hollande, publia en 1701. ſes réflexions ſur les Accouchemens. Il a obſervé que ſi l'on imagine une ligne droite qui tombe perpendiculairement du nombril, elle doit paſſer au milieu du baſſin : cela peut être vrai lorſque l'abdomen n'eſt point diſtendu; mais dans les derniers mois de la groſſeſſe, pour que cette ligne traverſât le milieu du baſſin, il faudroit la ſuppoſer partir de l'eſpace mitoyenne entre l'ombilic & le creux du cœur. Nous conviendrons cependant que cette obſervation eſt fort utile dans la Pratique.

Il prétend avoir fait plusieurs importantes découvertes qui paroissent assez faisables à ceux qui n'ont pas eu l'occasion de beaucoup pratiquer, entr'autres le dérangement ou la mauvaise position de l'orifice interne & du fond de la matrice, qui selon lui sont en partie la cause pour laquelle les Accouchemens sont si longs, si difficiles & souvent si dangereux : il paroît avoir été induit en erreur lorsqu'il suppose que le *Placenta* est toujours adhérent au fond de la matrice. Quant aux difficultés qui proviennent de la mauvaise position de l'orifice interne, un Praticien seroit assez porté à croire qu'il n'a jamais vû l'effet des Acccouchemens laborieux, qui en général l'ouvrent, soit en poussant les eaux, ou en expulsant la tête de l'enfant.

Il étoit assez rare que l'on eut recours à ce Praticien, si ce n'étoit dans quelques Accouchemens laborieux dont la difficulté venoit le plus souvent de la mauvaise conformation du bassin, accident assez ordinaire en Hollande ; supposons donc quelque entorse au bassin, dans cette circonstance, la tête de l'enfant se porte ordinairement en avant sur le pubis, où elle est jettée par la partie rentrante de l'os sacrum ; ou s'il se trouve un des os des îles plus haut que l'autre, l'orifice interne & le fond de la matrice sont jettés chacun de leur côté ; mais en pareil cas, la plus grande difficulté vient de ce que le baſſin eſt trop étroit. La matrice ſe trouve fort rarement ſituée auſſi obliquement qu'il la ſuppoſe, & quand même elle le ſeroit pourvu que l'enfant ne ſoit point trop gros, & que le baſſin ne ſoit point trop étroit, je n'y ai jamais trouvé autant de difficulté qu'il dit y en avoir trouvé lui-même. Enfin ſi l'Accouchement devient trop ennuieux, ce qui peut arriver quelquefois à cauſe de la trop grande ſaillie du ventre, on y remédie aſſez ordinairement en faiſant prendre à la femme une ſituation qui lui ſoit plus favorable.

On peut, par exemple, la placer de façon qu'elle ait les feſſes plus élevées que les épaules, on peut encore la faire coucher ſur le côté dans des cas contre nature, où il faut tourner & délivrer l'enfant par les pieds. Quoiqu'il ſe ſoit trop étendu ſur les mauvaiſes poſitions de la matrice, en quoi il eſt d'autant plus excuſable qu'il étoit ſincérement attaché à une Théorie qu'il dit être la ſienne; cependant on trouve dans ſon ouvrage des choſes fort importantes, particuliérement ſur ce qui concerne les pertes; pour y remédier il conſeille de rompre les membranes, afin d'arrêter l'hémorragie. Sa maniere de dilater l'orifice interne de la matrice mérite encore une attention particuliére.

La Motte, Chirurgien de Valogne en Baſſe Normandie, s'eſt auſſi beaucoup diſtingué dans cet Art. En 1715, il publia un traité ſur les Accouchemens qui, après celui de Mauriceau, paroît être le meilleur que nous ayons ſur cette matiere : il a auſſi été traduit en pluſieurs Langues ; on y trouve environ 400 Obſervations dont la plûpart ſont ornées de réflexions fort judicieuſes.

Dans la deſcription d'un Accouchement où la tête ſe préſentoit la premiere, il parle de la fatigue & de la peine qu'il lui en coûta pour tourner & délivrer l'enfant par les pieds. Il déſire que l'on puiſſe trouver dans la ſuite quelqu'autre méthode plus aiſée pour délivrer l'enfant en pareilles circonſtances ; ce qui prouve qu'il doit n'avoir pas connu le *Forceps*, quoiqu'il n'y ait pas long-tems qu'il a écrit. Deventer & lui ont beaucoup crié contre l'uſage des Inſtrumens, & dans la plûpart des Accouchemens laborieux, lorſque la tête ſe préſentoit la premiere, ils aimoient mieux tourner & tirer le fœtus par les pieds.

Il rapporte quantité d'exemples de cette nature; mais il eſt à craindre qu'à l'exemple des autres Ecrivains il n'ait tû ceux qui auroient pû être de quelque utilité pour l'inſtruction des jeunes Praticiens, & qu'il ne ſe ſoit con-

tenté de rapporter feulement ceux qui paroiffoient les plus favorables à fon fentiment; en effet, il eft fûr que la tête de l'enfant eft fouvent fi groffe, ou le baffin fi
étroit, que les douleurs de l'Accouchement ne peuvent pas avoir affez de force
pour l'expulfer. Dailleurs après avoir eu
beaucoup de peine à retourner l'enfant, &
que l'on eft enfin parvenu à délivrer tout-
à-fait le corps, on a très-fréquemment
le chagrin d'éprouver que la force qu'il faut
employer pour délivrer la tête avec les
mains feulement, eft plus que fuffifante pour
détruire l'enfant, fouvent même il eft encore abfolument impoffible de l'avoir fans
le fecours de quelqu'Inftrument.

Quant à moi, lorfque j'ai commencé à
Pratiquer, j'étois bien réfolu de fuivre une
méthode qui me fembloit mériter tant
d'applaudiffemens; mais elle m'a fouvent
conduit à la perte de plufieurs enfans &
quelquefois de la mere. Des fuccès fi malheureux m'ont fait changer d'avis & m'ont
rappellé à ma propre raifon; en conféquence lorfque je me fuis trouvé en pareille occurrence, j'ai ouvert la tête de
l'enfant dans les vûes de fauver la femme
lorfqu'il ne m'étoit pas poffible de conferver la vie de l'enfant. Pendant le cours de
mes réflexions fur ce fujet, j'ai effayai à mon
tour de donner quelque forte de perfection

au *Forceps*, qui me paroiſſoit un Inſtrument plus propre à cet effet, & d'un uſage plus aiſé qu'aucun de ceux que l'on a inventés juſqu'ici. Et véritablement le ſuccès juſtifie l'uſage de cet expédient, qui nous procure les moyens de ſauver quantité d'enfans qui auroient infailliblement péri ſans cette reſ-ſource.

Ce n'eſt pas que je prétende me ſoulever contre ces Auteurs que j'ai dit avoir tant d'averſion pour toutes ſortes d'Inſtrumens quelconques. A tous autres égards ils ont écrit d'une maniere fort judicieuſe, & ne méritent d'autre blâme que d'avoir tû quelques cas malheureux qui ſe ſont préſentés, ſans doute, à des hommes d'une pratique auſſi étendue.

J'avouerai ingénuement que lorſque la femme n'a pas aſſez de forces, ou que les douleurs ne ſont pas ſuffiſantes pour expulſer l'enfant, & que la difficulté ne vient ni de la groſſeur de la tête, ni du peu d'ouverture du baſſin, on peut eſſayer de tourner l'enfant avec quelque eſpérance de ſuccès ; mais dans tout autre cas je demande à tous les Praticiens ſincéres ſi l'on n'a pas le chagrin de voir périr pluſieurs enfans, même lorſque la tête ne ſe préſente pas, & que le corps ſe préſente le premier au paſſage, parce qu'il n'eſt pas poſſible de délivrer le fœtus autrement.

Vient enfuite M. Amand, Chirurgien de Paris, qui, en 1714, a publié fes obfervations fur les Accouchemens. Il décrit la maniere de tirer la tête au moyen d'une efpéce de coëffe de foye faite en rezeau dont il faut l'envelopper lorfqu'elle eft reftée engagée dans la matrice. Son invention eft ingénieufe, mais elle n'eft praticable qu'avec beaucoup de peine, & ne peut avoir grand fuccès lorfque le baffin eft trop étroit, ou que la tête eft trop groffe pour y pouvoir paffer.

EDMUND CHAPMAN a pratiqué les Accouchemens pendant plufieurs années à la campagne avant de venir s'établir à Londres, où il publia en 1733. un abregé de la Pratique des Accouchemens, dont il rapporte environ cinquante exemples; il eft le premier qui ait donné la defcription des *Forceps*, dont les Chamberlains faifoient tant de myftére. Le Docteur Hody puplia l'année fuivante les obfervations de Giffard, dans lefquelles fe trouvent plufieurs remarques fort importantes, & l'Hiftoire de plufieurs Accouchemens pour lefquels il s'étoit fervi des *Forceps*.

HEISTER Profeffeur à Helmftadt, petite Ville du Duché de Brunfwick, publia à Amfterdam en 1739. un traité de Chirurgie, dans lequel on trouve un précis également clair & diftinct de la Pratique des Accouchemens, & de l'opération Céfarienne.

M.

M. OULD Chirurgien de Dublin publia en 1742, un Traité fur la Pratique des Accouchemens, dans lequel on trouve deux bonnes obfervations ; une au fujet d'un Accouchement dans lequel la tête fe préfentoit la premiere ; Dans l'autre il indique ce qu'il faut faire, lorfque les circonvolutions du cordon autour du col de l'enfant retardent l'Accouchement. En pareil cas il préfére fon *terebra occulta* aux Cizeaux, fans doute parce qu'il ne connoiffoit pas bien au jufte les dimenfions de ce dernier Inftrument. L'année fuivante M. Menard publia à Paris fur le même fujet, un Livre en forme de demandes & de réponfes : c'eft à cet Auteur que nous avons la premiere obligation de l'invention du crochet courbe au lieu du droit, ce qui contribue véritablement aux progrès de l'Art.

Outre les Auteurs auxquels je me fuis principalement attaché dans cette introduction, on trouve quantité d'obfervations fort curieufes & affez fouvent extraordinaires fur la Pratique de cet Art, dans *Schenkius*, *Hildanus*, *Bonetus*, dans les tranfactions Philofophiques, dans les Mémoires de l'Académie des Sciences, dans ceux de l'Académie de Chirurgie, & dans les effais de Médecine de la Société d'Edimbourg. Si l'on veut quelque chofe de plus fur les ma-

ladies des femmes & des enfans, on ne peut
confulter fur cette partie de meilleurs Ouvrages que ceux de Sydenham, de Harris, de
Boerhaave, de Friend, d'Hamilton, d'Hoffman & de Schaw.

Au refte je dois ajouter que pour ne point
être la dupe de la vaine Théorie & des conjectures trompeufes, & le plus fouvent fauf-
fes des Anciens & des Modernes, les jeunes
Praticiens doivent pofer pour principe général, que toutes les hypotèfes que l'on a
inventées jufqu'ici font fujettes à beaucoup
de difficultés, & que le plus fouvent le
premier fyftême a été fucceffivement détruit
par celui qui l'a fuivi.

Tel doit être probablement à jamais le
fort de nos connoiffances, & puifque la
Théorie nous avance fi peu dans l'établiffe-
ment du diagnoftic & de la cure des maladies, ou dans la perfection de la Pratique
des Accouchemens; ce feroit pour ainfi-
dire, en pure perte que nous ferions notre
principal objet de ces fortes de recherches.
On a pris pour certain tout ce qu'Hippocrate
a écrit fur la ftructure de la matrice, fur fes
différens mouvemens, fur la conception, fur
la formation de l'enfant, fur fa naiffance au
feptiéme & au huitiéme mois; & ce n'a été
que dans le dernier fiécle que l'on a renverfé
fa doctrine fur la conception & la nutrition

du fœtus , pour y fubftituer différentes
Théories neuves à la vérité, mais également
incertaines.

Quelques Modernes tirent cette conféquence, que les Anciens n'ont jamais tourné ni tiré les enfans par les p eds ; fondés
fans doute fur ce qu'Hippocrate confeille
en toute occafion de ramener toujours la
tête à fa fituation naturelle ; & qu'il dit que
lorfqu'on délivre l'enfant par les pieds, la
mere & l'enfant font tous les deux dans un
danger évident. Celfe & tous ceux qui ont
écrit après lui jufqu'au tems de Paré, ont
fuivi pour maxime qu'il faut tâcher d'amener
la tête la premiere au paffage ; néanmoins il
s'en eft trouvé beaucoup entr'eux qui ont
obfervé que lorfqu'il n'y avoit pas moyen
d'y réuffir, il falloit chercher les pieds, &
délivrer l'enfant de cette maniere. Celfe
dit que lorfque les pieds fe préfentent au
paffage, on peut commodement , délivrer
l'enfant dans cette pofture. Philomenus va
plus loin, il prétend que quand même la tête
feroit immédiatement au paffage, fi l'on ne
peut pas délivrer l'enfant dans cette pofition , il faut le tourner & l'amener par les
pieds.

Quant aux Lacqs & aux Forceps, nous
avons dit qu'ils étoient d'invention nouvelle, nous les trouvons cependant recom-

mandés les uns & les autres par Avicenne ;
& quoique par la figure qu'Albucafis nous a
donnée des Forceps qu'il repréfente armés
de dents longues & aigues , l'on foit porté
à croire que cet Inftrument étoit deftiné
pour écrafer les os, & pour attirer abfolument l'enfant à quelque prix que ce fût, fans
s'embarraffer de lui fauver la vie ; cependen-
dant il eft clair que les Forceps recommandés par Avicenne, étoient deftinés pour fauver la vie du fœtus. En effet, il dit que fi l'on
ne peut réuffir à le délivrer avec cet Inftrument, il faut lui ouvrir la tête, & obferver
précifément la méthode qu'il donne dans
fon chapitre, où il parle de la maniere de
délivrer les enfans morts.

Pour ne pas nous engager plus avant,
nous avouerons qu'il fe trouve dans les ouvrages des Anciens, quantité de chofes in-
eftimables, quoique fouvent mafquées du
voile de l'ignorance & de la fuperftition ;
d'autant plus encore qu'il étoit très rare que de
leur tems l'on eût recours aux hommes pour
les Accouchemens,à moins que ce ne fût dans
des cas de la derniere extrêmité. Si l'on pefe
bien ce défavantage, on fera furpris de trouver tant de bonnes obfervations dans le
cours de leur Pratique, & cela-même à notre confufion, fi on compare leurs connoiffances au peu de progrès que nous avons

faits pendant tant de fiécles, malgré les occafions favorables que nous en avons eues,
& les avantages que nous pouvions retirer
de leur propre expérience.

Il eft vrai que nous avons établi une meilleure méthode de délivrer l'enfant dans les
Accouchemens laborieux & contre nature;
& que cette méthode a fauvé la vie à quantité
d'enfans, qui fans elle auroient été la vic-
time de leur pratique ordinaire ; mais ne
peut-on pas à bon droit reprocher à quantité de nos Praticiens modernes , leur
conduite également contraire à la bien-
féance & à la fociété; je parle de ceux qui
fe refervent quelque myftere, foit par rapport aux médicamens ou à la maniere d'Accoucher. Je me fouviens d'avoir entendu
protefter à une perfonne des plus diftinguées
dans une des branches de la Médecine,
qu'il n'avoit jamais connu perfonne de notre profeffion, qui ne fe flattât d'être à cet
égard en poffeffion de quelque forte de fecret; d'où il concluoit que tous les Accoucheurs enfemble forment un corps d'Empi-
riques. Ces réflexions doivent faire de vives impreffions fur les perfonnes droites &
défintéreffées ; elles doivent encore les
porter à mettre à bas toutes raifons d'amour
propre & d'intérêt; enfin à agir par la fuite
avec ouverture & avec candeur , ce qui

ne peut manquer de tourner à l'honneur de
la profeſſion , au bien de la ſociété , & en
même - tems à leur propre avantage.

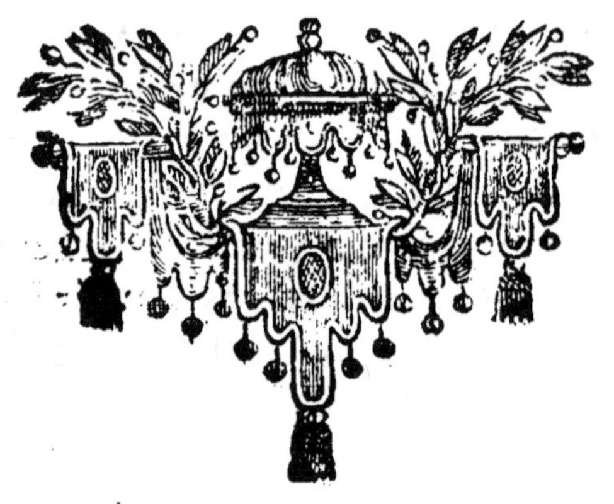

LIVRE PREMIER.

CHAPITRE PREMIER.

De la structure & de la forme du Bassin, en tant que la connoissance en est nécessaire dans la Pratique des Accouchemens.

SECTION PREMIERE.
Des Os.

LE Bassin est composé de trois Os, sçavoir, l'Os *sacrum*, avec son appendice, connue des Anatomistes sous le nom de coccix, & les deux os innominés. Dans les enfans l'Os *sacrum* est composé de cinq piéces d'os, distinctes les unes des autres; le coccix chez eux, est aussi divisé en quatre portions, qui ne font encore proprement que des cartilages ; mais dans les adultes ces cartilages se transforment en autant de piéces osseuses, mobiles les unes sur les autres, & les différentes portions qui composent ensemblent l'Os *sacrum*, s'ossifient tellement qu'elles ne forment plus qu'un seul Os.   E iiij

Dans les enfans encore, chaque Os inno-
miné eſt compoſé de trois Os différens, que
l'on a appellés l'un *ilium*, l'autre *iſchium*, &
le troiſiéme *pubis*; ces trois Os ſe réuniſſent pour former enſemble la cavité coti-
loïde qui reçoit la tête du Fémur. Si l'on
conſidére cet aſſemblage par rapport à ſa figure, il en préſente une ſi irréguliére, que
quoique dans les adultes, ces trois portions
ſoient réunie en un ſeul Os, on a cependant
jugé à propos de leur conſerver leur nom à
chacune, afin de diſtinguer plus commodément une partie d'avec l'autre.

Les Os innonimés de chaque côté, ſont
joints enſemble antériéurement par la tubé-
roſité des Os pubis, & maintenus l'un avec
l'autre par un cartilage épais & par de forts
ligamens, poſtérieurement chaque Os *ilium*
s'articule de ſon côté avec la face latérale
& ſupérieure de l'Os ſacrum, avec lequel ils
ſont maintenus de la même maniere que les
Os pubis enſemble.

Pluſieurs Auteurs & même de Sçavans
Praticiens ont avancé que vers les derniers
tems de la groſſeſſe, lorſque toutes les parties de l'abdomen ſe trouvent fortement
comprimées par la dilatation extraordinaire
de la matrice, il ſe ſépare une quantité pro-
digieuſe de mucus, non ſeulement des glandes de l'orifice interne de la matrice & de

celles du vagin ; mais encore de celles qui font deftinées pour lubrifier les cartilages & les ligamens qui retiennent les Os du baffin enfemble, qu'au moyen de ce mucus, les ligamens & les cartilages s'amolliffent & fe relâchent, & qu'enfin les Os s'écartent tant foit peu les uns des autres dans le tems de l'Accouchement ; mais j'ofe affurer fur mon expérience & fur les obfervations que j'ai faites à ce fujet, que cette féparation n'eft point du tout ordinaire, quoiqu'elle puiffe arriver quelquefois ; alors la malade doit fouffrir de vives douleurs ; elle doit même en être incommodée pendant un tems confidérable après fon Accouchement.

J'avoue qu'il fe trouve des femmes dans lefquelles on peut appercevoir une forte de mouvement obfcur, lorfque la violence des douleurs comprime la tête de l'enfant dans le baffin : En ce cas l'articulation de l'Os *facrum* avec les Os des îles, & celle des Os pubis entre eux, paroiffent alternativement céder tant foit peu, pour s'accommoder à la figure de la tête dans le tems qu'elle gliffe & qu'elle paffe au travers du baffin ; mais ces Os ne s'écartent pas pour cela à une diftance confidérable.

Le coccix eft mobile dans fon articulation avec l'Os *facrum*. Les quatre Os dont il eſt compoſé le ſont auſſi dans leur articulation les uns avec les autres ; & ce mouvement ſe maintient toujours également dans les adultes comme dans les enfans du plus bas âge. J'avoue cependant que dans les vieillards, & même quelquefois dans les jeunes perſonnes qui ont eſſuyé quelque coups dans ces parties, ſuivis de grandes douleurs & d'inflammation, on peut trouver les différentes portions de cet Os tout-à-fait anchiloſées les unes avec les autres ; mais cet accident n'arrive que très - rarement, & d'autant moins encore que le mouvement léger auquel ces Os ſont expoſés toutes les fois que l'on a beſoin d'aller à la ſelle, eſt un moyen pour entretenir leur mobilité.

SECTION II.

LE bord ou la partie ſupérieure d'un baſſin bien conformé repréſente une eſpéce d'ovale imparfait, ou ſi l'on veut, quelque choſe approchant d'une figure triangulaire. Si on le conſidére comme une figure ovale, l'axe de ſa longueur paſſe d'un côté à l'autre ; mais ſi on le conſidére comme un triangle, ſa partie poſtérieure en forme un côté, qui ſe trouve oppoſé à l'angle que forme le pubis. Si donc on le conſidére dans ce dernier ſens on le trouvera compoſé poſtérieurement de la partie la plus large de l'Os *sacrum*, dans l'endroit où cet Os est articulé avec la derniere vertebre des lombes, latéralement de chaque côté par la partie inférieure des Os des îles, & antérieurement par la branche supérieure de chaque Os pubis.

La circonférence inférieure du bassin est formée postérieurement par la partie inférieure de l'Os sacrum & par son appendice; latéralement de chaque côté par la partie inférieure de Os *ischium*, & par un ligament large qui prend naissance à l'épine de cet Os, & va s'inférer avec le muscle coccygien aux parties latérales du coccix & à la partie inférieure de l'Os sacrum. Enfin antérieurement par la partie inférieure des Os pubis, & par les deux apophises de ces Os qui descendent de chaque côté à la rencontre des apophises correspondantes des Os *ischium*, pour former de chaque côté par leur réunion le grand trou ischiatique.

Lorsqu'une femme est panchée en arriére, ou qu'elle est à moitié assise & moitié couchée; les bords du bassin se trouvent dans une situation horizontale; en ce cas si l'on imagine une ligne droite, & qu'on la suppose descendre perpendiculairement de l'ombilic, cette ligne doit traverser le milieu de la cavité du Bassin; mais lorsque cette même femme approche du terme de la groffeffe, pour faire paffer cette ligne dans le même point du baffin, il faudroit la fuppofer partir de l'efpace moyenne, ou plûtôt du milieu de l'efpace qui fe trouve entre l'ombilic & le *fcrobiculum cordis* ou creux du cœur.

SECTION. III.

LE Baffin nous offre trois circonftances principales à examiner, & qui demandent chacune notre attention ; fçavoir, fa largeur, fa profondeur, & la forme intérieure de fa cavité.

1°. L'étendue de fon bord de devant en arriére, fe trouve ordinairement de quatre pouces & un quart ; la diftance qui fe trouve d'un côté à l'autre de cinq pouces & un quart ; or cette différence d'un pouce dans l'étendue ou dans la longueur de fes différens axes, demande une grande attention dans la Pratique des Accouchemens. Mais la largeur de la par ie inférieure du Baffin, eft en raifon inverfe de ce calcul, lorfque le coccix fe trouve forcé en arriére par la tête de l'enfant ; parce qu'alors, la diftance qui fe trouve entre le coccix & la partie inférieure du pubis eft de cinq pouces & un quart, au lieu que la partie inférieure & poftérieure de l'un des

Os *ifchium*, n'eſt éloignée que de quatre pouces & un quart de la même partie de l autre Os ſon congenere. Il eſt vrai cependant que dans l'état naturel, la largeur de la partie inférieure du baſſin ſe trouve la même dans l'un & dans l'autre ſens ; de ſorte que cette différence d'un pouce plus dans un ſens que dans l'autre, ne doit être regardée que comme l'effet du jeu du coccix qui ſe prête dans le tems de l'Accouchement.

2°. La profondeur du baſſin , priſe depuis la partie ſupérieure de l'Os ſacrum dans l'endroit où il eſt articulé avec la derniere vertebre des lombes , juſqu'à l'extrêmité du coccix , eſt d'environ cinq pouces en droite ligne ; mais lorſque cette appendice eſt redreſſée ou portée en arriére , la diſtance ou la profondeur augmente d'un pouce.

La profondeur des côtés de ſon bord vers ſa partie antérieure , juſqu'aux parties inférieures des Os *ifchium* eſt de 4 pouces ; & de la partie ſupérieure des Os pubis à l'inférieure des mêmes Os dans l'endroit de leur ſymphiſe , il ne ſe trouve que deux pouces de diſtance, de ſorte qu'à bien examiner toutes les dimenſions du baſſin , il eſt deux fois plus profond ſur ſes côtés , & dans ſa partie poſtérieure trois fois plus que dans ſa partie antérieure.

3°. La forme & la figure internes du baſſin demandent auſſi beaucoup d'attention de la part de ceux qui pratiquent les Accouchemens.

L'Os ſacrum & le coccix forment enſemble une courbe dont la convexité eſt en dehors, & qui eſt par conſéquent concave intérieurement. Cette courbe s'augmente vers l'extrêmité de ces Os, de maniere que depuis la pointe du coccix juſqu'au milieu de l'os ſacrum, il en réſulte une figure à peu près demi-circulaire; & que de cet endroit le reſte de l'Os ſe porte obliquement en haut & en avant.

La deſcente depuis la partie ſupérieure du bord des Os *iſchium* juſqu'à leur partie inférieure eſt perpendiculaire de chaque côté; (mais cependant plus près de la partie antérieure que de la poſtérieure,) & l'ouverture qui ſe trouve de chaque côté entre les parties inférieures de l'Os ſacrum, & la partie poſtérieure de chaque Os *iſchium*, eſt d'environ trois pouces de profondeur ſur deux & demi de largeur. La partie ſupérieure de ce vuide de chaque côté, donne paſſage & reçoit un muſcle, des vaiſſeaux, des nerfs, &c. Sa partie inférieure eſt terminée en partie par le muſcle coccigien, en partie par le ligament dont nous avons parlé ci-deſſus, qui s'étendent tranſverſalement d'un Os à l'autre ; ce ligament est encore fortifié extérieurement par une autre forte expansion qui part de la tubérosité de l'*ischium*, & va s'attacher aux bords de l'Os sacrum & du coccix. Toutes ces parties prêtent & s'étendent pour former une cavité égale à celle de l'Os sacrum, lorsque la partie antérieure ou la partie postérieure de la tête de l'enfant est poussée dans les côtés & dans la partie postérieure du bassin.

Depuis le bord supérieur des Os pubis jusqu'à leur bord inférieur, qui tous deux forment l'angle antérieur du bassin, la descente est presque perpendiculaire ; ou plûtôt elle incline un peu en avant. De sorte qu'à considérer le tout ensemble, l'intérieur du bassin forme postérieurement une cavité, & descend en droite ligne antérieurement, pendant que les Os des îles se jettent en dehors à mesure qu'ils s'elevent, & les vertèbres des lombes en arriére pour former un angle obtus avec l'Os sacrum.

Enfin il est de la derniere conséquence de sçavoir, que le bord du bassin a plus de diamétre, pris d'un côté à l'autre, que de l'avant à l'arriére ; mais qu'il n'en est pas de même de la partie inférieure du bassin où ces dimensions sont au revers de cette proportion ; & que la partie postérieure du bassin, considéré par rapport à sa profondeur, eſt à ſa partie antérieure, comme trois eſt à un , & à ſes cotés comme trois à deux.

Telles ſont les dimenſions reſpectives d'un baſſin bien formé. Nous conviendrons cependant qu'elles varient quelquefois dans différentes femmes. Nous rendrons plus amplement raiſon de cette remarque, lorſque nous parlerons de la maniere d'Accoucher, relativement aux différentes ſortes de travaux qui ſe rencontrent dans la Pratique.

SECTION. IV.

De la mauvaiſe conformation du Baſſin.

DANS les femmes les plus avancées en âge le baſſin n'eſt pas toujours contre-fait, parce que la diſtortion de l'épine n'arrive dans quantité de femmes qu'à l'âge de 8, 10, 12 ou 14 ans. Comme elles ſont alors déja hautes & encore minces, ce peut être un effet de leur peu de précaution dans leurs habillemens; de ce qu'elles ſe couchent ou s'appuyent trop ſur un côté, ou de quelqu'autre accident qui n'influe en rien ſur la figure du baſſin , qui juſqu'à cet âge a eu aſſez de force pour ſe fortifier & pour aſſurer ſa forme.

Mais la plûpart de celles qui dans leur
enfance

enfance ont été rachitiques ; soit qu'en conséquence elles soient toujours restées petites
& mal conformées, ou qu'en se rétablissant
de cette maladie, elles soient par la suite devenues hautes & bien faites ; toutes celles-
là dis-je, ont ordinairement le bassin étroit
& mal conformé ; elles doivent par conséquent être sujettes à des Accouchemens
difficiles & laborieux, puisque l'Accouchement est en effet plus ou moins dangereux & difficile, selon que le bassin est plus
ou moins mal fait.

Les enfans rachitiques ont les Os mous
& flexibles ; or comme il ne leur est pas
possible de courir, ni même de marcher &
de s'exercer comme font ceux qui sont plus
forts & plus robustes ; soit qu'ils restent assis
sur une chaise, ou que la nourrice les tienne
continuellement sur ses genoux ; le poids
seul de leur tête & de leur corps suffit assez
souvent pour leur affaisser & leur déranger
le bassin à peu près de cette maniere.

En ce cas donc, le coccix & la partie
inférieure de l'Os sacrum se trouvent poussés en dedans & en arriére, & l'extrêmité ou
la pointe du coccix est trop courbée en avant
vers la partie inférieure du bassin ; & à mesure que la partie inférieure de l'Os sacrum est
poussée en haut & extérieurement, sa partie
supérieure se porte en avant avec la der-

niere vertébre des lombes qui s'approche de trop près de la partie supérieure du bassin, de sorte que dans quelques femmes, il ne se trouve pas plus de trois pouces de distance de la partie postérieure à la partie antérieure du bord du bassin ; dans d'autres il ne s'en trouve pas plus de deux ; enfin quelquefois, il arrive, mais rarement à la vérité, qu'il ne s'y trouve pas plus d'un pouce & demi de distance.

Dans d'autres, la vertébre inférieure des lombes & la partie supérieure de l'Os sacrum avec laquelle elle est jointe, se déjettent intérieurement & d'un côté : le pubis, au lieu d'être concave intérieurement, se trouve quelquefois convéxe, & les parties inférieures de chaque Os *ischium* sont quelquefois si rapprochées l'une de l'autre, qu'au lieu de quatre pouces & un quart de distance qu'il devroit naturellement y avoir entr'elles, il ne s'y en trouve pas plus de trois, & même quelquefois moins.

Les vertébres qui forment l'Os sacrum font quelquefois chevauchées l'une sur l'autre, & forment ensemble une grosse protubérance dans l'endroit qui devroit naturellement être concave ; mais le cas le plus ordinaire de la mauvaise conformation du bassin, c'est lorsque la derniere vertébre des lombes se déjette en avant avec l'extrêmité supérieure de l'Os sacrum, qui pour cette raison forme un angle plus aigu avec l'épine. C'est en effet dans cet endroit que la tête est le plus souvent arrêtée dans son passage.

SECTION V.

LE bassin des femmes est plus large que celui des hommes ; leurs Os des îles sont évasés davantage, afin de pouvoir mieux soutenir la matrice, & de lui fournir plus d'espace pour sa dilatation ; l'Os sacrum est plus concave ; & les apophises des Os pubis ne sont pas si rapprochées les unes des autres dans l'endroit de leur jonction avec les Os *ischium* ; d'un autre côté, les Os de la poitrine sont plus applatis dans les femmes que dans les hommes, afin de laisser une place plus commode aux mammelles.

Pour prouver plus évidemment de quelle importance il est de bien connoître la largeur, la profondeur & la forme intérieure d'un bassin bien fait, il est à propos d'établir les dimensions de la tête de l'enfant, & d'indiquer la maniere dont elle sort dans l'état naturel.

La tête des enfans qui ont passé librement au travers du bassin, & même encore de ceux qui ont été délivrés par les pieds, mais dont la tête n'a souffert aucune altération dans sa figure , malgré les circonstances extraordinaires de leur naissance ; La tête de ces enfans , dis-je , se trouve ordinairement plus étroite environ d'un pouce, d'une oreille à l'autre , qu'elle ne l'est du front à la nuque.

Ce n'est pas la fontanelle qui se présente, comme on se l'imaginoit anciennement; mais l'espace qui se trouve entre la fontanelle & l'endroit où la suture l'ambdoïde traverse l'extrêmité de la suture sagittale , & où les cheveux divergent & s'éparpillent de tous côtés sur le sommet de la tête. En effet dans les Accouchemens les plus laborieux, lorsque la tête a été poussée avec beaucoup de force , on lui trouve une forme fort allongée, dont l'axe le plus long s'étend de la face au vertex ou au sommet de la tête, ce qui prouve que la couronne ou le vertex est véritablement la partie qui a été poussée la premiere , parce que dans l'expulsion, c'est dans cet endroit du crâne que les os font le moins de résistance , & que la face est toujours tournée en haut. J'avoue cependant que cet allongement ou cette protubérance se trouve quelquefois à peu de distance du vertex, soit en avant , en arriére , ou sur un de ses côtés , quelquefois même, quoique fort rarement c'est la fontanelle ou le front qui se présente ; en ce cas, il s'y trouve une protubérance au lieu que le vertex demeure tout-à-fait applati; mais à peine ces deux cas arrivent-ils une fois sur cinquante, ou même sur cent Accouchemens laborieux.

Suppofons à préfent que ce foit le vertex qui fe préfente le premier au toucher; dans la progreffion de fa defcente, la fontanelle eft ordinairement tournée plus en haut & vers un côté du baffin ; & lorfque le derriere de la tête eft parvenu jufqu'à l'Os *ifchium* du côté oppofé, on peut fentir la future l'ambdoïde dans l'endroit où elle traverfe la future fagittale. Enfin à moins que le cuir ne foit fort gonflé, on peut diftinguer l'occipital dans l'endroit de fon articulation avec les pariétaux, par fon angle fupérieur, qui eft plus obtus que les deux autres qui font aux deux côtés du crâne ; de plus, dans cette pofition on peut aifément fentir l'oreille de l'enfant au pubis. A mefure que la tête avance, le derriere de la tête s'éleve infenfiblement dans l'ouverture qu'il trouve au-deffous du pubis qui eft de deux pouces plus haut que l'*ifchium*, pendant ce même tems-là, le devant de la tête tourne dans la concavité de l'Os facrum.

Voici donc de quelle maniere l'enfant fort ; lorfque la tête fe préfente la premiere

au bord du baſſin , le devant de la tête en
occupe un côté, & le derriere l'autre ; quelquefois encore elle ſe trouve placée diagonalement dans la cavité , ainſi la partie la
plus large de la tête répond à la partie la
plus large du baſſin , & ſa partie la plus
étroite, d'une oreille à l'autre, s'applique à
la partie étroite du baſſin entre le pubis &
l'Os ſacrum. A meſure que la tête eſt pouſſée en avant , le vertex deſcend vers la partie inférieure de l'*iſchium* : or comme le baſſin ſe rétrecit ſur ſes côtés, la partie la plus
groſſe de la tête ne peut pas avancer plus
loin dans la même direction ; mais l'*iſchium*
étant beaucoup plus bas que le pub's, le
derriere de la tête eſt pouſſé ſous ce dernier
Os, où il trouve moins de réſiſtance. Alors
le devant de la tête ſe tourne dans la concavité de la partie inférieure de l'Os ſacrum,
& dans le même tems la partie étroite de la
tête ſe range dans la partie étroite du baſſin.
L'Os pubis n'ayant que deux pouces d'é-
paiſſeur, le vertex & le derriere de la tête
ſe dégagent de deſſous lui, le devant de la
tête porte le coccix en arriere, & la tête
s'élevant en haut par degrés , ſort en faiſant
un demi tour par deſſous l'Os *iſchium* : le
plus grand diamétre de la tête ſe trouve alors
entre le pubis & le coccix, qui étant preſſé
en arriére laiſſe en bas une eſpace plus large,

& permet au devant de la tête de fe dégager auffi de deffous l'Orifice externe , en
faifant un demi tour.

On peut aifément appercevoir par tous
ces détails de quelle importance il eft dans
la Pratique , de fe fouvenir que le bord du
baffin a plus de diamétre d'un côté à l'autre, que de fa partie antérieure à fa partie
poftérieure ; & qu'au contraire, cette dimenfion eft en raifon inverfe dans fa partie
inférieure ; que le baffin a beaucoup moins
de profondeur antérieurement à l'endroit des
Os pubis, qu'il n'en a fur fes côtes & dans
fa partie poftérieure ; enfin que l'Os facrum
& le coccix forment dans leur defcente une
concavité ample , au lieu que la defcente
des Os pubis eft perpendiculaire. Il n'eft
pas moins important de bien fe rappeller la
forme de la tête, telle que nous l'avons décrite ci - deffus. Toutes ces connoiffances
font d'un grand fecours pour fe former une
idée claire du mode de la progreffion de
la tête, dans les Accouchemens laborieux ,
pour fçavoir dans quelle occafion il eft à
propos de fe fervir des Forceps ; quand il
faut délivrer le corps avant la tête ; enfin les
différens cas où il convient de changer de
méthode, felon que la forme de la tête ou
du baffin s'écartent , plus ou moins de la
defcription que nous en avons donnée.

F iv

Quoiqué la pofition de la tête foit ordinairement telle que nous l'avons décrite, dans les Accouchemens naturels & laborieux, elle n'eft cependant pas toujours conftamment la même, quelquefois elle différe relativement aux différentes figures du baffin, relativement à la fienne-même, & à la pofture de l'enfant dans l'utérus. En effet, lorfque les eaux font en petite quantité, ou que les membranes font rompues, de façon que le corps de l'enfant fe trouve étroitement ferré de toutes parts par la matrice ; fi fes parties antérieures font tournées vers le ventre de la mere, cette pofition peut empêcher la tête de faire les tours qu'elle a à faire dans fa progreffion, & le devant de la tête peut être preffé vers les aînes ou vers le pubis. Il arrive quelquefois, même dans un baffin bien formé, fi c'eft la fontanelle elle-même qui fe préfente, le devant de la tête appuyé fur un des côtés du bord, & le derriere fur l'autre ; il arrive, dis-je, que lorfque les douleurs deviennent plus expulfives, il fe trouve moins de réfiftance à l'endroit du vertex que dans toute autre partie ; le diamétre du devant de la tête au derriere doit par conféquent être diminué, & fi cette derniere partie peut s'accommoder aux circonftances de la preffion, elle viendra la premiere & fortira enfin dans l'état naturel ;

ou bien encore, si c'est l'oreille qui se préfente, le vertex defcendra le premier de la même maniere ; mais fi le devant de la tête eft plus près du milieu du bord du baffin que le vertex, il fera comprimé davantage en bas à chaque douleur, & après la naiffance il s'élevera en forme de cône obtus ou de pain de fucre, & alors la couronne de la tête fera tout-à-fait plate. Mais fi au lieu du vertex ou du devant de la tête, la fontanelle fe préfente la premiere, l'efpace qui fe trouve du devant de la tête à la couronne, formera une éminence confidérable, & dans toutes ces circonftances la tête fortira avec beaucoup plus de peine que lorfque le vertex fe préfente le premier ; or dans tous les Accouchemens laborieux, de cinquante, il s'en trouve quarante-neuf dans lefquels le vertex fe préfente effectivement le premier, & s'allonge en forme de pain de fucre. Lorfque le devant de la tête fe préfente, la face fe trouve quelquefois preffée en avant. S'il arrivoit par hazard que le baffin fût auffi large de fa partie poftérieure à fa partie antérieure, qu'il l'eft d'un côté à l'autre, ce qui eft très-rare, la couronne pourroit être pouffée entre les Os pubis, & le devant de la tête être pouffé dans la concavité de l'Os facrum, fans faire les tours dont nous avons parlé. Si le ventre de l'enfant fe trouve du

côté de la partie antérieure de la matrice,
le vertex peut être vers l'Os sacrum & le
front vers le pubis ou les aînes : d'où l'on
voit que toutes ces positions extraordinaires
ont chacune leur difficulté.

CHAPITRE II.

*Des Parties extérieures & intérieures de la
Femme, qui servent à la génération.*

SECTION PREMIERE.

Des Parties extérieures & du Vagin.

LE Mont de Venus ou la Motte est une
éminence située à la partie supérieure
du pubis, au - dessous de laquelle se trouvent les grandes lévres, qui se continuent
en descendant jusqu'à la fourchette qui est
le frein de ces lévres, formé par la réunion
de leur partie inférieure. Il est bon d'observer ici en passant que le gonflement œde-
mateux qui survient quelquefois aux lévres,
n'est point du tout un obstacle à l'Accouchement.

On trouve le clitoris & son prépuce entre les grandes lévres, vers la partie mitoyenne & antérieure du pubis ; au-deſſous du clitoris on apperçoit les nymphes qui s'étendent extérieurement, & en deſcendant le long des côtés de l'orifice externe du vagin, au-deſſous duquel elles forment en partie une eſpéce de ſillon, que l'on appelle la grande foſſe ou foſſe naviculaire qui ſert à conduire la verge dans le coït, ou le doigt lorſqu'on veut l'introduire dans le vagin.

On obſerve le meat urinaire, qui eſt l'orifice de l'urétre, immédiatement au-deſſous du bord inférieur de la ſymphiſe des Os pubis, à la partie ſupérieure de cet orifice que nous avons dit être l'orifice externe du vagin, qui eſt ſitué immédiatement au-deſſous des Os pubis. Le bord inférieur de ces Os eſt égal au bord inférieur du frein ou de la fourchette, qui borne la partie inférieure de la grande foſſe & de l'orifice externe, auquel elle ſert, pour ainſi-dire, de bride.

Le périnée s'étend depuis cet endroit, ou depuis la fourchette juſqu'à l'anus, il a environ un pouce ou un pouce & demi de longueur. Les rides de l'anus occupent une eſpace d'environ trois quarts de pouce de diamétre ; de-là juſqu'au coccix, il y a environ deux pouces de diſtance, de ſorte qu'il ſe trouve une diſtance d'environ quatre pouces ou quatre pouces & un quart, de la fourchette à cet Os.

Le reste de la partie inférieure du bassin se trouve recouvert & rempli par les ligamens , par la membrane adipeuse, & par les muscles que l'on appelle les releveurs de l'anus ; ces parties renferment entr'elles les muscles du clitoris, le col de la vessie, l'orifice externe & l'anus.

Dans les jeunes filles on trouve une membrane fort mince , que l'on appelle hymen ; cette membrane s'étend sur la partie inférieure de l'orifice externe du vagin en forme de croissant , dont la concavité & l'ouverture regardent le meat urinaire. Dans quelques-unes, le milieu de cette concavité se trouve attaché à la partie inférieure du meat, où elle forme deux petites ouvertures de chaque côté, qui dans les femmes d'un âge mûr, permettroit à peine l'entrée d'une petite sonde si cette membrane n'avoit été déchirée dans le coït. Quelquefois même il se trouve des femmes dans lesquelles cette membrane ferme entiérement l'entrée du vagin, ce qui les rend tout-à-fait imperforées ; mais lorsque cette membrane est rompue ou déchirée , elle se retire & forme ce qu'on appelle les *caroncules myrtiformes*.

De chaque côté du meat urinaire , on

trouve deux petites lacunes, ce sont les ouvertures des tuyaux excréteurs qui partent des glandes proftrates, & se terminent en une efpéce de petit fac. Dans le tems de la copulation ces lacunes déchargent un fluide tenu, qui dans quelques femmes s'élance avec une force confidérable, & quelquefois, mais rarement, jufqu'à la quantité de plufieurs dragmes.

L'urétre des femmes a environ un pouce & demi de longueur. Le vagin eft formé d'une membrane forte & épaiffe, d'un tiffu fpongieux plus ferré dans les filles que dans les femmes mariées, lorfqu'il eft dilaté dans toute fa plus grande étendue, il a environ cinq, fix ou fept pouces de longueur fur deux de largeur, proportionnellement à la grandeur des femmes; mais lorfque l'utérus eft abbaiffé fur le vagin, il n'a pas plus de deux ou trois pouces de longueur, & on peut avec le doigt le dilater jufqu'à trois ou quatre pouces de diamétre; la furface intérieure eft toute couverte de rides dans les jeunes femmes, qui s'effacent en partie dans celles qui ont eu des enfans. L'extrémité fupérieure du vagin eft jointe à la circonférence des lévres de l'orifice de la matrice, qui reffemble au mufeau d'un petit chien ou d'une tanche. Cette membrane fournit une expanfion mince qui fe réfléchit intérieurement , & recouvre les parties extérieures de ces lévres , qui dans les jeunes filles font unies & d'une figure ovale. Elle fe continue encore fur la furface interne de la matrice , pour former la membrane interne de fon col & de fon fond, qui font aufli couverts de rides , particuliérement dans les jeunes fujets.

Quant aux différens noms que l'on a donnés à ces parties , on peut confulter à ce fujet, Schurigius dans l'Ouvrage qu'il a publié à Drefde en 1720. On donne affez communément le nom de Sphincter à l'entrée du vagin ; pour la diftinguer de l'entrée de la matrice , on a donné à celle-ci le nom d'*Os-tincæ*. Mais comme nous aurons fouvent occafion de citer ces parties dans le cours de ce traité , pour éviter la confufion & les méprifes , toutes les fois que nous aurons occafion d'en parler , nous appellerons orifice externe celui du vagin , & orifice interne celui de la matrice.

SECTION II.

De la Matrice.

LA matrice a environ trois pouces de longueur, depuis fon orifice interne jufqu'à la partie fupérieure de fon fond , & un pou-

ce de diamétre de devant en arriére. On la
divise en col & en fond. Son col a environ
un pouce & trois quarts de longueur, &
son fond seulement un pouce & un quart.
Quant à la largeur, elle en a environ un
pouce dans son col, & deux fois autant dans
son fond. La matrice est plus petite à proportion dans les jeunes femmes.

La forme extérieure de la matrice ressemble en quelque façon à une cucurbite un
peu applatie, ou à ces sortes de poires qui
ont le col allongé.

La cavité du fond considérée par rapport
à sa figure, tient en quelque chose de l'o-
vale & du triangle, dont un des angles
commence à l'extrêmité supérieure de ce
canal, & les deux autres dans l'expansion
des côtés de son fond, d'où partent les
trompes de Fallope. Ces trompes ont environ trois pouces de longueur; elles sont
d'une capacité si étroite à leur sortie de l'u-
térus, qu'elles peuvent à peine recevoir une
soye de porc; mais elles augmentent ensuite
insensiblement, & vont aboutir dans une
espéce de sphincter, du bord duquel part
cette expansion que l'on appelle ordinairement *morceau déchiré*, *fimbria*, *morsus dia-*
boli, qui a à peu près la figure de ces sortes
de feuilles dentelées, & ressemble en quelque sorte à une main armée de doigts mem-

braneux , dont on a imaginé qu'il se sert pour saisir l'œuf lorsqu'il est en maturité, & prêt à quitter l'ovaire:

La matrice est formée premiérement dé la membrane interne qui vient du vagin, & qui tapisse toute la surface intérieure de la matrice : immédiatement au-dessus de cette membrane, on trouve la substance épaisse de l'utérus, composée d'un plexus d'artéres, de vaisseaux lymphatiques, de veines & de nerfs. Lorsque les vaisseaux qui rampent sur sa surface ont été injectés, on les voit s'y disperser en lignes courbes. Elle paroît être d'un tissu glanduleux, semblable à celui des mammelles ; mais pas si compact, sans aucunes fibres musculaires, excepté celles qui font partie des membranes de ses vaisseaux. Il n'est donc pas du tout besoin de ce muscle que Ruisch, disoit appercevoir dans son fond, pour servir à l'expulsion du *Placenta*, puisqu'il s'attache aussi souvent aux autres parties de la matrice comme dans son fond.

La substance de la matrice paroît plus compacte & plus pâle que celles des muscles ; ou si elle est musculaire, au moins ses fibres font plus serrées & plus étroitement tissues les unes dans les autres, que dans les autres parties musculaires. Dans les vierges, ou dans les femmes qui ne font point enceintes

res, les vaisseaux sanguins de la matrice sont
fort petits, excepté dans l'endroit où ils approchent de ses côtés près des racines des ligamens larges ; mais presqu'aussi-tôt qu'ils
sont entrés dans sa substance, ils s'y subdivi-
sent par-tout en un si grand nombre de petites branches, qu'en la coupant, on n'y peut
appercevoir que très-peu d'orifices fort petits, & moins encore de cavités auxquelles on
puisse donner le nom de sinus. J'avoue que
quand on a pris beaucoup de peine à l'injecter, elle ne paroît pour ainsi-dire, qu'une
masse de petits vaisseaux ; mais elle n'a rien
en cela que de commun avec toutes les autres parties du corps, & les Anatomistes
conviennent que le plus grand nombre des
vaisseaux qui deviennent visibles au moyen
de ces sortes d'injections, sont ceux qui servent à la circulation de la sérosité ou de la
lymphe du sang dans les corps vivans, ce
qui a donné lieu d'imiter *l'erreur de lieu*,
qui survient dans l'ophtalmie au moyen des
injections de quelque matiére colorée, dans
les artéres des animaux morts.

A mesure que la matrice acquiert plus de
volume pendant la grossesse, ses vaisseaux se
dilatent à proportion par l'augmentation du
fluide qu'ils contiennent, de sorte que dans le
tems de l'Accouchement, il s'en trouve d'assez gros pour recevoir le petit doigt. La subs-

G

tance de la matrice conferve cependant toujours fon épaiffeur naturelle pendant tout le tems de la groffeffe , quoi qu’en ayent dit Mauriceau qui veut qu’elle s’amincisse , & Deventer, qui foutient au contraire qu’elle s’épaiffit; cette égalité eft entretenue par la diftenfion proportionnelle des vaiffeaux qui entrent dans fa compofition. Il eft vrai que dans le tems de l’Accouchement la matrice fe contracte, & devient par ce moyen plus épaiffe à mefure que les eaux s’évacuent ; & que ne trouvant plus la même réfiftance à mefure que l’enfant en fort, & après fa naiffance, elle diminue de plus en plus, jufqu’à ce qu’elle foit revenue à peu près à fon premier état, ou dans fes dimenfions naturelles.

En effet, à mefure que la matrice fe contracte après l’Accouchement, le fang artériel ne peut plus y couler en auffi grande quantité qu’il faifoit lorfque fes vaiffeaux étoient diftendus. Les fluides qui s’y diftribuent fe dégorgent infenfiblement dans la veine - cave afcendante, & principalement encore par l’orifice des vaiffeaux qui s’abouchent dans la cavité de la matrice. Et les vaiffeaux eux mêmes qui étoient diftendus, allongés,& qui paroiffoient s’écarter les uns des autres, fe contractent auffi par degrés, & dans une telle direction,qu’ils rendent à la matrice

la même forme & le même diamétre qu'elle
avoit avant la grosseffe. Enfin ses fibres deviennent de nouveau si compactes qu'on
peut à peine les appercevoir ; ou plutôt à peine peut-on distinguer ses vaisseaux.

Le vagin est recouvert extérieurement
d'une membrane adipeuse, épaisse , au
moyen de laquelle il est attaché antérieurement au col de la vessie , & postérieurement à l'extrêmité du *rectum* & à
l'anus ; par le même moyen encore toutes
ces parties sont attachées avec le péritoine,
ou à la surface interne du bassin.

La matrice est enveloppée dans un repli
du péritoine, qui la recouvre supérieurement
par - tout , & elle tient à sa substance au
moyen d'une membrane cellulaire très-min-
ce. Quant au péritoine c'est une expansion
membraneuse qui tapisse tout l'intérieur de
l'abdomen, & fournit une membrane extérieure à tous les viscéres renfermés dans
cette cavité. Il tapisse antérieurement les
muscles de l'abdomen & le diaphragme ;
postérieurement, il recouvre en général
tous les visceres du bas - ventre , l'aorte &
la veine-cave descendante, les reins, les
uretères & les vaisseaux spermatiques, l'i-
liaque externe & l'interne, le psoas & les
muscles qui tapissent la surface interne de
l'*ilium*, après quoi il se replie pour former

les ligamens larges, qui renferment les ovaires
& les trompes de Fallope. Cette duplicature
forme dans son milieu une espece de sac qui
enveloppe toute la matrice, comme nous
l'avons déja remarqué , & recouvre les
ligamens ronds, qui partent de chaque
côté du fond de la matrice, & vont de-là
s'inserer ou se perdre vers la partie supérieure externe du pubis & des aines. Il part
encore un repli du péritoine , de la partie
antérieure de la matrice qui s'étend sur la
partie supérieure de la vessie, & sur la partie postérieure de la matrice , il descend
même sur le vagin d'où il se réfléchit de
nouveau sur le *rectum*.

Au moyen de toutes ces attaches, & particuliérement des ligamens larges & des ligamens ronds, la matrice se trouve assujet-
tie entre la vessie urinaire & le *rectum*, où
elle est lâchement suspendue dans le vagin , à deux ou trois pouces de son orifice
externe. L'orifice interne est tourné en arriére dans la partie inférieure du vagin, vers
l'anus ou la partie inférieure du *rectum*, &
se trouve situé en droite ligne dans le milieu du bassin. Dans le coït, l'utérus céde
trois ou quatre pouces au jeu de la verge,
parce qu'il a un mouvement libre en haut
& en bas, de sorte que l'oscillation réciproque qui résulte de ce froissement aug-

mente de part & d'autre, le chatouillement
& le plaisir.

Les ligamens ne souffrent pas une extension bien considérable dans le tems de la
grossesse, parce qu'ils descendent naturellement de deux pouces avec la matrice
dans le tems qu'elle est vuide, & à mesure que le fond de la matrice s'éleve, ils
s'élevent en même-tems, non-seulement à
la hauteur de ces deux pouces ; mais encore
d'une autre fois autant, sans être aucunement
distendus ; d'ailleurs à mesure que l'utérus
s'éleve davantage, ses côtés s'approchent
des os des îles, où les ligamens larges prennent leur origine : or cette circonstance
équivaut à une augmentation de trois pouces de plus, de sorte que quoiqu'il arrive,
ces ligamens paroissent être fort peu distendus, même dans les derniers mois de la
grossesse.

SECTION III.

*Des Ovaires, des vaisseaux, & des ligamens
de la Matrice ; & des trompes de Fallope.*

LES ovaires font deux petits corps ovales, qui se trouvent situés, un de chaque côté
derriere les trompes de Fallope ; ces deux
corps ont à peu près la figure d'une petite

G iij

grappe d'œufs, ce qui leur a fait donner ce nom : c'eſt proprement ce que les Anciens ont entendu, en parlant des teſticules des femmes. Chaque ovaire a environ un pouce de longueur ſur la moitié de largeur, & un quart de pouce ſeulement d'épaiſſeur ; leur partie antérieure eſt plus convexe que la poſtérieure ; leur ſurface eſt unie & recouverte du péritoine.

Les vaiſſeaux ſanguins ſont premiérement, les artéres & les veines ſpermatiques. Ces vaiſſeaux tirent leur origine à peu près du même endroit que dans les hommes, & ſe diſtribuent pour la plûpart ſur les ovaires & les trompes ; arrivés à la partie ſupérieure de la matrice, ils communiquent avec les Hypogaſtriques, dont les branches ſe diſtribuent au corps de la matrice ; toutes ces artéres s'anaſtomoſent & pouſſent des petites ramifications qui ſe dégorgent dans la cavité de l'utérus. Les veines ſont groſſes, communiquent les unes avec les autres, avec les veines hémorroïdales, & avec la veine-porte. Elles n'ont point de valvules.

Les ligamens ronds ſont deux cordons vaſculaires compoſés de veines & d'artéres, renfermés dans la duplicature des ligamens larges ; ces vaiſſeaux ſemblent venir de l'artére & de la veine crurale, d'où ils ſe portent aux côtés du fond de la matrice.

La matrice reçoit ses nerfs des inter-costaux, des lombaires & des sacrés ; on peut consulter à ce sujet, la description qu'en ont donnée MM. Boerhaave dans ses Instituts, & Winslow dans son exposition Anatomique.

CHAPITRE III.

SECTION PREMIERE.

Des Régles & des Fleurs blanches, hors l'état de grossesse.

LA matrice selon quelques-uns, & toutes les parties qui ont quelque rapport à la génération, arrivent vers l'âge de quinze ans à leur dernier degré de perfection. A cet âge, les vaisseaux sont suffisamment dilatés, & ceux qui s'abouchent dans la cavité de la matrice sont si engorgés de sang que leurs sphincters ou leurs petites bouches, sont forcés de s'ouvrir, ils se vuident & se dégorgent eux-mêmes insensiblement par ce moyen, & par là, la pléthore de l'utérus & des parties voisines cesse pour un tems.

On a inventé différens systêmes fort in-

génieux pour expliquer ce flux menftruel,
entre autres Mrs Freind, Simpfon & Aftruc.
Ces deux derniers & plufieurs autres encore
difent qu'il y a dans la fubftance de la matrice
des finus, d'où partent des vaiffeaux collaté-
raux qui s'ouvrent dans fa cavité ; que ces finus font diftendus peu à peu par le fang qu'ils
reçoivent des artéres , jufqu'à ce que vers la
fin de la quatriéme femaine ou au commencement de la cinquiéme, ces vaiffeaux col-
latéraux foient forcés de s'ouvrir & de permettre au fang accumulé , de fe dégorger
dans la cavité de la matrice ; mais fi cette
raifon avoit lieu, on devroit obferver le
même méchanifme dans les autres parties
du corps , par lefquelles il fe fait une pareille évacuation périodique, lorfqu'il y a
quelque obftruction à la matrice, telles font
celles qui fe font par le nez, par exemple,
par les poumons, par l'eftomach, par les
vaiffeaux méfentériques & hémorroïdaux,
& même quelquefois, au travers de la peau
des jambes & des autres parties du corps.
D'un autre côté, quand même le fang ne
feroit pas tout-à-fait en ftagnation, une pareille accumulation dans des finus fpacieux
occafionneroit une vifcofité femblable à
celle qui donne lieu aux rhumatifmes &
aux autres maladies inflammatoires.

Les femmes qui habitent des climats

chauds, fentent fouvent leurs régles dès l'âge de douze ans ; celles qui fe tiennent toujours chaudement, qui vivent mollement, font fujettes à cette évacuation, de beaucoup plûtôt que celles qui menent une vie rude, & qui fuivent un régime varié: mais lorfque les régles ne paroiffent pas dans leurs tems périodiques, la malade ne tarde pas à fe voir en proye aux pâles couleurs, à moins que quelqu'autre évacuation fubftituée à celle-ci n'en faffe les fonctions.

Les femmes perdent communément leurs régles vers l'âge de quarante - cinq ans, excepté celles auxquelles elles ont commencé dès l'âge de douze ans, ou qui ont eu beaucoup d'enfans ; en ce cas elles ceffent de les avoir dès l'âge de quarante - deux ans, quelquefois plûtôt

Dans les jeunes filles, le poids du fluide qui circule eft plus grand que la force réfiftante des folides; par ce moyen les vaiffeaux font continuellement diftendus par degrés jufqu'à ce que par leur nombre, par leur capacité & par leur longueur, ce poids foit affoibli au point de n'être plus qu'égal à la réfiftance ; alors le fuperflu du fang commence à être évacué, & par ce moyen l'équilibre perfifte jufqu'à l'âge de quarante - cinq ans. A cet âge les fibres font devenues roides; il ne se fait plus un si grand accroissement; il n'est plus besoin d'évacuation, enfin le sang n'a plus assez de force pour s'ouvrir son passage ordinaire dans la cavité de la matrice : voilà ce qui donne lieu à la privation de cet écoulement dans les femmes avancées en âge.

Les régles ne sont donc par conséquent qu'une évacuation périodique du superflu du sang qui s'amasse pendant un mois; cet amas, particuliérement vers le tems de la crise, est accompagné de douleurs dans les lombes, à la poitrine & à la tête; ces douleurs sont plus ou moins aiguës, selon les différentes circonstances de la pléthore qui y donne lieu; enfin à mesure que les régles commencent à couler, toutes ces douleurs s'affoiblissent insensiblement & disparoissent.

Cette évacuation dure ordinairement pendant cinq ou six jours; dans quelques-unes elle ne dure que trois jours, dans d'autres elle va jusqu'à sept. Hippocrate a évalué la quantité de cette évacuation à deux *hémines*; cette mesure, selon le calcul qu'on en a fait, est selon quelques-uns, de dix-huit ou vingt onces, & selon d'autres de vingt-quatre; mais on doit sûrement s'y être trompé; car cette évacuation va rarement à plus de quatre onces, à moins que les régles ne pêchent par excès.

Les femmes qui vivent mollement & qui
font accoutumées à faire bonne chere fouffrent plus fréquemment cette évacuation,
& perdent davantage que celles qui font
d'ordinaire beaucoup d'exercice , ou qui
tranfpirent beaucoup ; les unes & les autres
peuvent cependant fe porter très - bien ; &
on ne doit point chercher à altérer le cours,
ni à diminuer la quantité de cette évacuation, à moins qu'elle ne foit fi fréquente, ou
fi copieufe que la malade fe trouve en danger d'en perdre fes forces ; en ce cas , il feroit néceffaire de recourir à la faignée avant
le terme du retour des régles ; de faire prendre à la malade un peu de repos , & de lui
prefcrire des remédes rafraîchiffans & aftringens, non feulement intérieurement , mais
encore extérieurement, & en injection dans
le vagin.

Au contraire, lorfque les régles gardent,
entre chaque apparition, un intervalle trop
long , qu'elles coulent en trop petite quantité, ou qu'elles ne viennent point du tout ,
de maniere qu'il en réfulte une plénitude
dangereufe, il faut obvier à cette pléthore,
& la diminuer par des faignées copieufes,
& par des purgations réiterées ; enfin il faut
en folliciter l'évacuation par l'ufage des
bains chauds, des fumigations, & par l'e-
xercice ; mais fi la malade eft depuis long-

tems dans cet état d'obſtruction à cauſe de la lenteur, de la viſcoſité, & du retardement de la circulation des fluides dans la matrice & dans les parties voiſines, il faut emporter la plénitude par les évacuations ſuſdites, à moins que le tempéramment de la malade ne ſoit déja fort affoibli. En ce cas il faudroit ſe ſervir de tout ce qui peut être propre à atténuer inſenſiblement les fluides, & à ranimer le mouvement de leur circulation; tels ſont les remédes martiaux, les mercuriaux pris avec quelques autres ingrédiens chauds, amers & ſtomachiques, aidés d'un régime approprié, & d'un excercice convenable, comme il eſt plus amplement détaillé dans l'Emmenologie de Hoffman, dans celle de Freind, & dans la *Pratique de Médecine de Schaw.*

Des Fleurs blanches.

SELON M. Aſtruc, la membrane intérieure de la matrice eſt parſemée de quantité de petites glandes qu'il appelle *colatura lactea*; dans les filles ou dans les femmes qui ne ſont point enceintes, ces petites glandes ſéparent un mucus dont l'uſage eſt de lubrifier la cavité & le canal du col de la matrice, & d'empêcher par ce moyen, ſes parois de s'agglutiner & de ſe coller enſemble. Or les fleurs blanches ne ſont autre choſe qu'une évacuation trop abondante de ce mucus. Lorſque l'excès de cette évacuation eſt une ſuite de la plénitude, comme il arrive aux femmes qui vivent dans l'abondance, & qui ne font point aſſez d'exercice, on y remédie ordinairement par des évacuations générales, telles que la ſaignée, les éme iques, les cathartiques ; par un régime plus ſobre, & en faiſant un peu plus d'exercice qu'à l'ordinaire : mais lorſque la malade languit depuis long-tems dans cet état, lorſque ſa maladie vient d'une mauvaiſe complexion, & que ſon tempérament eſt affoibli par une évacuation extraordinaire, il n'eſt pas ſi aiſé d'y remédier ; en ce cas il faut réitérer les émetiques, preſcrire un exercice modéré, & faire uſer à la malade de quelques remédes propres à fortifier l'habitude trop lâche du corps, ou ſi la maladie eſt entretenue par quelque vice cancereux, il faut tâcher de le pallier au moyen de quelques anodins ; quant à la maniere de ſe conduire & d'ordonner dans tous ces cas ; nous renvoyons ſur ce ſujet à l'Emmenologie d'*Hoffman*.

SECTION II.

De la Conception.

LES premiers rudimens ou les premiers

principes des corps font fi imperceptibles, qu'il ne nous eft pas poffible de les faifir ; ce n'eft donc qu'au moyen des Obfervations fur leurs effets que l'on peut s'en former quelque idée ; de forte que l'on eft tout-à-fait incertain fur la maniere dont fe fait la conception, particuliérement celle des hommes ; d'autant plus encore que l'on n'a pas autant qu'il le faudroir pour cet effet, l'occafion d'ouvrir des femmes enceintes.

Quoiqu'il ne foit pas d'une néceffité abfolue pour la Pratique des Accouchemens, de connoître les différens modes & les progrès de cette opération, on voudra bien me permettre de faire là - deffus quelques recherches, non - feulement en faveur des curieux ; mais encore afin d'infpirer de l'émulation pour l'approfondir davantage. Des recherches de cette nature peuvent conduire à d'importantes découvertes ; c'eft à de tels moyens que nous fommes redevables de quantité de compofitions précieufes qui ont été faites en Chimie dans le dernier fiécle, par ceux qui travailloient à découvrir la Pierre Philofophale.

Tous les Naturaliftes, depuis Hippocrate jufqu'au fixiéme fiécle, ont cru que l'embrion & l'arriére-faix étoient formés de l'affemblage & du mélange de la femence du mâle & de la femelle dans la matrice ;

mais on a fait de grandes découvertes en Anatomie pendant le dernier siécle, au moyen des dissections que l'on a faites sur les Cadavres humains. A l'ouverture de quelques femmes on a trouvé le fœtus dans une des trompes de Fallope ; dans quelques autres on l'a trouvé dans la capacité de l'abdomen-même, & le *Placenta* attaché à la surface des viscéres

Depuis 1650. jusqu'à 1690, Malpighi & plusieurs autres ont écrit expressément sur l'incubation des œufs, sur la formation & l'accroissement des animaux ovipares. L'immortel Harvée a observé les différens degrés d'accroissement des vivipares sur un grand nombre de différens animaux qu'il a eu occasion d'ouvrir. DE GRAAF a disséqué près de cent lapines, il rapporte fort en détail & avec beaucoup d'exactitude, toutes les Observations qu'il a faites. *Ruysch, Aldes, Needham, Stenon, Kerkringius, Swammerdam, Bartholin le fils & Drelincourt*, se sont encore entiérement livrés à ces sortes de recherches, & les différentes remarques qu'ils ont faites en conséquence, ont servi de base aux différens systêmes inventés à ce sujet ; tous ces systêmes ont cependant été sujets à quantité d'objections, & quoique celui que je vais donner me paroisse le plus probable, j'avoue néanmoins qu'il eſt encore bien incertain.

Lorſque tous les organes qui ſervent à la génération dans les femmes, ſont parvenus à leur dernier degré de perfection, s'il ſe trouve un ou pluſieurs œufs en maturité, la partie du péritoine qui recouvre l'ovaire commence à s'étendre ; par ce méchaniſme les fibres nerveuſes ſont affectées & ſe contractent elles-mêmes au point d'appliquer étroitement les franges des trompes de Fallope ſur l'œuf qui eſt mûr ; au moyen de ce contact, cet œuf eſt chaſſé hors de ſon nid & engagé dans la cavité de la trompe, au travers de laquelle il ſe trouve charié dans la matrice par un mouvement vermiculaire ou periſtaltique ; alors s'il n'eſt pas fécondé immédiatement après par un animalcule de la ſemence du mâle, il tombe en diſſolution & ſe perd, parce qu'il eſt tout-à-fait détaché des vaiſſeaux de l'ovaire, & qu'il n'a plus en lui-même aucun principe de vie.

La membrane extérieure de l'œuf devient par la ſuite le chorion, dont la quatriéme partie entre dans la compoſition du *Placenta*, que l'on a imaginé être la racine par laquelle l'œuf étoit d'abord attaché aux vaiſſeaux de l'ovaire ; & le cordon ombilical n'eſt autre choſe qu'une continuation des vaiſſeaux qui ſe diſtribuent à cette partie.

Le Chorion est tapissé intérieurement
d'une autre membrane que l'on appelle
Amnios; l'une & l'autre sont distendues en
forme de globe par un fluide transparent
& séreux, ou par une lymphe tenue.

Quant à la semence du mâle, selon les
Observations de l'Illustre Lewenhoeck,
elle est chargée de quantité de petits animalcules qui nagent dedans comme autant
de petits crapauts : & plus la semence a
resté long-tems dans les vesicules sémina-
les, plus ces petits animaux sont forts &
vigoureux.

Lorsque toutes les parties de la génération de l'homme & de la femme sont ainsi
parvenues à leur dernier dégré de perfection, on peut expliquer de la maniere suivante ce qui se passe dans le coït; particuliérement dans les embrassemens qui suivent immédiatement l'évacuation périodique des régles. A l'égard de la femme,
le froissement de la verge dans le vagin
qui est alors en contraction, la pression
& les chocs réitérés contre les parties
extérieures, le mouvement alternatif de la
matrice en haut & en bas, & par le même
méchanisme, celui de toutes les parties qui
en dépendent, les ovaires, les trompes de
Fallope & les ligamens ronds; toutes ces
modifications, dis-je, produisent dans la
femme un chatouillement & une turges-

cence univerſelle ; en conſéquence, les fibril-
les nerveuſes entrent en convulſion, & il ſe
fait alors une éjaculation du fluide filtré par
les proſtrates ou autres glandes analogues,
& par celles de l'uterus & des trompes de
Fallope ; dans cet état les franges d'une de
ces trompes s'appliquent étroitement ſur
celui des œufs qui eſt en maturité, & au
même moment cet œuf ſe trouve impré-
gné de la ſemence du mâle qui a été éjacu-
lée dans la matrice pendant l'orgaſme du
coït, d'où elle a été tranſmiſe enſuite dans la
cavité de la trompe, ſoit par une vertu ab-
ſorbante ou convulſive. Lorſque ces deux
principes ſont ainſi mêlangés, il s'inſinue
dans l'œuf un des petits animalcules qui
s'applique par ſon ventre à l'endroit par lequel cet œuf tenoit à l'ovaire, où ſe forme
enſuite le cordon ombilical ; ou bien il entre dans un des vaiſſeaux, & eſt pouſſé juſqu'à l'extrêmité du cordon, au moyen duquel la circulation ſe fait de l'embrion au
Placenta & à ſes membranes : l'œuf ainſi fécondé eſt chaſſé de ſon nid dans la trompe
par la contraction du morceau frangé, & ſe
trouvant par ce moyen détaché de l'ovaire,
il reçoit le principe de la circulation, du petit
animal qui porte en lui‑même le principe
de la vie : alors les vaiſſeaux répandus ſur la
ſurface de l'œuf, ouverts par la rupture
de ſes attaches à l'ovaire, abſorbent le

fluide qui les environne, & qui a été filtré
par les glandes dans la cavité de la trompe
& de la matrice, ou qui y a été poussé
par le mouvement, par la chaleur, & par
la rarefaction, & qui a été porté par la
veine ombilicale pour la nourriture & l'accroissement de l'œuf fécondé.

Une partie de la semence qui a été éja-
culée ou absorbée dans l'uterus, se mêle
avec le fluide séparé par les glandes disper-
sées dans le canal que forme le col de la matrice, qui se trouve bouché par une espéce
de gluten qui résulte de ce mêlange, de sorte
que par ce moyen l'œuf ne peut ni tomber
ni sortir de la matrice.

Quoique cette Théorie sur la maniere
dont s'opére la conception soit fort ingé-
nieuse, & qu'elle soit appuyée de réflexions
mieux soutenues & plus solides que toutes
les autres; telles, par exemple, que celles
que l'on a pû faire à l'occasion des fœtus
& des embrions, trouvés dans la cavité des
trompes & de l'abdomen, sans aucuns vesti-
ges de leur sortie de la matrice; sans nous arrêter à plusieurs autres conjectures que nous
aurons occasion d'exposer, lorsque nous
traiterons en particulier de la nutrition du
fœtus; enfin quelque plausible que puisse paroître ce système, j'ose dire cependant, qu'il
tient à des circonstances dont jusqu'ici l'on

n'a pas encore pû rendre raiſon ; entre autres, on ne ſçait pas encore de quelle maniere l'animalcule eſt introduit dans l'œuf, ſi c'eſt pendant qu'il eſt encore dans l'ovaire, pendant qu'il ſéjourne dans les trompes, ou lorſqu'il a été dépoſé dans le fond de la matrice ; on ne ſçait pas non plus de quelle maniere les vaiſſeaux du cordon ombilical s'abouchent avec ceux du petit animal. Ces queſtions ſont véritablement ſi impliquées, qu'il n'y a point de Théoricien qui n'ait rapporté ſon opinion là - deſſus ; mais elles ſont pour la plûpart beaucoup plus propres à amuſer qu'à inſtruire.

SECTION. III.

De l'augmentation de la Matrice après la Conception.

ON ſuppoſe que l'œuf nage dans un fluide dont il ſe nourrit, & au moyen duquel il croît inſenſiblement juſqu'à ce qu'il touche immédiatement toute la ſurface interne du fond de la matrice : alors cette partie étant dilatée de proche en proche à proportion de l'augmentation du volume qu'elle contient, la partie ſupérieure de ſon col commence à ſon tour à ſe diſtendre.

Vers le troiſiéme mois de la groſſeſſe,

l’œuf ou le fœtus se trouve aussi gros qu’un œuf d’oye, alors il y a à peu près une quatriéme partie du col de la matrice vers sa partie supérieure, qui est à proportion aussi distendue que son fond. Au 5ᵉ. mois, le fond a acquis beaucoup plus de capacité, il s’éleve alors en haut jusqu’à l’espace qui est entre la partie supérieure du pubis & l’ombilic; dans ce même tems-là il y a la moitié du col de la matrice distendue. Au seeptiéme, le fond de la matrice s’éleve jusqu’à l’ombilic : au huitiéme il monte de plus en plus jusqu’à l’espace qui est entre l’ombilic & le creux du cœur ; enfin au neuviéme mois, il s’éleve jusqu’à ce dernier endroit , & le col de la matrice se trouve tout-à-fait distendu.

Lorsque toute la substance de la matrice est distendue , son col & son orifice interne qui d’abord en étoient les parties les plus fortes , deviennent à leur tour les plus foibles, & la force distractive agissant continuellement , en raison de l’augmentation du fœtus & de l’arriére-faix, que les eaux distendent en forme de globe, l’orifice de la matrice commence insensiblement à céder. Au commencement de cette dilatation (de l’orifice,) les fibres nerveuses qui sont plus sensibles dans cet endroit que dans toute autre partie de la matrice , entrent en contraction, & y occasionnent un sentiment de douleur ; dans les vûes d'y remédier, la femme se serre la matrice : pour cet effet elle met en contraction les muscles du bas-ventre, & respire en même-tems une grande quantité d'air, au moyen duquel le diaphragme se trouve poussé en bas ; la douleur qui loin de diminuer, augmente au contraire par ces efforts, se communique à toutes les parties voisines auxquelles les ligamens & les vaisseaux de la matrice sont attachés, telles que le dos, les lombes, les aînes, enfin au moyen de cette action sur la matrice, les eaux & les membranes se trouvent pressés contre son orifice interne, qui par ce méchanisme s'ouvre insensiblement davantage.

La femme n'est pas capable de supporter long-tems cet effort, à cause des vives douleurs qu'il lui occasionne ; d'un autre côté la force des muscles s'altére & s'épuise insensiblement ; les fibres n'en ont plus assez pour se contracter ; la tension de l'orifice interne de la matrice, étant détruite, il devient plus souple & se contracte un peu, par ce moyen les fibres nerveuses se relâchent. Les douleurs de la malade cessent pour un tems ; & cette remission dure jusqu'à ce que les forces lui étant un peu revenues, elle sente un nouveau tiraillement, une irritation & une espéce de tenesme à l'orifice de la matrice. Alors il se fait une nouvelle compression sur ce viscère, & son orifice interne se trouve un peu plus dilaté, soit par la pression des eaux & des membranes, ou bien, lorsque les eaux sont en petite quantité, par l'action de la tête de l'enfant poussée en bas par la contraction de la matrice, qui dans ce cas touche immédiatement le corps du fœtus.

C'est ainsi que les douleurs de l'enfantement commencent, continuent & reviennent périodiquement; ces douleurs sont plus aigues & plus fréquentes, de plus en plus jusqu'à ce que l'orifice de la matrice soit assez dilaté, & que les membranes soient affaissées & rompues; au moyen de quoi, les eaux s'écoulent, la matrice se contracte & se resserre; enfin par le secours des muscles de l'abdomen, l'enfant sort & la mere se trouve délivrée.

Quoique cette Théorie puisse être susceptible de quelques objections, particuliérement dans les cas où l'enfant vient au monde avant que d'être à terme, elle me paroît cependant plus probable que l'hypothèse, par laquelle on attribue les douleurs de l'enfantement au mouvement de l'enfant & à son trépignement dans la matrice : en effet, il arrive fort souvent que les femmes ne sentent jamais remuer leur enfant pendant tout le tems de leur travail; d'un autre côté on délivre les enfans morts avec autant de facilité que ceux qui font en vie, à moins que l'Accouchement ne foit retardé par le gonflement du corps de l'enfant, ou par fa groffeur extraordinaire.

S E C T I O N IV.

De la grandeur, du Poids, & des différentes dénominations que l'on a données à l'œuf & à l'enfant.

On a fuppofé que l'œuf eft environ de la groffeur d'un grain de femence de pavot lor'qu'il defcend dans la matrice, & qu'au troifiéme mois, il a acquis un volume égal à celui d'un œuf d'oye. Dix jours après la conception, l'enfant, felon quelques Auteurs, péfe un demi grain ; à trente jours, il en péfe vingt - deux, à trois mois, il péfe 2 à 3 onces; enfin à neuf mois il pefe depuis dix, jufqu'à douze, & quelquefois jufqu'à feize livres; on voit par ce calcul que c'eft dans les premiers tems-même de la formation du fœtus qu'il croît davantage ; en effet, felon cette hypothèfe, depuis le dixiéme jour jufqu'au trentiéme, il eft déja parvenu à la quarante - troifiéme partie de fon poids. Au refte tous ces calculs font vagues & incertains.

On l'appelle embrion depuis le moment de sa conception, jusqu'au tems où toutes ses parties sont bien & distinctement formées, ce qui arrive ordinairement dans le troisiéme mois : depuis ce terme jusqu'à celui de l'Accouchement, il retient le nom de fœtus.

SECTION V.

Des Jumeaux.

LORSQU'IL se trouve deux, ou un plus grand nombre d'enfans renfermés dans la matrice dans le même-tems, c'est-à-dire, dans une même grossesse, ils ont chacun en particulier leur *Placenta*, leur cordon, & leurs vaisseaux ombilicaux ; quelquefois leur *Placenta* sont tout-à-fait partagés les uns des autres ; d'autres, ils ne forment ensemble qu'un seul gâteau.

Il paroît cependant par un exemple qui est venu à ma connoissance, que les Jumeaux n'ont quelquefois qu'un seul *Placenta* en commun. Je ne pus pas m'assurer s'il y avoit ou non deux suites de membranes, parce que le Chirurgien qui avoit accouché la femme les avoit déchirées ; mais en injectant l'artére d'un des cordons ombilicaux, l'injection passoit dans un des vaisseaux de l'autre, & l'on voit encore actuel-

lement leur communication , quoiqu'ils
foient écartés l'un de l'autre de trois à quatre pouces.

Lorfqu'il vient deux enfans de la même
couche, & que ces enfans font féparés l'un
de l'autre, on les appelle Jumeaux ; s'ils
font joints enfemble, ce font des monftres ;
les premiers proviennent, felon la Théorie
que nous avons expofée ci-deffus, de ce
qu'il fe trouve différens œufs fécondés à la
fois par différens animalcules ; & les autres,
de ce qu'il fe trouve deux ou un plus grand
nombre d'animalcules, reçus & renfermés
dans le même œuf.

SECTION VI.

De la Superfœtation.

ON s'imaginoit anciennement qu'une femme pouvoit concevoir une feconde fois pendant le cours de fa groffeffe, & qu'elle pouvoit accoucher d'un enfant quelques femaines ou même quelques mois auparavant que
l'autre fût prêt à venir au monde. Quelques-uns fe font attachés à refuter cette opinion, fondés fur ce que le premier œuf remplit tout le fond de la matrice, & que la
fubftance gélatineufe dont nous avons déja
parlé, ferme ou remplit fi bien fon col &

ſon orifice interne, qu'il n'y peut plus entrer de ſemence pour féconder un ſecond œuf, en cas que la femme, alors enceinte, ſe livre aux embraſſemens de ſon mari. Sur ce principe on peut aſſurer que dans tous les cas qui ont pû donner lieu à de pareilles ſuppoſitions, la femme avoit conçu pluſieurs enfans à la fois ; que celui qui ſe trouvoit le plus près de l'orifice interne pouvoit être mort & tombé en pourriture, de maniere que les membranes ſe ſoient rompues, & que le fœtus mort ait été délivré pendant que l'autre reſtoit dans la matrice, d'où il ne ſortoit que lorſqu'il étoit entiérement parvenu à ſon terme. D'un autre côté, il peut arriver par accident ou autrement, que le premier & le plus gros naiſſe quelques jours ou quelques ſemaines avant ſon terme, & qu'enſuite l'orifice interne de la matrice ſe reſſerre, & ſe contracte au point de retenir l'autre juſqu'à ce qu'il y ſoit tout-à-fait parvenu ; il ſe peut encore que celui qui occupe le fond de la matrice ſoit le plus petit, & qu'il ſuive immédiatement après l'expulſion de l'autre qui eſt quelquefois mort & tout-à-fait pourri, & quelquefois tout extenué.

SECTION VII.

De l'Avortement.

ON appelloit autrefois *effluxion*, les fausses couches qui arrivent avant le dixiéme jour après la conception : parce qu'alors l'embrion, ni l'arriére - faix ne font point encore formés, & qu'il ne s'évacue rien que la *géniture* ou la conception encore liquide; depuis le dixiéme jour jusqu'au troisiéme mois, on se servoit du terme d'*expulsion*, parce que l'embrion & l'arriére - faix font encore si petits que la mere ne court, pour ainsi-dire, aucun danger du côté des pertes.

ON disoit qu'une femme étoit avortée lorsqu'elle perdoit son fruit entre le troisiéme & le septiéme mois; en ce cas, il y a beaucoup plus à craindre pour elle, & elle se débarrasse de son avorton avec beaucoup plus de peine qu'auparavant, parce qu'alors l'utérus & ses vaisseaux étant beaucoup plus distendus, il se perd en beaucoup moins de tems, une bien plus grande quantité de sang; enfin parce que le fœtus a acquis beaucoup plus de volume, & que le col de la matrice n'est pas encore parvenu à son dernier degré d'extension; d'un autre côté si l'enfant vient en vie, il doit être si petit & si tendre, qu'il ne lui est pas encore possible de têter, ni même, pour ainsi dire, de s'accommoder à aucune sorte de nourriture.

Lorsqu'une femme accouche entre le septiéme mois & la fin de son terme, on dit alors qu'elle est en travail d'enfant. Mais sans s'arrêter à toutes ces distinctions, lorsqu'une femme met bas son fruit à quelque terme que ce soit, depuis la conception jusqu'au septiéme ou au huitiéme mois, ou même dans le neuviéme, sans avoir égard à toutes ces différences, on dit aujourd'hui qu'elle a fait une fausse couche, ou qu'elle a perdu son enfant.

Hippocrate dit qu'un enfant qui naît au septiéme mois, vit quelquefois, & qu'au contraire, il est probablement en danger de mourir, lorsqu'il vient au monde le huitiéme mois ; parce que, dit-il, tous les enfans qui se portent bien dans le ventre de leur mere, font leur effort pour en sortir le septiéme mois, il ajoute que quand cet effort n'est pas suffisant, & qu'ils le réiterent au huitiéme, l'enfant doit alors être encore affoibli par les efforts qu'il a fait en vain dans sa premiere tentative, & que par conséquent il ne peut probablement pas vivre ; au lieu que s'il attend jusqu'à la fin

du neuviéme mois à travailler à sa sortie, il
a eu pendant cet intervalle assez de tems
pour se remettre de la fatigue qu'il a es-
suyée au septiéme : mais l'expérience est
contraire à son opinion ; en effet, plus les
enfans sont vieux, plus on leur trouve de
force, toutes choses égales d'ailleurs, &
conséquemment plus ils sont durs & aisés à
nourrir. Je ne vois pas non plus de raison
suffisante sur laquelle on puisse appuyer le
sentiment de Pithagore, qui dit à cette occasion que le nombre de huit n'est pas aussi favorable aux enfans que celui de sept, ou de
neuf.

Le terme ordinaire de la grossesse est
borné à neuf mois solaires, à compter de
la derniere évacuation des régles ; elle passe
cependant ce terme dans quelques-unes,
mais c'est le moindre nombre, au reste puisque cela est possible, on doit toujours juger
charitablement, d'autant plus qu'il vaut
mieux sauver plusieurs coupables, que de
ternir la réputation d'une seule femme inno-
cente.

Section VIII.

Du faux Germe & des Moles.

On s'imaginoit autrefois, que quand les
parties de l'embrion & de l'arriére-faix n'é-

toient pas féparées, & diftinctement formées du mêlange de la femence du mâle
& de la femelle, il en réfultoit une maffe
que l'on appelloit *faux-germe*, lorfque la
femme s'en délivroit avant le quatriéme
mois; fi cette maffe reftoit plus long-tems
dans la matrice & y acqueroit plus de volume, on l'appelloit *môle*; mais on rend
aujourd'hui raifon de ces phénomènes d'une
maniere plus probable & plus certaine. Si
l'embrion vient à mourir, (fuppofons que
ce foit dans le premier ou dans le fecond
mois) quelques jours avant que d'être ex-
pulfé il tombe quelquefois entiérement en
diffolution, de maniere que lorfqu'on délivre l'arriére-faix, on n'y trouve rien autre
chofe. Dans le premier mois l'embrion eft
fi petit & fi peu formé, que cette diffolution
fe fait en douze heures; dans le fecond, deux
trois ou quatre jours au plus fuffifent pour
cet effet, & même dans le troifiéme mois,
il tombe tout-à-fait en pourriture en qua-
torze ou quinze jours; d'un autre côté le
fang forme fouvent des lames épaiffes qui
s'appliquent autour de l'œuf & s'attachent
fi étroitement à fa furface, qu'il feroit bien
difficile de diftinguer ce qui conftitue le
Placenta d'avec cette nouvelle membrane;
& après que l'embrion & le *Placenta* ont
été évacués dans le fecond ou le troifiéme

mois, l'orifice & le col de la matrice se
refferrent d'ordinaire si étroitement, que
la partie fibreuse du fang refte engagée
dans fon fond, & y eft fouvent retenue jufqu'au cinquiéme, & même au feptiéme
jour ; enfin lorfque cette maffe vient à s'en
débarraffer, elle fort fous la forme d'un œuf
dont la furface externe reffemble, pour
ainfi - dire, à une membrane, à caufe de la
forte preffion qu'elle a reçue de la matrice :
deforte que l'on prend le tout pour un faux
germe.

Cette fubftance eft ordinairement de la
groffeur d'un œuf de pigeon ou de poule ;
lorfqu'elle paffe ce volume & qu'elle refte
plus long tems dans la matrice, on l'appelle une môle ; mais en général les femmes
ne font fujettes à cet accident que vers l'âge
de quarante-cinq à cinquante ans, ou même
plus tard, lorfqu'elles commencent à perdre
leurs régles. Quelquefois c'eft un effet de
quelque caufe interne ou externe dont
les accidens font capables d'exciter des
pertes continuelles. Lorfque les régles
fe font arrêtées pendant quelque tems
dans des femmes âgées, & qu'elles reviennent avec peine, ce fimptôme eft le
plus fouvent un avant-coureur d'un cancer ; il leur furvient quelquefois auparavant
ou après ce tems une groffe maffe charnue,
dont elles fe délivrent avec beaucoup de
peine

peine, & avec des douleurs pareilles à celle de l'enfantement ; lorfque l'on examine cette maffe on n'y reconnoît autre chofe que la partie fibreufe du fang qui prend cette forme à la fuite des longues compreffions qu'elle reçoit dans la matrice ou dans le vagin.

Il eft à propos d'obferver ici, que les glandes de la matrice & du vagin fe gonflent quelquefois, & occafionnent une diftention extraordinaire dans toutes les parties circonvoifines. Si donc une des glandes de la matrice, par exemple, vient à s'obftruer, de façon qu'elle comprime la veine deftinée à rapporter le refidu du fang qui lui eft diftribué, & le canal excrétoir qui tranfmet au-dehors la matiere qu'elle filtre, le fang artériel doit diftendre infenfiblement les petits vaiffeaux, & augmenter par conféquent le volume de la glande, qui deviendra par ce moyen de plus en plus groffe, tant que le fluide qui y abordera aura affez de force pour vaincre la réfiftance des vaiffeaux qui le contiennent ; par ce mécanifme, une glande quoique très-petite peut acquerir un volume fort confidérable, & la matrice en ce cas doit s'étendre infenfiblement autant qu'elle le pourroit être par une vraie groffeffe, avec cette différence que le progrès en fera beaucoup plus lent, & qu'il durera

des années entiéres au lieu de mois ; cependant à la fin l'orifice interne de la matrice
fe dilatera ; & fi cette glande n'eſt point
d'un volume trop confidérable pour y pouvoir paſſer, elle ſera pouſſée dans le vagin,
pourvu qu'elle ne ſoit adhérente à la matrice que par un petit col ; elle s'allongera
même de plus en plus, au point de ſe montrer à l'orifice extérieur de la matrice ; en
ce cas on pourra y faire une ligature pour la
faire tomber. Plus la glande affectée ſera
fituée bas dans la matrice, plus il ſera aiſé
de connoître l'état de cette maladie & d'y remédier. Mais ſi par hazard cette glande a ſon
ſiége dans le vagin - même immédiatement
auprès de l'orifice de la matrice, elle paroîtra encore plûtôt, & on y pourra aiſément
faire une ligature, pourvu que la tumeur ne
ſoit point ſi confidérable qu'elle rempliſſe
la cavité, & qu'elle empêche de pouvoir
aiſément ſentir le col de la matrice. On a
cependant beaucoup de peine lorſque cette
glande eſt reſſerrée dans la matrice , &
qu'elle a acquis trop de volume pour franchir librement ſon orifice interne.

Toutes les glandes de la matrice, ou du
moins la plus grande partie, ſont quelquefois tellement affectées, & augmentent ſi
confidérablement le volume de la matrice,
qu'elle ſe trouve peſer pluſieurs livres, &

qu'enfin la femme déperit infenfiblement par la compreffion qu'elle occafionne fur toutes les parties adjacentes ; & fi l'indolence de la tumeur vient à être altérée par quelque accident qui occafionne une irritation & une inflammation, les parties deviendront fchirreufes, & il s'y formera à la fin un cancer.

Les femmes font le plus fouvent fujettes à cet accident lorfqu'elles viennent à perdre leurs régles ; il arrive encore quelquefois, mais rarement, à des femmes groffes à la fuite d'un travail trop rude.

Quelques-uns ont affuré que, lorfque le *Placenta* refte dans la matrice après que l'enfant en eft forti, il acquiert infenfiblement un volume fort confidérable, mais la Pratique prouve le contraire de leur opinion ; en effet, elle nous apprend que le *Placenta* fe trouve alors refferré au point de devenir très-petit, & quelquefois même au point de s'endurcir comme une efpéce de cartilage ; parce qu'après la mort ou la délivrance de l'enfant, l'arriére-faix ne reçoit plus aucun accroiffement. On a auffi imaginé qu'il fe forme dans la matrice des hydropifies & des hydatides, & qu'elles en fortent avec l'air ou les vents. Les ovaires font auffi fujets à ces fortes d'affections, ils s'enflâment, ils abcédent, deviennent fchirreux,

cancereux, & la malade eſt enfin obligée
de ſuccomber à leur évacuation, qui remplit inſenſiblement le bas-ventre de pus &
de ſanie, de ſorte qu'il eſt toujours fort à
propos de remédier de bonne heure à ces
ſortes d'accidens, lorſqu'une fois on s'en eſt
apperçu.

Section. IX.

Du Placenta.

J'ai déja obſervé que l'œuf eſt formé
du *Placenta*, avec le chorion & l'amnios, qui
ſont diſtendus en forme de boule par les
eaux renfermées dans ces membranes & qui
environnent l'enfant. Le *Placenta* eſt ordinairement d'une figure ronde en forme de
gâteau d'environ ſix pouces de diamétre,
ſur un d'épaiſſeur dans ſon milieu, en s'amin-
ciſſant un peu vers ſes bords; il eſt compoſé de veines & d'artéres, qui ſe diviſent en
une infinité de petites branches, dont les
veineuſes ſe réuniſſent pour ne former qu'un
ſeul tuyau fort conſidérable, appellé *veine
ombilicale*, qui ſert à rapporter le ſang, &
que l'on a dit tranſmettre le fluide nourricier
des vaiſſeaux du chorion & du *Placenta* à
l'enfant dont elle perce le ventre au nombril; de-là cette veine ſe rend au foye,
où elle communique avec la veine porte &

la veine-cave. Les artéres qui partent des veines iliaques internes de l'enfant, fe réuniffent de même en deux branches, montent enfuite de chaque côté de la veffie, & fortent du ventre par le même endroit que la veine ombilicale y eft entrée ; de-là elles fe rendent au *Placenta*, tournées autour de la veine en maniere de vis, pour former avec elle ce qu'on appelle le cordon ombilical, qui a ordinairement un pied & demi ou deux pieds de longueur ; quelquefois moins, quelquefois davantage, & même le double. Lorfque les deux artéres font parvenues à la furface du *Placenta*, elles fe divifent & fe fubdivifent en une infinité de petites branches, qui fe terminent enfin en petits vaiffeaux capillaires, pour s'aboucher avec les veines du même ordre : on a imaginé que ces artéres & la veine ombilicale font dans le *Placenta* les mêmes fonctions, que font enfuite dans les poulmons l'artére & la veine pulmonaire, jufqu'à ce que l'enfant foit au monde, & qu'il ait commencé à refpirer ; ce fentiment paroît confirmé par les expériences fuivantes. Lorfque l'enfant & le *Placenta* font délivrés l'un & l'autre tout d'un coup, ou fi le *Placenta* fuit immédiatement l'enfant, & que le dernier quoique vivant ne refpire point encore, on peut fentir la cir-

I iij

culation du sang qui coule quelquefois lentement, quelquefois avec beaucoup de vîtef-
fe au travers des artéres du cordon, pour paffer de l'enfant au *Placenta*, & revenir enfuite
du *Placenta* à l'enfant par la veine ombilicale. Si l'on comprime tant foit peu
ces vaiffeaux, les artéres fe gonflent entre
l'enfant & l'endroit où l'on fait la compreffion, les veines au contraire, fe gonflent
entre cet endroit & le *Placenta* ; on ne voit
cependant point du tout le fang circuler
à fa furface, quoiqu'on le mette dans un
baffin plein d'eau chaude. A mefure que
l'enfant commence à refpirer, quelque foible que fut la circulation auparavant, elle
devient immédiatement après de plus en
plus forte, & alors dans peu de minutes la
pulfation du cordon ombilical commence à
languir, & s'arrête enfin tout - à - fait.
Après que l'enfant eft au monde, & que
l'on a coupé le cordon, pourvu que le
Placenta foit bien adhérent à la matrice, qui
par ce moyen refte étendue ; ou fi la matrice
eft encore diftendue par la préfence d'un
autre enfant, il ne fort plus du tout de fang
par les vaiffeaux ombilicaux, que celui qu'ils
paroiffoient contenir dans le moment qu'on
les a coupés, & ce qui en coule alors ne va
pas ordinairement à plus de 2 ou 3 onces.
Enfin fi quelquefois la mere expire à la fuite

d'une perte trop confidérable, foit pendant fon travail, ou peu de tems après, on trouve quelquefois l'enfant en vie & fort vigoureux.

La furface extérieure du *Placenta* eft partagée en plufieurs lobes afin de pouvoir prêter, & s'accommoder plus aifément avec la furface intérieure de la matrice à laquelle elle eft attachée de maniere qu'elle ne puiffe s'en féparer par aucun choc, ni par aucun coup fur le ventre, à moins qu'ils ne foient violens.

Tous les faifceaux de veines & d'artéres qui entrent dans la compofition du *Placenta*, reçoivent leurs membranes extérieures du chorion qui eft la membrane extérieure de l'œuf ; cette membrane eft forte & épaiffe, & forme les trois quarts du globe extérieur qui renferme les eaux & l'enfant ; le refte eft recouvert par le *Placenta*, de forte que toute la furface extérieure de l'œuf réfulte de la réunion de ces deux parties ; quelques - uns ont avancé qu'elles font enveloppées d'une fubftance cellulaire, au moyen de laquelle elles femblent ne faire que toucher à l'utérus ; & que la membrane intérieure de la matrice eft parfemée de petites glandes, dont les tuyaux excréteurs qui s'ouvrent dans fon fond & dans fon col, filtrent un mucus doux & limpide, comme

I iv

on l'a déja observé, qui sert à lubrifier toute la cavité de la matrice ; que lorsque la
matrice commence à se dilater dans le tems
de la grossesse, les vaisseaux qui composent ces glandes sont aussi distendus ; & que
par conséquent il se trouve une plus grande quantité de ce mucus séparée & retenue dans cette sorte de substance cellulaire,
d'où les vaisseaux absorbans la pompent &
la charient dans les veines, pour servir à la
nourriture de l'enfant. La matrice étant donc
distendue à proportion du volume de l'enfant, ces glandes augmentent aussi dans
les mêmes proportions, & par ce moyen il
se sépare une plus grande quantité de fluide, parce que l'enfant a besoin d'une plus
grande quantité de nourriture à proportion
qu'il croît davantage ; cette liqueur s'altére
par rapport à ses qualités, de même que par
rapport à sa quantité ; en effet, de claire
& tenue, qu'elle étoit, elle devient plus
visqueuse & de consistance de lait. Il s'est
trouvé des cas où ce mucus couloit de la
matrice pendant la grossesse ; cette évacuation qui affoiblissoit la mere & l'enfant,
pouvoit venir de ce que le chorion n'étoit
pas assez exactement attaché, ou de ce
qu'il étoit détaché de la matrice par quelque
endroit.

On croyoit assez communément autrefois

que le *Placenta* étoit toujours attaché au fond de la matrice ; mais ce préjugé a été détruit par des observations qui nous apprennent qu'il est souvent attaché sur ses côtés, d'autres à sa partie postérieure ou à l'antérieure , & quelquefois même jusqu'auprès de l'orifice interne de la matrice.

Lorsque l'on a délivré le *Placenta*, & que l'on n'a déchiré les membranes par aucun endroit, excepté celui par où l'enfant en est sorti , on trouve ordinairement cette ouverture vers les bords ou à côté du *Placenta*, & rarement au milieu des membranes ; & si par cette ouverture on insinue une vessie de cochon, qu'on la mette ensuite dans de l'eau pour qu'elle se gonfle , on reconnoîtra par cet expédient la figure & l'étendue de la surface interne de la matrice , & l'on pourra en même-tems s'assurer parfaitement de l'endroit auquel le *Placenta* étoit attaché.

Le chorion est tapissé intérieurement par l'amnios , qui est une membrane mince & transparente , dont tous les vaisseaux sont si petits, qu'il n'y en a pas un assez considérable pour recevoir les globules rouges du sang : il tient au chorion par son contact avec lui , & paroît former la membrane extérieure du cordon ombilical.

Cette membrane renferme immédiatement les férofités dans lefquelles l'enfant nage, on croit que ce fluide vient des vaiffeaux lymphatiques qui s'ouvrent à la furface intérieure de l'amnios. Si ce fluide n'eft point abforbé dans le corps du fœtus, ou s'il n'eft point tranfmis par la fuction dans fon eftomach au travers de fa bouche, il faut qu'il y ait dans cette membrane des vaiffeaux abforbans de même qu'à l'abdomen & dans les autres cavités du corps, où il fe fait une renovation conftante d'humeurs.

La quantité de ce fluide eft à proportion du poids du fœtus, beaucoup plus grande dans le premier mois de la groffeffe que dans le dernier ; en effet, dans le premier mois elle fera peut-être dix fois le poids de l'embrion, dans l'autre, au contraire, elle y eft ordinairement comme un eft à deux, & lorfqu'il y a fix livres d'eau autour d'un fœtus de douze livres, on trouve qu'il y en a beaucoup ; auffi s'y en trouve-t-il fouvent beaucoup moins, & même il n'y en a quelquefois que très-peu, ou point du tout.

Dans la plupart des brutes, on trouve une troifiéme efpéce de membrane que l'on appelle *allantoïde*, elle reffemble à un long boyau, & fert à recevoir l'urine du fœtus, elle eft placée entre le chorion & l'amnios, & communique avec l'ouraque qui part du fond de la veſſie , & s'étend le long des vaiſſeaux ombilicaux , pour dépoſer l'urine dans ce reſervoir qui ſe trouve attaché à ſon extrêmité. On n'a point encore découvert au juſte cette ſorte de reſervoir dans le fœtus humain , dont l'ouraque quoique fort aiſé à appercevoir, a toujours paru juſqu'ici imperforé.

Il paroît aſſez probable par les Obſervations précédentes ſur la nutrition , que le fœtus eſt plûtôt nourri par l'abſorbption du fluide nourricier contenu dans les vaiſſeaux du *Placenta* & du chorion, que par le ſang rouge qui circule à plein canal des artéres de la matrice dans les veines du *Placenta*, & qui eſt reporté par les artéres de celui-ci dans les veines de l'autre, afin d'être renouvellé, rafiné , & de reprendre enfin la nature du ſang artériel dans les poulmons de la mere.

Mais ce ſyſtême de l'abſorption eſt ſujet à une objection à laquelle on n'a jamais pû ſatisfaire. Sçavoir, pourquoi, lorſque le *Placenta* eſt attaché à la partie inférieure de la matrice , il ſurvient une perte immédiatement auſſi-tôt que l'orifice interne commence à ſe dilater, & qu'il arrive le même accident lorſque le *Placenta* ſe ſépare tout-à-fait ou en partie de tout autre endroit de la matrice, au lieu que cela n'arrive point, lorſque le chorion s'en ſépare.

Il eſt vrai que les Auteurs de cette nouvelle Théorie ont obſervé, qu'il n'eſt point
du tout beſoin que la mere fourniſſe d'autre
ſang rouge, parce que la force de la circulation dans les vaiſſeaux du fœtus excite
aſſez de chaleur & de mouvement, pour
donner aux fluides la couleur du ſang;
qu'il n'eſt pas beſoin non plus que ce ſang
retourne & reçoive une nouvelle préparation dans les poulmons de la mere, parce
que cela s'opére aſſez dans le *Placenta* juſqu'à ce que le fœtus ſoit au monde, où ſes
poulmons commencent à exercer leurs
fonctions; enfin que le ſang de la mere eſt
un fluide trop groſſier pour ſatisfaire aux
beſoins du fœtus. Il eſt ſûr que tant que le
poulet reſte dans ſon écaille il y eſt nourri par
le blanc de l'œuf qui eſt tranſmis dans ſes
vaiſſeaux; & que la quantité du ſang rouge
augmente à proportion de l'accroiſſement
de l'embrion ou du fœtus renfermé dans
cette écaille, ſans qu'il ait beſoin de rien
recevoir de la poule.

En général les différens ſyſtêmes que l'on
a inventé ſur la nutrition de l'embrion & du
fœtus dans la matrice, ſont ſuſceptibles
d'autant de variétés que ceux que l'on a
adoptés ſur la maniere dont s'opére la conception.

LIVRE SECOND.

CHAPITRE PREMIER.

*Des maladies auxquelles les femmes grosses
sont sujettes, soit que ces maladies dépendent immédiatement de leur grossesse, ou
qu'elles puissent également leur arriver en
tout autre tems; & dont les suites pourroient être dangereuses pour la mere &
pour l'enfant, si l'on n'avoit pas soin de
les prévenir & d'y remédier.*

SECTION PREMIERE.

Des nausées & du vômissement.

LES premieres incommodités de la
grossesse sont les nausées & le vômissement; en effet, il y a des femmes qui en
sont attaquées de très-bonne heure après la
conception, & ce simptôme les suit assez ordinairement jusqu'à la fin du quatriéme mois

de leur groſſeſſe. Le plus grand nombre des femmes eſt en proye à ces ſymptômes, elles en ſont plus ou moins incommodées, & vômiſſent particuliérement le matin ; il s'en trouve qui n'y ſont point ſujettes dans le cours d'une groſſeſſe ; & qui en ſont vivement tourmentées dans une autre ; enfin il s'en trouve quelques-unes qui en ſont tourmentées pendant tous le cours de leur groſſeſſe.

Il eſt aſſez rare que cette ſorte de vômiſſement ait des ſuites fâcheuſes, à moins qu'il ne fût bien violent ; on préſume au contraire, qu'il peut être avantageux à la malade, en tant qu'il lui débarraſſe l'eſtomach du réſidu de la nourriture qu'elle a priſe, que c'eſt un moyen de diſſiper ou du moins de prévenir la trop grande turgeſcence des humeurs dans les vaiſſeaux des viſcéres & de la matrice, & qu'il excite une eſpéce de mouvement dont la nature a beſoin pour aider le fond & le col de la matrice à ſe dilater. Cependant ſi les efforts étoient trop violens, on auroit lieu d'appréhender une fauſſe couche.

Cet accident peut venir en plus grande partie, de la plénitude des vaiſſeaux de le matrice. Cette plénitude réſulte de l'obſtruction des régles dont la quantité ne peut pas encore être diſtribuée en entier à la

nourriture de l'embrion ; outre cette cause
on a supposé que la matrice étant distendue
par l'augmentation de l'œuf, il s'enfuit une
tension dans les parties, qui se communique
aux nerfs de ce viscère, particuliérement à
ceux qui viennent des *grands sympatiques*,
& qui communiquent avec le pléxus situé
à l'orifice de l'estomach. Quelle que
soit la cause de cet accident, on ne peut
mieux y remédier qu'en faisant saigner la
maladé plus ou moins, relativement à la
pléthore & à ses forces ; si elle est constipée, il faut lui faire administrer des lavemens émoliens, & quelques apéritifs propres à évacuer les excrémens endurcis dans
le colon & dans le *rectum*. C'est-là le moyen
de dégager & de débarrasser les viscères,
& d'obvier à la trop grande plénitude des
vaisseaux. Il est encore bon de prescrire à la
malade un régime léger & nourrissant en
même-tems, de l'engager à prendre un peu
d'exercice, & de lui faire respirer un air
libre : toutes ces précautions font d'un
grand secours pour prévenir de semblables
accidens.

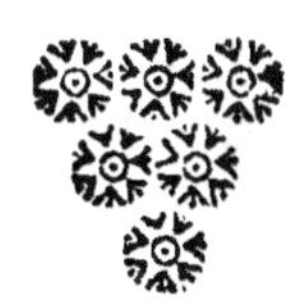

SECTION II.

De la difficulté d'uriner, de la constipation, des hémorroïdes, du gonflement des jambes & des grandes lèvres, de la difficulté de respirer, & du vomissement à la fin de la grossesse.

VERS la fin du quatriéme mois, ou au commencement du cinquiéme, la matrice est déja si étendue qu'elle occupe toute la partie supérieure du bassin, & dès-lors elle commence à s'élever dans la capacité de l'abdomen; vers ce même tems-là encore l'orifice interne commence aussi à s'élever, & se porte en arriére vers l'Os *sacrum*, parce que son fond incline un peu en avant, à mesure qu'il s'éleve. Selon les différentes directions que la matrice suit dans le cours de sa dilatation, elle occasionne différentes indispositions, soit par son poids ou par la compression qu'elle fait sur les parties voisines, c'est-à-dire, celles qui achevent de remplir la capacité du bassin, ou même celles qui sont situées plus haut, & qui l'environnent dans toute l'étendue de l'abdomen. Vers le quatriéme ou au cinquiéme mois, elle comprime le sphincter de la vessie dans le bassin, & produit par cette

compression

compreſſion une difficulté d'uriner, & même quelquefois elle occaſionne une ſuppreſſion entiere des urines, quoique rarement. Cet accident arrive effectivement lorſque la matrice eſt trop enfoncée dans le vagin, ou lorſque l'œuf au lieu d'être attaché au fond de la matrice, l'eſt à la partie évaſée du milieu de ſon col, qui alors ſe dilate conſéquemment le premier. Cette ſituation de l'œuf dans cet endroit de la matrice occaſionne ſouvent un avortement; parce qu'alors, l'orifice & le col de la matrice étant les parties les plus foibles à cauſe de l'extenſion qu'elles ont ſouffertes, l'orifice interne commence à s'ouvrir trop-tôt. Il arrive cependant quelquefois qu'il conſerve toute ſa force & ſa rigidité, & qu'après que le col s'eſt diſtendu, le fond ſe dilate à ſon tour juſqu'à la fin de la groſſeſſe, & que néanmoins la femme accouche heureuſement. *

Or, comme en ce cas l'extenſion de la matrice commence plus bas qu'elle ne fait ordinairement, elle doit par cette raiſon comprimer toutes les parties contenues dans le baſſin, avant que de pouvoir s'élever au-deſſus de ſes bords : & de cette compreſ-

---

* Ce Phénomène nous fournit une raiſon probable de l'adhérence du *Placenta*, quelquefois au - deſſus de l'orifice interne de la matrice, & s'accorde avec la Théorie que nous avons établie au ſujet du col de la matrice, qui devient de plus en plus court, à meſure que la groſſeſſe approche de ſon terme.   K

fion il réfultera quelquefois une retention d'urine, & une difficulté d'aller à la felle. La compreffion univerfelle de toutes ces parties fera fuivie d'une forte d'inflammation dans la fubftance de la matrice, dans le vagin & dans le *rectum*, & ces accidens ne manqueront pas d'occafionner de violentes douleurs & fouvent la fiévre. Pour prévenir à ces fymptômes ou pour y remédier, il faut avoir recours à la faignée & aux lavemens, faire uriner la malade au moyen d'un cathéter, lui faire faire des fomentations, & lui faire prendre les bains chauds; enfin réitérer tous ces fecours felon le befoin, jufqu'à ce qu'elle fe trouve mieux. Tous ces accidens ceffent ordinairement à mefure que la matrice s'éleve plus haut, & qu'elle eft diftendue de façon à pouvoir s'appuyer fur les bords du baffin.

La compreffion de la matrice fur la partie fupérieure du *rectum*, & fur la partie inférieure du colon, où il fait plufieurs contours à droite & à gauche, cette compreffion, dis-je, empêche les excrémens de paffer; ces matieres à force de croupir dans les inteftins, s'y endurciffent, parceque leur partie la plus fluide fe trouve infenfiblement toute abforbée par les vaiffeaux lactés; de-là viennent les efforts violens que font les femmes pour aller à la felle, & par conféquent la compreſſion de la matrice qui doit faire craindre l'avortement. Lors donc, que la malade ſe voit pendant pluſieurs jours de ſuite en proye à ce ſymptôme, il faut lui faire adminiſtrer des lavemens émolliens, laxatifs, & un peu ſtimulans, & ſi par hazard le *rectum* ſe trouvoit tellement bouché que l'injection ne pût pas y paſſer, il faudroit auparavant recourir aux ſuppoſitoires ; en effet, il arrive fort ſouvent que quand le colon & le *rectum* ſont comprimés par la matrice, le mouvement périſtaltique ſoit affoibli, & embarraſſé de façon que les boyaux n'ayent pas aſſez d'action pour ſe décharger de ce qu'ils contiennent : en ce cas, l'irritation que procurent les ſuppoſitoires ranime cette faculté ; ils lubrifient les parties par la diſſolution des matieres endurcies & facilitent par ce moyen l'évacuation des excrémens. Après avoir uſé de cette précaution, il faut paſſer à l'uſage des lavemens afin de diſſoudre de même les matieres amaſſées & endurcies dans le colon, de lubrifier & d'éguillonner en même tems la ſurface interne de cet inteſtin, enfin, de lui faciliter les moyens de ſe débarraſſer entiérement. Pour mieux remplir cette indication, on ſe ſervira d'une ſéringue préférablement aux veſſies, afin de pouſſer l'injection avec plus de force , &

K ij

de lui donner par ce moyen plus d'efficacité.

Il faut continuer l'ufage des lavemens jufqu'à ce que toutes les matieres accumulées & endurcies , foient entiérement évacuées & que les dernieres évacuations paroiffent d'une confiftance mollè : il ne faut point s'en tenir là - deffus , à ce qu'en difent la malade ou fa garde , il eft à propos de voir & d'examiner foi - même les effets de ces injections ; car fi la malade a été conftipée pendant plufieurs jours , elle a befoin d'évacuer une grande quantité de matieres endurcies. Pour éviter un pareil inconvénient à l'avenir, il faut prefcrire à la malade un lavement émollient tous les deux jours ; ou fi elle ne veut point fe foumettre à cette méthode, qui eft cependant la plus aifée & la meilleure , il faut y fuppléer par les remédes indiqués à la fin de cette fection ; parce que quand les excrémens font retenus trop long - tems , l'air qu'ils contiennent fe rarefie , fe dilate, tiraille par conféquent le colon, & peut par ce moyen occafionner des coliques très - violentes , auxquelles la nature a recours pour folliciter l'évacuation d'un poids qui l'embarraffe.

La compreffion de la matrice fur les veines hémorroïdales & iliaques internes , occafionne une turgefcence & un gonflement dans toutes les parties inférieures, telles que les grandes lévres , le vagin , l'anus , & mê-

me l'orifice interne & le col de la matrice.
On reconnoît cette tuméfaction dans les
veines hémorroïdales par le gonflement de
l'anus, soit extérieurement ou intérieurement, c'est ce qu'on appelle vulgairement
hémorroïdes externes & internes. Les femmes font naturellement plus sujettes à cette incommodité que les hommes ; mais
c'est entre autre dans le tems de leur groffeffe qu'elles en font le plus incommodées ;
leur état, je veux dire leur groffeffe, ne
demande aucun changement dans la maniere de les traiter, qui doit être la même
qu'en tout autre tems ; il faut feulement
ufer d'une plus grande précaution dans l'adminiftration des topiques que l'on applique fur les parties, parce qu'alors on pourroit occafionner une perte confidérable de
fang, avant que d'en pouvoir arrêter le
cours.

Vers la fin du cinqüiéme mois, ou au
commencement du fixiéme, la matrice qui
eft alors diftendue au-deffus des bords du
baffin, & dont le fond s'éleve jufqu'à l'efpace qui eft entre le pubis & l'ombilic, eft devenue de beaucoup plus
pefante. Dès-lors elle fait fentir fon poids
fur la partie fupérieure du baffin, (elle
le fait cependant d'une maniere plus fenfible, à mefure que la femme approche da-

K iij

vantage du terme de fa groffeffe ,) elle preffe fur les vertébres des lombes & fur les Os des îles , & à mefure qu'elle s'éleve & fe dilate davantage, elle diftend de plus en plus les parois de l'abdomen, & pouffe les inteftins en haut & fur les côtés.

Le poids & la compreffion de la matrice fur les veines iliaques internes, affaiffe & occafionne un engorgement dans les vaiffeaux qui rapportent le fang des pieds, des jambes & des cuiffes, cet engorgement occafionné des tumeurs œdemateufes & inflammatoires dans toutes ces parties, & des varices dans les veines qui en rapportent le fang, qui quelquefois tombent en fuppuration.

Ce même poids & cette compreffion occafionnent des douleurs dans le dos, dans le ventre & dans les lombes, particuliérement fur la fin du huitiéme mois ou au commencement du neuviéme. Lorfque la matrice s'éleve trop haut , la malade a de la peine à refpirer, & devient en même-tems fujette à de fréquens vômiffemens; ces fymptômes viennent, le premier, du refferrement des poulmons & du diaphragme lorfqu'elle veut refpirer, parce que le foye & les autres vifcères du basventre, font pour ainfi-dire, pouffés dans la capacité du thorax ; le fecond, de la compreſſion extraordinaire qui agit ſur l'eſtomach.

Toutes les indiſpoſitions dont nous venons de parler ; ſçavoir, le gonflement des jambes, celui des cuiſſes & des grandes lévres, les douleurs dans le dos, dans les lombes & dans le ventre, la difficulté de reſpirer & le vômiſſement ; toutes ces indiſpoſitions, dis-je, cédent ou du moins ſe calment moyennant la méthode ſuivante. Pour l'ordinaire une ſaignée de huit ou dix onces, faite au bras ou au pied ſoulage la malade, ſi elle eſt en état de réſiſter à une pareille évacuation ; au reſte il en faut proportionner la quantité ſelon le beſoin & les circonſtances : on doit tenir le ventre libre au moyen de quelques lavemens émolliens, ou de quelques potions laxatives, telles qu'une cuillerée ou deux d'un mêlange compoſé d'égales parties d'huile d'olive & de ſirop violat, que l'on fera prendre tous les ſoirs à la malade, ou quelque potion compoſée d'une diſſolution de manne, depuis deux gros juſqu'à une demie once, ou d'une même quantité de quelque électuaire lénitif ; d'une légere infuſion de rubarbe, ou de cinq grains ſeulement de quelques pillules purgatives, pourvu que la malade ne ſe plaigne point des hémorroïdes, parce qu'en ce cas, il faudroit s'abſtenir de toute ſorte de reméde où il y auroit de l'aloës;

K iv

il ne faut pas laiffer trop marcher la malade,ni
lui permettre de s'expofer à des exercices trop
violens, il faut au contraire, lui confeiller de
fe tranquillifer fur fon lit, & l'y faire refter
le matin plus long-tems qu'à fon ordinaire.
Lorfque l'enflure des jambes n'eft pas trop
confidérable, & qu'elle ne fe fait fentir que
vers le foir,on peut les emmailloter ou fe fervir de bas à lacer; mais lorfqu'elle gagne les
cuiffes, qu'elle monte jufqu'aux parties de la
génération,& qu'elle fe communique à la partie inférieure du bas-ventre; fi la femme eft
d'une forte compléxion,il faut abfolument en
venir à la faignée, parce que cette forte de
gonflement œdémateux ne vient que de l'af-
faiffement des vaiffeaux qui rapportent le fang
des extrêmités, & non pas d'un relâchement tel que celui qui occafionne l'anafarque, & la leucophlegmatie. En ce cas on
peut lui permettre un peu d'exercice, &
lui confeiller, comme nous l'avons déja obfervé, de fe repofer fouvent fur fon lit. Si la
peau des jambes ou des parties de la génération fe trouve trop diftendue, & que cette diftenfion occafionne à la malade des
douleurs trop violentes, pour la foulager
avec plus d'efficacité, on pourra faire fur
ces parties quelques légeres fcarifications;
au refte, on ne peut jamais la débarraffer entiérement de ces fortes d'infirmités

qu'elle ne foit accouchée, après quoi elles difparoiffent ordinairement d'elles-mêmes.

Quant aux femmes indolentes & à celles
qui ne font aucun exercice, il faut leur confeiller de fe ferrer modérément le ventre, afin
que la matrice n'ait pas tant de facilité à
s'élever, & de prévenir par ce moyen la
difficulté de refpirer & les vômiffemens
qui furviennent dans les derniers tems de la
groffeffe. On doit cependant leur faire obferver de ne fe point lacer trop fort, de
peur de déterminer par-là la matrice à fe
diftendre au-deffus du pubis, ce qui leur
feroit allonger le ventre, & pourroit fort
bien leur occafionner un Accouchement
laborieux. On leur recommandera donc de
garder un jufte milieu fur cet article, & de
ne jamais ferrer leurs juppes, ni faire lacer
leur corps au point de s'en trouver incommodées. Quant au régime, à l'air & à l'exercice, il faut fe gouverner là-deffus relativement au tempérament, à la coutume &
aux indifpofitions de la malade.

CHAPITRE II.

Des maladies auxquelles les Femmes grosses font sujettes.

SECTION PREMIERE.

De la Pierre dans les reins & dans la Veffie.

LES femmes font affez ordinairement fujettes à la pierre & aux graviers dans les reins ; mais elles ne font pas fi fujettes à les avoir dans la veffie que les hommes, parce qu'elles ont l'urétre court & affez large, & qu'en conféquence les concrétions pierreufes qui pourroient s'y être formées, peuvent plus aifément fuivre le cours des urines.

Dans le tems de la groffeffe, on a fouvent de la peine à diftinguer les douleurs de la gravelle, d'avec celles qui fe font fentir au défaut du dos & des lombes, en conféquence de la compreffion de la matrice fur ces parties. Dans l'un & dans l'autre cas, lorfque les douleurs font violentes, l'urine eſt haute en couleur, & ne différe que parce que dans la gravelle, il ſe dépoſe ordinairement au fond, une grande quantité de ſable ou de graviers : il eſt vrai cependant que le ſediment que dépoſent les urines hautes en couleur en impoſe fort ſouvent, & peut paſſer pour un effet de la gravelle ; mais cette mépriſe eſt de peu de conſéquence, parce que de l'une ou de l'autre façon, le mal demande le même traitement, ſçavoir la ſaignée, l'uſage des lavemens émolliens, des émulſions avec la gomme arabique, des infuſions de guimauve, de ſemence de lin, & des opiates ; & l'application de quelque emplâtre fortifiant ſur le dos.

On remédie aux douleurs qui ſe font ſentir dans les lombes & dans le bas-ventre, juſqu'aux fauſſes côtes, & qui ont été occaſionnées par la dilatation de la matrice ; on y remédie, dis-je, par l'uſage des frictions & des embrocations qu'il faut continuer tous les ſoirs devant un bon feu avec quelques onguens émolliens, tels que celui d'althéa, &c.

Lorſque les femmes groſſes ont quelques pierres dans la veſſie, comme cela peut arriver quelquefois, quoique fort rarement ; il faut les traiter préciſément de la même maniere qu'en tout autre tems, à moins qu'elles

ne soient sur le point de faire leurs couches ;
car alors il ne seroit pas à propos d'en tenter l'extraction, parce qu'il y auroit à craindre que l'opération ne fût suivie de quelque inflammation de l'urétre & du vagin.
Si donc cette pierre est par hazard rude,
anguleuse ou entourée de pointes aigues, la
femme est dans le cas de souffrir beaucoup,
en conséquence de la compression de la
matrice sur la vessie, particuliérement dans
le tems de l Accouchement, lorsqu'une fois
les membranes sont rompues, & que la tête
de l'enfant se trouve engagée dans la partie
supérieure du bassin, parce qu'alors la pierre
se trouve prise au-devant de la matrice sur le
col de la vessié, de façon qu'elle y occasionne
de vives douleurs, & qu'elle retarde infailliblement le cours de l'Accouchement. Si
par hazard la pierre étoit descendue dans le
meat urinaire, peut - être pourroit - on la
tirer aisément ; mais si elle reste engagée
dans la vessie, le seul secours que l'on puisse
donner à la malade, est d'y introduire un
cathéter, & d'introduire en même-tems un
ou deux doigts dans le vagin, pour repousser la pierre au-dessus & par derriere la tête
de l'enfant, ou bien enfin, lorsqu'il n'est pas
possible d'y réussir, de tourner l'enfant de
façon qu'on puisse le recevoir par les pieds,
avant que sa tête se soit engagée trop avant
dans le bassin.

SECTION II.

Des Hernies & Ruptures.

LES femmes peuvent encore être affligées de quelques ruptures, & cela en différens endroits, tels qu'à l'ombilic, aux aînes
& dans le baſſin ; mais comme la matrice s'éleve toujours de plus en plus
pendant la groſſeſſe, l'omentum & les inteſtins ſont par ce moyen repouſſés de plus
en plus haut, & ſur les côtés; & vers le
cinquiéme ou le ſixiéme mois, la matrice
s'éleve ſi haut, que l'inteſtin ne peut plus
deſcendre dans l'aîne, & que pour lors la
deſcente ceſſe dans cet endroit. Vers le huitiéme mois, la matrice s'eſt tellement diſtendue dans la capacité du bas-ventre, que
l'épiploon n'a plus aſſez de jeu pour chercher à ſortir par l'ombilic, & par la même
raiſon la hernie ombilicale eſt encore ſuſ-
pendue juſqu'après l'Accouchement ; mais
ceci n'a lieu dans l'un ou l'autre cas, que
lorſque la hernie eſt de telle nature que l'on
puiſſe réduire aiſément l'omentum & l'inteſtin.

Les femmes ſont principalement ſujettes
aux hernies ombilicales ; de même que
les hommes ſont plus ſujets aux hernies in-

guinales : mais il y a une troifiéme forte de
hernie particuliére aux femmes, quoiqu'elle leur arrive affez rarement, celle-ci vient
de la chûte de l'inteftin entre la partie poftérieure de la matrice & du vagin , & la
partie antérieure du *rectum*. Le péritoine
defcend dans cet endroit beaucoup plus bas
qu'il ne fait antérieurement , où il recouvre
la partie fupérieure de la veffie , & fur les
côtés du baffin , où il forme les ligamens
larges , parce qu'il s'étend jufqu'à deux ou
trois pouces du périnée, & que les inteftins
s'affaiffant encore davantage, ou le crévant
dans cet endroit, fortent en forme de groffe
tumeur , & fe cantonnent au côté du périnée entre la partie inférieure de l'*ifchium*
& celle du coccix. L'inteftin étant fitué de
cette façon dans le tems de l'Accouchement, peut fe trouver étranglé lorfque la
tête de l'enfant eft engagée dans le baffin ,
pour peu que l'Accouchement traîne en
longueur & qu'il foit ennuyeux, & que d'un
autre côté la compreffion fe faffe fentir pendant long-tems. Pour prévenir ou pour remédier à cet accident, il faut dilater infenfiblement l'orifice externe avec fa main, que
l'on introduira doucement dans le vagin
pour relever la tête de l'enfant, de façon
qu'elle permette à l'autre main dont on

se servira pour presser extérieurement, de repousser en haut l'intestin. Ainsi l'on pourra se servir alternativement des deux mains, jusqu'à ce que l'on ait rempli cette indication. Si cette méthode ne suffit point pour réduire & pour maintenir l'intestin, il faudra délivrer l'enfant avec les Forceps, ou le retourner & le recevoir par les pieds, comme nous l'avons indiqué dans la Section précédente, à l'occasion de la pierre dans la vessie. On peut arrêter & maintenir les hernies ombilicales & inguinales au moyen d'un bandage convenable ; mais il est fort difficile d'en trouver d'assez efficaces dans le cas des hernies du périnée.

SECTION III.

De l'Hydropisie.

LES femmes grosses peuvent avoir beaucoup de peine à respirer, quelquefois à cause d'un amas de matieres accumulées dans la poitrine, ou même dans la capacité du bas-ventre, en conséquence de quelques abscès aux viscères, qui agissant conjointement avec la matrice, compriment d'autant les organes de la respiration ; ces sortes de maladies, qui en général sont toujours fâcheuses, demandent le même traitement, indépendemment de la groffeffe, que celui qu'il convient de fuivre en tout autre tems. Il peut encore fe former dans la capacité de l'abdomen, une afcite ou une hydropifie avec ou fans hydatides, qui concourant avec la matrice dont l'action augmente à proportion de fa dilatation, peut occafionner une diftenfion prodigieufe du ventre, d'où s'enfuit une grande oppreffion accompagnée d'inquiétude. Il faut encore en ce cas recourir à la méthode ordinaire de guérir ou de pallier les hydropifies ; avec cette différence néanmoins qu'il faut être beaucoup plus circonfpect dans l'adminiftration des remédes purgatifs.

Mais cet accident n'arrive pas fi communément aux femmes groffes que l'anafarque, qui eft une hydropifie des membranes cellulaires qui s'étendent fur toute la furface du corps, & qui enveloppent en particulier chaque mufcle, & même chaque vaiffeau & chaque fibre ; cette maladie vient d'un relâchement & d'une foibleffe univerfelle, & fi l'on n'y remédie pas à propos, elle peut jetter la malade dans un danger d'autant plus évident, qu'elle eft fouvent fuivie de la rupture de la matrice dans le tems du travail, ce qui eft un fâcheux accident. Pour obvier à un événement fi fatal, il faut mettre en ufage tout

ce

ce qui peut contribuer à fortifier les folides,
& à ranimer le mouvement de la circulation,
tant par le régime & par l'ufage des médicamens que par l'exercice ; on lui fera prendre,
par exemple, une dofe de quelque confection cordiale pendant plufieurs jours de fuite, on lui fera boire de bon vin, dans lequel
on aura mis à infufer quelques épices propres à échauffer, on ne lui laiffera manger
que des viandes roties & affaifonnées de
haut goût, & on lui défendra abfolument
l'ufage de toutes fortes de boiffons foibles,
aqueufes & délayantes, telles que la petite
bierre & l'eau.

Section IV.

*De l'incontinence & de la retention d'urine
à la fin de la groffeffe, & dans le tems de
l'Accouchement.*

Lorsque les femmes groffes approchent de leur terme, elles ont fouvent la
veffie fi comprimée par le poids de la matrice, qu'elle ne peut contenir qu'une très-
petite quantité d'urine ; quoique cette circonftance ne foit pas fort dangereufe, elle
ne laiffe pas d'avoir de grandes incommodités, particuliérement lorfque la malade
eft en même-tems fujette à la toux & au

vômiſſement, d'autant plus que les efforts qu'elle eſt obligée de faire, font le plus ſouvent échapper les urines malgré qu'elle en ait, & même avec beaucoup de violence. Il eſt aſſez aiſé de trouver les moyens d'adoucir la toux ; mais on peut rarement appaiſer le vômiſſement. On ſe ſert quelquefois avec aſſez de ſuccès, d'un bandage appliqué inférieurement autour du bas - ventre, que l'on y maintient avec un ſcapulaire. Ce bandage peut réuſſir, particuliérement lorſque le ventre ſaille beaucoup au - deſſus des Os pubis, ce qui fait qu'il comprime la veſſie.

Mais cet accident ne fait pas craindre des ſuites auſſi dangereuſes que lorſque la malade a de la peine à uriner, ou qu'elle n'urine point du tout ; accident qui, comme nous l'avons déja obſervé, peut arriver, quoique rarement, vers la fin du quatriéme ou au commencement du cinquiéme mois de la groſſeſſe ; mais lorſqu'il arrive, c'eſt le plus ſouvent dans le tems du travail ou après l'Accouchement. Dans le commencement du travail, avant que les membranes ſoient rompues, & que la tête de l'enfant ſe ſoit préſentée au paſſage, les femmes ſont ordinairement ſujettes à une incontinence d'urine, à cauſe de la compreſſion qui agit ſur la veſſie ; mais lorſque les membranes ſont rompues, que

les eaux font évacuées, la matrice fe refler-
re & la tête de l'enfant fe précipite dans le
baffin, où elle comprime fi fortement l'u-
rétre ou le fphincter de la veffie, que l'urine
ne peut plus s'y faire jour, tant que cette
compreffion dure; d'un autre côté, la veffie n'étant plus du tout comprimée par ailleurs, à caufe de la diminution du volume
de la matrice & du relâchement des parois
du bas-ventre, elle peut fort aifément fe
dilater à mefure qu'il y aborde une plus
grande quantité d'urine qui la diftend avec
tant de violence, que fes fibres perdent
tout leur reffort; de forte qu'après l'Accouchement, lorfque le fphincter & le meat
urinaire ne font plus du tout comprimés,
elle ne peut plus fe contracter affez pour
fe débarraffer de ce qu'elle contient, particuliérement fi la compreffion du col de la
veffie & de l'urétre, a été fuivie de quelque
gonflement ou de quelqu'inflammation
dans ces parties; en ce cas la malade fent
de violens tiraillemens dans les lombes,
dans le dos & dans les aînes, & particuliérement au-deffus des os pubis.

On remédie tout de fuite à cet accident,
en faifant uriner la malade avec le catheter. On doit même recourir à cet expédient avant que de travailler à délivrer la
femme, d'autant plus qu'il aide & facilite

infailliblement son travail, parce que les douleurs qui en réfultent font incompatibles avec les autres. Si l'inflammation continue, ou qu'elle augmente, & que l'obftruction des urines perfifte après l'Accouchement, il faut faire des fomentations chaudes fur les parties extérieures, y appliquer des veffies à moitié remplies d'eau chaude, ou des décoctions émollientes que l'on appliquera fur toute la furface du bas-ventre auffi chaudement que la malade les pourra fupporter; on fera pendant ce tems-là uriner la malade deux fois par jour avec le catheter, ou auffi fouvent qu'elle paroîtra en avoir befoin, jufqu'à ce que la veffie ait repris fon ton naturel, & qu'elle puiffe fans ce fecours exercer librement les fonctions.

SECTION V.

Des Fleurs blanches pendant la groffeffe.

CETTE forte d'évacuation à laquelle les femmes font beaucoup plus fujettes en tout autre tems, que pendant celui de leur groffeffe, peut les empêcher de concevoir, fi elle eft trop confidérable. Cette indifpofition ceffe ordinairement pendant tout le tems de la groffeffe lorfqu'elles qui y font fujettes; il s'en trouve cependant quelques-

unes qui en font continuellement indifpo-
fées également pendant ce tems , pourvu
que cette évacuation ait fon fiége dans le
vagin , & elle eft quelquefois fi confidérable que la mere & l'enfant s'en trouvent
affoiblis, & même qu'il en réfulte une fauffe
couche. On peut en ce cas recourir avec
fûreté à tout ce qui peut fortifier & nourrir. Cet accident peut encore arriver lorfque le chorion s'étant détaché par quelqu'endroit de la matrice, le fuc nourricier
filtré par les vaiffeaux lactés deftinés à la
nourriture du fœtus, fe force un paffage au
travers de l'orifice interne. En ce cas, plus
la furface par laquelle le chorion s'eft détaché de la matrice eft grande & plus le
terme de la groffeffe approche, plus cette
évacuation eft confidérable.

SECTION VI.

De la Gonorrhée & de la Vérole.

QUOIQUE les femmes ne foient pas
fi fufceptibles du virus vérolique que les
hommes, on a néanmoins plus de peine à
les en guérir à caufe de la grande humidité
& du relâchement des parties affectées,
particuliérement lorfqu'elles font enceintes ; cependant on doit les traiter indépen-

damment de leur état, de la même maniere qu'on le feroit en toute autre circonſtance, avec cette différence ſeulement qu'il faut plus de circonſpection dans l'adminiſtration des mercuriaux & des cathartiques ; car ſi l'on négligeoit une gonorrhée, ou ſi on la traitoit mal, le virus ne manqueroit pas de faire des progrès, & dès - lors il dégénére- roit en vraie vérole. Il eſt aſſez ſouvent difficile de bien diſtinguer une gonorrhée d'avec les fleurs blanches, parce que dans l'un & dans l'autre cas, l'écoulement qui en réſulte eſt à peu près de la même cou- leur, & en même quàntité. Cependant dans ce dernier cas, il eſt rare qu'il ſurvienne aucune inflammation ou ulcére, ſoit aux lévres ou à l'entrée du vagin ; ſi au contraire il y a du *virus*, ces ſimptômes ſuivent or- dinairement l'infection de près, & ſe ma- nifeſtent aux environs du meat urinaire ſur les *caroncules myrtiformes* & au dedans des grandes lévres, où ils occaſionnent de vives douleurs en urinant ; on peut encore diſtinguer la gonorrhée des fleurs blanches, en ce qu'elle coule continuellement, mê- me pendant tout le tems que durent les évacuations menſtruelles,& qu'au contraire, les fleurs blanches s'arrêtent alors ; mais on ne doit pas beaucoup compter ſur cette remarque, ou plûtôt elle ne peut être d'aucun indice dans la groſſeſſe , puiſqu'alors les régles s'arrêtent elles-mêmes. Pour procéder méthodiquement à la cure de cette maladie, il faut commencer d'abord par la ſaignée, recourir enſuite à l'uſage de quelque cathartique doux mêlé avec les mercuriaux , & réitéré à propos ; pendant ce tems - là on réduit la malade à un régime léger, & on lui preſcrit des emulſions nitrées , après quoi l'on paſſe enfin à l'uſage des remédes balſamiques, fortifians & aſtringens.

Si cette maladie eſt dégénérée en vérole invéterée , & qu'en conſéquence il ſoit ſurvenu des ulcéres chancreux aux parties de la génération, des bubons dans les aînes, des ulcéres au nez ou au goſier ; enfin ſi l'on voit un certain danger, ou pour la vie de la malade, ou pour la conſtitution des parties ; il faut lui adminiſtrer les mercuriaux de façon à lui procurer une légere ſalivation, que l'on aura ſoin de calmer ſur le champ , & même d'arrêter tout - à - fait au moyen de quelque purgatif doux, après quoi on la rappellera ſuivant le beſoin & ſelon les forces de la malade , juſqu'à ce que l'on ait tout - à - fait diſſipé le virus ; ce cas exige cependant beaucoup de jugement & de prudence, & une grande diſcrétion de la part du Médecin, qui doit eſſayer de pallier la maladie par des remédes propres à adoucir & à calmer les simptômes jusqu'après l'Accouchement, auparavant que de rien faire d'où pourroit survenir l'avortement.

CHAPITRE III.

SECTION PREMIERE.

Des Fausses-Couches.

LA plûpart des accidens décrits ci-dessus, peuvent occasionner une fausse couche pour peu qu'ils soient violens ou qu'on les néglige ; & l'on ne finiroit, pour ainsi-dire pas, si l'on entreprenoit de détailler tous les différens cas qui peuvent y donner lieu. Je me contenterai donc de décrire de quelles manieres l'avortement peut arriver. Je les réduis à trois principales, sçavoir; premiérement la mort de l'enfant; Secondement la séparation du *Placenta* ; troisiémement enfin tout ce qui peut occasionner une trop grande distension au col & à l'orifice interne de la matrice.

SECTION II.

De la mort de l'Enfant.

L'ENFANT peut mourir dans le ventre de sa mere, en conséquence de quelques maladies qui lui font particuliéres, & dans le détail defquelles nous n'entrerons point : il peut encore mourir à la fuite de différens accidens qui lui furviennent dans la matrice ; par exemple, fi le cordon ombilical eft long, & qu'il y ait dans la matrice une grande quantité d'eaux, le fœtus étant encore petit, peut en nageant fe former un lacet avec fon cordon ; s'il ne paffe au travers de ce lacet que la tête feulement, il s'y trouvera pris par le col ou par le corps ; mais fi le fœtus y paffe tout entier, il fe fera un nœud au cordon ombilical, & pour peu que ce nœud foit ferré, il interceptera tout-à-fait la circulation. Il pourra encore en arriver autant, quand même les eaux feroient en très-petite quantité, fi le cordon ombilical fe gliffe avant la tête & qu'elle le comprime trop fort ; en un mot, l'enfant peut mourir à la fuite de toutes fortes de circonvolutions, de nœuds ou de compreffions du cordon ombilical qui interceptent la circulation du fang entre le *Placenta* & l'enfant.

L'enfant peut encore mourir en conséquence de quelques maladies ou de quelques accidens arrivés à sa mere ; à la suite de quelques paſſions violentes telles que la crainte, la colere, &c. qui lui auront occaſionné des tranſports ſi violens, qu'elle en ſera tombée en foibleſſe ou en convulſion ; enfin à cauſe de la pléthore & de toutes ſortes de maladies aigues, dans leſquelles la circulation des fluides eſt trop rapide.

Lorſque l'enfant eſt mort, & que par conſéquent il ne ſe fait plus de circulation dans l'arriére - faix, la matrice ceſſe de ſe dilater. La mere ne ſent plus ſon enfant ſe remuer ni ſe tourner. Toutes les parties contenues dans la matrice tombent inſenſiblement en pourriture. La réſiſtance des membranes céde de plus en plus à la force que la matrice a de ſe contracter, qui d'ailleurs eſt aidée par le poids de ce qu'elle contient, & par l'action des parois de l'abdomen ; en conſéquence les eaux ſe font jour au travers des membranes qui les renferment & qui ſont déja mortifiées, & la matrice ſe reſſerre étroitement ſur ce qu'elle contient, qui par conſéquent ſe trouve pouſſé de plus en plus bas ; enfin le col & l'orifice de la matrice ſe dilatent inſenſiblement, le travail avance, & il s'enſuit une fauſſe - couche.

D'autrefois l'obstruction ou la résistance des vaisseaux de la matrice, occasionne des tranchées, des dévoiemens & des douleurs d'enfantement, même avant que les membranes soient rompues. Dans ces sortes de circonstances, il est rare que la femme soit en danger, pourvu qu'il ne lui survienne point de pertes ; & quoique l'on soit assuré que l'enfant est mort, il faut attendre avec patience le secours de la nature. Si la femme est foible, épuisée, ou qu'elle craigne pour sa vie, il faut la rassurer, l'encourager & la fortifier avec des alimens bons & nourrissans ; si elle est pléthorique, il faut obvier aux suites qu'il en pourroit résulter, par la saignée & par quelques potions laxatives ; enfin lorsqu'elle entre en travail, il faut la secourir selon la méthode que nous indiquerons par la suite.

SECTION III.

De la séparation du Placenta d'avec la Matrice.

LE *Placenta* peut se séparer d'avec la matrice, en conséquence de toutes les maladies & de tous les accidens détaillés ci-dessus, qui peuvent arriver à la mere ; cette séparation peut encore être la suite de quelques chocs violens, de quelques efforts, de quelque tiraillement, de quelque chûte ou meurtriſſure ſur le bas - ventre ; enfin elle peut être occaſionnée par quelque toux trop forte, par les efforts pour vômir ou pour aller à la ſelle lorſque la femme a le ventre pareſſeux. La ſéparation du *Placenta* eſt toujours ſuivie d'une évacuation de ſang ou d'une perte par les vaiſſeaux de la matrice, plus ou moins conſidérable ſelon le terme de la groſſeſſe, ou ſelon que le *Placenta* eſt détaché dans une ſurface plus ou moins grande.

On diſtingue cette évacuation de celle des régles par l'irrégularité de ſes périodes ; en ce qu'elle coule en plus grande quantité, & qu'après une courte intermiſſion elle parcît de nouveau pour peu que la malade s'expoſe au moindre mouvement.

Moins une femme eſt avancée dans ſa groſſeſſe & moins elle eſt en danger, parce que quoiqu'elle perde une grande quantité de ſang, cette perte n'eſt pas aſſez violente pour l'épuiſer tout d'un coup, & que par conſéquent on peut la ſoutenir & ranimer ſes eſprits, moyennant des cordiaux convenables & un régime bien nourriſſant ; mais lorſqu'il lui ſurvient une pareille hémorragie vers les trois ou quatre derniers mois de ſa groſſeſſe ; elle eſt dans un danger beaucoup plus éminent, & davan-

tage encore à mesure qu'elle approche plus
près du terme de sa grossesse ; parce qu'alors
les vaisseaux de la matrice étant fort distendus
il se perd en bien moins de tems une quantité de sang beaucoup plus considérable.
Cependant dans l'un & dans l'autre cas , la
perte sera plus ou moins dangereuse, selon
que la surface du *Placenta* séparée de la matrice par une surface plus ou moins grande ; &
si cette surface est petite , peut - être pourra - t - on trouver moyen d'arrêter l'évacuation, si l'on gouverne la femme avec toutes
les précautions convenables , alors tout
ira bien jusqu'à ce que la femme soit prête
d'accoucher ; mais si l'on ne peut pas y
réussir, & que la femme ne soit qu'au commencement de sa grossesse , la principale
intention dans une pareille circonstance
doit être de calmer l'hémorragie , & d'a-
bandonner le reste au tems & à la patience ;
d'autant plus que les fausses - couches qui
arrivent dans le cours des cinq premiers
mois de la grossesse, font rarement suivies
d'aucun accident fâcheux: il n'en est pas de
même dans les quatre derniers mois ; au
contraire , il n'y a rien de plus dangereux
qu'une pareille effusion , particuliérement
si l'on ne peut pas y remédier & l'arrêter
tout de suite. On est souvent trompé alors
par une courte intermission, occasionnée par

quelques caillots de fang qui bouchent l'orifice de la matrice, mais on a le chagrin de
voir continuer les pertes comme auparavant, lorfque l'expulfion de ces caillots en
a détruit l'obftacle : c'eft ainfi que l'on
peut rendre raifon de leur retour fi fréquent après le moindre mouvement, après
un accès de toux, après quelques efforts
pour aller à la felle, ou tout autre effort
quelconque.

En pareil cas, il eft heureux pour une femme d'être arrivée affez près du terme de fa
groffeffe, pour pouvoir fe foutenir jufqu'au
tems de fes couches ; alors, pour la fécourir, fi la tête fe préfente la premiere, on
dilatera doucement l'orifice de la matrice,
& lorfqu'elle fera affez ouverte, on rompra
les membranes, afin que les eaux étant évacuées, la matrice puiffe fe contracter, que les
vaiffeaux qui fourniffoient à l'écoulement
puiffent fe refferrer, & qu'enfin on puiffe
accoucher heureufement la femme ; quoiqu'il en foit, fi l'hémorragie recommence
avec une nouvelle violence, il n'y a point
d'autre reméde que celui d'accoucher la
femme le plus promptement qu'il fera poffible ; felon la méthode que nous indiquerons cy-après, Livre 3e. Chap. 4. Sect.
3e. & Liv. 4e. Chap. 1. Sect. 3.

Quoique les pertes foient plus dangereufes, lorfqu'elles furviennent vers la fin de la groffeffe, cependant fi l'on peut procéder à l'Accouchement, la matrice cédera plus aifément aux douleurs de l'enfantement ou à la main; au contraire, fi la femme n'eft qu'au fixiéme ou au feptiéme mois de fa groffeffe, la matrice ne fe dilatera qu'avec beaucoup plus de peine, & c'eft le plus fouvent cette peine-là même qui occafionne le danger que la femme court en ce tems-là.

Le bord ou le milieu du *Placenta* eft quelquefois attaché au dedans de l'orifice interne, qui commence fort fouvent à s'ouvrir plufieurs femaines avant le terme; en ce cas-là il furvient dès-lors une perte qui ceffe rarement tout-à-fait avant que la femme foit accouchée : il eft vrai que cette perte pourra avoir quelque relâche, s'il fe forme quelque caillot de fang qui lui bouche le paffage; mais à mefure que ces caillots viendront à s'évacuer, la perte recommencera avec la même violence, & demandera le même traitement indiqué cy-deffus.

Dans quelque circonftance & dans quelque tems que ce foit de la groffeffe, fi la femme eft frappée de quelque mouvement extraordinaire, foit de corps ou d'efprit, fi elle eft attaquée de quelque fiévre violente, ou de quelque indifpofition qui indiquent une pléthore, c'eft toujours une bonne précaution de recourir à la saignée, à moins que sa compléxion délicate, foible & lâche, ne défende d'en venir à cette évacuation; mais les femmes d'un pareil tempéramment ne font ordinairement pas sujettes à des fiévres de plénitude.

Sitôt qu'il se manifeste quelque indice d'une perte de sang, il faut procéder tout de suite à la saignée, faire tirer d'abord huit, dix ou douze onces de sang, & recommencer s'il le faut, selon les forces, le tempérament & l'urgence des cas : il faut lui ordonner de rester au lit, & l'y tenir plûtôt fraîchement que trop chaudement; si elle est constipée, il faut lui faire donner un lavement émollient pour délayer les excrémens endurcis, afin qu'elle puisse ensuite les évacuer sans aucun effort. Il faut lui faire prendre intérieurement des émulsions nitrées, & quelques mêlanges de teintures de roses rouges, aiguisées avec quelques gouttes d'esprit de vitriol, selon que les rafraîchissans ou les astringens sembleront le mieux indiqués ; il faut entre autre, lui faire prendre des somniferes pour tâcher de l'exciter à dormir, & pour divertir les inquiétudes qui pourroient lui agiter l'esprit. On la nourrira avec quelque pana-de, des bouillons légers, & du coulis de gruau, & on lui donnera pour boisson

de

de l'eau dans laquelle on aura éteint un fer rouge, mêlées avec une petite quantité de vin rouge brûlé; on aura soin qu'elle n'use d'aucun aliment de haut - goût, ni même de viande ou de bouillons trop forts, qui pourroient lui émouvoir le sang & en accélerer la circulation. Mais si malgré ce régime, les pertes continuent & augmentent au point que la femme s'en trouve exténuée & languissante, il faut sans différer essayer de l'accoucher, comme nous le dirons Livre 3. Chap. 9. Sect. 3e. quoique cela ne soit guéres possible, si ce n'est dans les derniers mois de sa grossesse, & alors plus elle sera près de son terme, plus il sera aisé de réussir; à moins que les douleurs de l'Enfantement n'aident, ou ne commencent la dilatation de l'orifice interne.

SECTION IV.

LES fausses - couches peuvent encore être la suite de tout ce qui peut faire quelque violence sur le col & l'orifice de la matrice & les distendre; comme une toux violente, les vômissemens, les efforts pour aller à la selle lorsqu'une femme est constipée, les purgatifs assez forts pour lui occasionner une super-purgation, un tenesme, & de fréquentes convulsions. Il faut

M

traiter tous ces fimptômes felon la maniere accoutumée : on effayera de détruire, ou du moins de calmer la toux & le vômiffement par la faignée & par l'ufage des narcoti- ques : on combattra la conftipation par l'u- fage des lavemens & de quelques doux la- xatifs : on appaifera les fuperpurgations moyennant les narcotiques, & dans le cas du tenefme, on y joindra des injections huileufes: fi la malade eft attaquée de convulfions on aura recours aux faignées & aux veficatoi- res. Mais comme les convulfions les plus violentes ne furviennent ordinairement que lorfque la femme eft près de fon terme, s'il n'eft pas poffible de les calmer bientôt, fi au contraire elles continuent toujours en augmentant, & qu'elles donnent vifible- ment à craindre pour la vie de la malade, il faudra travailler tout de fuite à l'accou- cher de la même maniere, que dans le cas d'une perte de fang fur les derniers tems de la groffeffe.

SECTION. V.

L'AVORTEMENT peut pareillement être oc- cafionné par quelque appetit defordonné pour des chofes qu'une femme ne peut obte- nir aifément, ou affez-tôt, ou qu'elle a honte de demander, particuliérement lorfqu'elle

est grosse de son premier enfant, sçavoir, pour
différentes sortes de choses propres à manger ou à boire. Si l'on ne satisfait pas à ces
sortes d'appetits, il en peut quelquefois résulter une fausse - couche , ou du moins
l'enfant en est tellement affecté qu'il porte
sur son corps des marques, qui par leur figure ou par leur couleur , ressemblent à ce
dont la mere avoit envie. Il est donc à propos de satisfaire ces sortes d'envies, quelques déraisonnables & ridicules qu'elles
puissent paroître. La mere de son côté,
doit éviter tout ce qui peut faire quelque
impression désagréable sur ses sens , parce
que l'avortement peut encore survenir en
conséquence de quelque surprise , ou pour
avoir vû quelque chose d'étrange, & d'hor-
rible.

LIVRE TROISIÉME.

CHAPITRE PREMIER.

SECTION PREMIERE.

De la situation de l'Enfant dans la Matrice.

L'EMBRION ou le fœtus considéré dans la matrice, y est d'une figure à peu près circulaire ou plûtôt ovale, sous laquelle il est replié de maniere à n'occuper que le moins d'espace qu'il est possible. Il a le menton appuyé sur la poitrine, les cuisses repliées le long du ventre, les talons appliqués contre les fesses, la face placée entre les deux genoux & les bras croisés autour des jambes, sa tête porte le plus souvent sur la partie inférieure de la matrice, & lorsque l'enfant est replié sous une forme ovale, la plus grande longueur de cet ovale, s'é-

tend de la tête aux fesses ; mais il y a beaucoup moins de distance d'un côté à l'autre,
que du devant au derriére, parce que ses
cuisses & ses jambes sont repliées le long
de son ventre & de son estomach, & qu'il
a la tête repliée en avant sur sa poitrine ; or
la matrice étant bornée par les vertébres
des lombes, elle doit avoir moins de diamétre de derriére en devant, que d'un côté
à l'autre, de sorte que l'enfant est probablement tourné dans la matrice, de façon qu'il
a un de ses côtés appliqué contre le derriere, & l'autre contre le devant de ce viscére ; mais comme la partie postérieure de
la matrice forme une petite cavité oblongue
de chaque côté des vertébres, les parties
antérieures du fœtus peuvent par ce moyen
pencher pour l'ordinaire plus en arriére
qu'en avant.

Les Maîtres de l'Art ont supposé en général, que la tête de l'enfant est appliquée
contre le fond, & qu'il a les fesses à l'orifice de la matrice & les parties antérieures de son corps tournées vers le ventre de
sa mere ; enfin, qu'il conserve cette situation jusqu'au commencement de l'Accouchement, que la tête se précipite en bas,
& qu'il se trouve le visage tourné vers le
dos de la mere. Quelques - uns disent à cet
égard, que la tête se précipite vers la fin

du huitiéme ou au commencement du neuviéme mois, parce qu'alors elle devient
spécifiquement plus pésante que le reste du
corps ; d'autres assurent qu'à mesure que
l'enfant acquiert plus de volume, particuliérement pendant les deux derniers mois,
les eaux qui l'environnent doivent nécessairement diminuer, de maniere qu'à la fin il
se trouve gêné dans son mouvement, &
qu'en s'efforçant continuellement pour
changer sa position, la tête se trouve enfin
appliquée sur l'orifice de la matrice, où
elle demeure jusqu'au tems de l'Accouchement. On trouvera ce systême & ceux qui y
ont rapport, plus en détail dans les Ouvrages
de Mauriceau, de la Motte, de Simpson, &
de Old ; mais il me paroît plus probable,
selon les Observations suivantes, que la
tête est pour l'ordinaire tournée vers la
partie inférieure de la matrice, depuis le
moment de la conception, jusqu'au tems de
l'Accouchement.

Dans le premier mois, l'embrion a à
peu près la figure d'un têtard, si l'on en
croît quelques Ecrivains ; c'est - à - dire,
qu'il a la tête fort considérable, & un très-
petit corps ou une espéce de queue qui
augmente insensiblement de volume, jusqu'à ce que les bras & les cuisses commencent à pousser sous la forme de petits mam-

melons, qui paroiffent fortir des épaules &
des feffes ; on voit de chaque côté de fa
tête deux points noirs , entre lefquels on
diftingue un petit trou ou une ouverture
que l'on reconnoît aifément dans le fecond
mois, pour être les yeux & la bouche. Les
jambes & les bras, fe forment de proche
en proche, à mefure que le corps augmente de volume; mais les doigts ne font réellement diftinéts, ou ne fe féparent les uns
des autres, que fur la fin du fecond ou au
commencement du troifiéme mois. Tel eft
pour l'ordinaire le progrès de fon accroiffement; néanmoins il arrive quelquefois que
le volume & la forme varient de beaucoup dans différens embrions du même âge.
Plus l'embrion eft jeune , plus il a la tête
groffe & péfante à proportion du refte de
fon corps, & ceci a lieu dans tous les différens états du fœtus ; de forte que fi on le
plonge dans l'eau, ou qu'on l'y tienne fufpendu par le cordon ombilical, la tête doit
naturellement fe précipiter la premiere &
le plus bas. De plus lorfqu'une femme
avorte, dans le quatriéme, le cinquiéme,
le fixiéme & le feptiéme mois de fa groffeffe, c'eft ordinairement la tête qui fe préfente & qui fort la premiere. Si l'on porte
le doigt dans le vagin, on fent fouvent la
tête dans le feptiéme mois, quelquefois dès
M iv

le ſixiéme ; mais le plus ſouvent dans le huitiéme mois ; & ſi l'on continue d'examiner ainſi les mêmes femmes de tems à autre, juſqu'au commencement de leur travail, on ſentira toujours la tête ſous la forme d'une maſſe ferme & arrondie, ſituée à la partie antérieure du bord du baſſin entre l'orifice interne & le pubis, au travers de la ſubſtance du vagin & de la matrice. Au reſte toutes ces opinions ſont ſujettes à beaucoup d'objections. En effet, ſi la deſcente de la tête vient de ſa péſanteur ou de ſa gravité ſpécifique ; on devroit toujours la trouver à l'orifice interne, parce que cette raiſon auroit toujours lieu ; ſi elle venoit de la diminution de la quantité les eaux, pourquoi l'enfant préſenteroit - il ſi ſouvent les feſſes au paſſage-même, dans le tems qu'elles ſont encore en aſſez grande quantité pour donner la liberté à la tête de s'élever vers le fond de la matrice, ou ſelon l'opinion des autres, pour ſe précipiter par ſa péſante ur ſpécifique à l orifice interne ; quelques-uns à la vérité ont ſuppoſé que la tête ſe préſente toujours la premiere, à moins qu'elle n'en ſoit empêchée par le cordon ombilical, entortillé & embarraſſé autour du col ou du corps de l'enfant, de façon à l'empêcher de ſuivre ſon cours ; mais ſi cette hypothèſe étoit bien fondée, on trouve-

roit toujours les enfans plus ou moins em-
barraffés dans leur cordon ombilical toutes
les fois que l'on retourne & que l'on délivre
par les pieds ceux qui fe préfentent contre - nature : Or j'ai trouvé auffi fouvent
le cordon ombilical entortillé autour du col
& du corps, lorfque la tête fe préfentoit la
premiere, que dans toute autre circonftance ; & lorfqu'il fe préfentoit quelqu'autre partie, j'ai fouvent délivré l'enfant fans
appercevoir fur fon corps aucunes impreffions de ce cordon. Enfin il me paroît plus
raifonnable de croire que le fœtus a la tête
en bas pendant tout le tems de la groffeffe,
quoique l'on puiffe faire fur ce fentiment
l'objection que nous venons de rapporter,
& qui paroiffe contraire aux Obfervations
de quelques Auteurs, qui difent avoir trouvé la tête de l'enfant vers le fond de la matrice , lorfqu'ils ont ouvert des femmes
mortes dans le cinquiéme, le fixiéme, ou le
feptiéme mois de leur groffeffe. Au refte,
comme il eft auffi commodement dans une
fituation que dans l'autre, jufqu'au tems de
fa naiffance ; cette difpute eft de très - peu
de conféquence dans la Pratique des Accouchemens.

Section II.

Du Toucher.

On touche les femmes avec le doigt *index* enduit de quelque pomade, que l'on introduit dans le vagin pour sonder l'orifice interne & le col de la matrice; on l'introduit aussi quelquefois dans le *rectum*, pour s'assurer de l'étendue du fond de la matrice. Quelques-uns conseillent de se servir pour cet effet du doigt du milieu, parce qu'il est le plus long; d'autre y ajoute le doigt *index*, & veulent qu'on se serve de tous les deux, mais ensemble; le doigt du milieu se trouve trop embarrassé des deux côtés pour bien remplir cette indication, & si on les y employe tous deux, la malade ne les souffrira qu'avec beaucoup de peine. On se propose par le toucher, de s'assurer si une femme est grosse ou non; de sçavoir où elle en est de sa grossesse, c'est-à-dire, si elle est bien avancée; d'examiner si elle n'est point en danger de perdre son fruit, ou d'essuyer une fausse-couche; de voir si l'orifice interne est dilaté ou se dilate; enfin lorsque la femme est en travail, on la touche pour avoir une connoissance certaine de sa situation, pour juger de l’ouverture de l’orifice interne & de la compreſſion que ſouffrent les membranes avec leurs eaux, & pour diſtinguer quelles ſont les parties que l’enfant préſente les premieres.

En général il n’eſt guéres aiſé de s’aſſurer par le toucher, en introduiſant le doigt dans le vagin, s’il y a quelque choſe ou non dans la matrice, qu’après le quatriéme mois : alors le tems le plus favorable pour procéder à cet examen eſt le matin, lorſque la femme eſt encore à jeun, après avoir évacué les matieres contenues dans la veſſie & dans le *rectum* ; pour cet effet on fera tenir la femme débout s’il le faut, parce que cette ſituation eſt plus favorable à la matrice pour s’abaiſſer dans le vagin, & que ce qu’elle contient ſe fait mieux ſentir au toucher dans cette poſture, que ſi elle étoit couchée. Une des principales raiſons de l’incertitude dans laquelle on reſte après avoir eſſayé de ſentir le col de la matrice, c’eſt qu’elle fuit & s’éleve à meſure que l’on preſſe contre le vagin au côté de l’orifice interne. Il y a même des femmes qui paroiſſent avoir le vagin fort tendu ; mais lorſque le fond de la matrice s’eſt avancé juſques vers le nombril, la compreſſion qu’elle reçoit d’en haut tient l’orifice interne ſi bien aſſujetti en bas, que l’on peut ordinairement fentir non feulement le col, mais encore la dilatation de la partie inférieure de la matrice.

On ne s'apperçoit pas d'un changement bien confidérable dans la figure de l'orifice interne, fi ce n'eft dans les derniers tems de la groffeffe, qu'il devient quelquefois plus large & plus mou; d'un autre côté les lévres ne paroiffent pas plus refferrées dans une femme groffe que dans une autre, particuliérement dans le commencement de fa groffeffe; dans l'un & dans l'autre cas, l'orifice de la matrice fe fait fentir à peu près comme le mufeau d'une jeune tanche, comme nous l'avons obfervé cy-deffus. Dans quelques-unes les lévres font fort petites, dans d'autres, elles font plus grandes, & quelquefois, quoi qu'affez rarement, unies & allongées. Dans la plûpart des femmes qui ont eu précédemment des enfans & dont les Accouchemens ont été laborieux, les lévres de l'orifice font grandes & fi éloignées l'une de l'autre, que l'on y pourroit infinuer le bout du doigt; mais un peu au-deffus, on trouve le col étroitement fermé.

Pendant les quatre premiers mois, on peut fentir le col de la matrice fufpendu dans le vagin, en infinuant fon doigt à côté de l'orifice interne; mais on ne peut s'apperceyoir de la dilatation de la matrice, ni sentir la partie supérieure de son col qu'au cinquiéme, & quelquefois qu'au sixiéme mois; encore faut-il alors abaisser la matrice par une forte compression sur le bas-ventre.

On peut quelquefois sentir la dilatation du fond de la matrice en introduisant son doigt dans le *rectum*, plûtôt qu'on ne pourroit l'appercevoir en l'introduisant dans le vagin; parce que selon cette derniere méthode la matrice fuit au toucher, & s'éleve trop haut pour que l'on puisse exactement la reconnoître; mais lorsque l'on introduit le doigt dans le *rectum*, il glisse tout du long de la partie postérieure de la matrice, presque jusqu'à la partie supérieure de son fond, que l'on sent applati postérieurement & saillant sur les côtés, lorsque la femme n'est point grosse; mais lorsqu'il y a un enfant dedans, il se fait sentir comme une espéce de grosse tumeur arondie.

Vers le cinquiéme ou le sixiéme mois, la partie supérieure de la matrice est si distendue, qu'elle s'éleve de trois ou quatre pouces au-dessus de l'os pubis, ou jusqu'à l'espace mitoyenne entre les os pubis & le nombril, de maniere qu'on l'apperçoit fort souvent, particuliérement dans les femmes maigres, en appuyant avec la main sur le bas-ventre; & si l'on introduit en même-

tems le doigt index de l'autre main dans le
vagin, le col femblera raccourci, particuliérement par fa partie antérieure & fur fes
côtés, & l'on en reconnoîtra fenfiblement
le poids, comme je l'ai déja obfervé. Mais
fi c'eft après avoir mangé, & que la femme
en ait le ventre gonflé, on pourra être
trompé par la compreffion de l'eftomach,
parce que le poids & la compreffion font le
même effet. Au refte tous ces fignes font
beaucoup plus fenfibles vers les derniers
tems de la groffeffe, & dans quelques femmes on fent l'orifice interne un peu ouvert
quelques femaines avant le terme complet,
quoi qu'en général il ne commence à s'ouvrir que quelques jours auparavant que la
femme entre en travail.

Depuis le cinquiéme mois jufqu'au neuviéme, le col de la matrice fe raccourcit de
plus en plus, la dilatation de la matrice fe
manifefte auffi dans les mêmes proportions.
Au feptiéme mois, fon fond s'éleve jufqu'au
nombril; au huitiéme il gagne jufqu'à l'efpace qui eft entre le nombril & le creux du
cœur; enfin dans le neuviéme, il monte
jufqu'au creux du cœur - même, excepté
dans celles qui ont le ventre faillant: mais
tous ces degrés peuvent varier dans différentes femmes; en effet, lorfque le ventre
eft fort faillant, les parties fituées au-def-

fous du nombril font beaucoup plus dif-
tendues que celles qui font au-deffus ; ces
parties au lieu de monter s'avancent au-
deffus de l'os pubis , en ce cas le fond de
la matrice ne doit donc être que de niveau
au nombril ou un peu plus haut ; d'autrefois
la matrice s'éleve à la fin du feptiéme ou
du huitiéme mois jufqu'au creux du cœur.
Dans quelques-unes on fentira le col de la
matrice auffi allongé au huitiéme mois qu'il
l'eft au fixiéme ou au feptiéme dans d'autres. Cette variation rend quelquefois l'e-
xamen du ventre plus certain que l'attouchement du vagin , *& vice verfà* , d'autrefois il eft à propos de confulter l'un &
l'autre.

Section III.

*Des fignes de la Conception , & des fignes
équivoques de groffeffe & d'obftruction.*

On diftingue les fignes de la groffeffe
d'avec ceux qui appartiennent aux obftructions , par l'attouchement en introduifant
le doigt dans le vagin , & par le mouvement de l'enfant , au cinquiéme ou au fixiéme mois de la groffeffe ; quelquefois auffi
en introduifant le doigt dans le *rectum*
avant & après le cinquiéme mois , lorfque
l'on s'apperçoit manifeftement que le ventre
s'éleve.

La plûpart des femmes reſſentent quelques indiſpoſitions qui leur viennent de la pléthore deux ou trois jours avant l'irruption de leurs régles ; ces indiſpoſitions ſont quelquefois des douleurs dans le dos & dans les lombes au haut des cuiſſes, à la poitrine & à la tête ; d'autrefois c'eſt une oppreſſion d'eſtomach, & une eſpéce de plénitude dans tous les viſcéres du bas-ventre. Tous ces ſimptômes diminuent & diſparoiſſent inſenſiblement à meſure que leurs régles commencent & continuent de couler. Mais lorſque les femmes ſont obſtruées, ſoit par accident ou par quelque dérangement des choſes non naturelles, ces mêmes indiſpoſitions continuent & augmentent, & il eſt très-difficile d'en bien diſtinguer les ſimptômes d'avec ceux de la groſſeſſé avant la fin du 4ᵉ mois ; alors celles qui ſont véritablement groſſes ſe trouvent mieux, & la plénitude dont elles ſe plaignoient ſe paſſe inſenſiblement ; celles au contraire, qui ſont ſeulement en proye à la ſuppreſſion de leurs régles, vont de pire en pire, depuis le commencement du ralentiſſement de leurs fluides, qui peut par la ſuite leur occaſionner différentes maladies fort dangereuſes. Lorſque les femmes ſont obſtruées, le fond de leur matrice ne ſe dilate point, elles ne ſe plaignent pas tant de

leur

leur eſtomach que font les femmes groſſes ;
& rarement elles en viennent aux efforts pour vômir ; les femmes groſſes au
contraire, font tous les matins de nouveaux efforts, & font ſujettes de plus,
à des envies. Les premieres ſe plaignent d'une plénitude dans tous leurs vaiſſeaux ; outre cette indiſpoſition , les der-
nieres en ſouffrent une de ſurcroit qui leur
eſt occaſionnée par la diſtenſion de la matrice , à meſure que l'œuf prend un plus
grand volume. Dans les obſtructions &
dans la groſſeſſe , les femmes ſont également ſujettes à une eſpéce de tiraillement
& de plénitude dans les mammelles ; mais
ce n'eſt que lorſqu'elles ſon groſſes que
l'on apperçoit l'areole , ou ce petit cercle
rouge - brun , qui ſe manifeſte autour du
mammellon d'où il coule une ſéroſité fort
limpide dans les derniers mois : au reſte on
ne peut pas toujours diſtinguer ce cercle
auſſi bien comme dans la premiere groſſeſſe , & dans celle-ci-même , c'eſt encore
un ſigne incertain auſſi-bien que dans toutes les autres.

Vers le cinquiéme ou le ſixiéme mois
de la groſſeſſe, on ſent au-deſſus des Os
pubis une eſpéce de tumeur circonſcrite,
ou pour mieux dire, la dilatation de la matrice ; & au moyen de cette circonſcription

& de sa consistance, on distingue aisément la grossesse d'avec l'ascite ou 'hydropisie du bas-ventre : elle est aussi plus ronde & plus ferme que cette sorte de gonflement qui accompagne les obstructions, & qui vient d'une plénitude universelle dans les vaisseaux des ligamens & des viscéres circonvoisins.

Enfin il est si difficile de bien distinguer l'obstruction d'avec la grossesse, dans les premiers mois, que l'on ne peut en porter son jugement avec trop de précaution ; on doit sur-tout se bien garder de prescrire aucun reméde qui puisse mettre le fruit de la femme en danger ; il est plus à propos de ne faire que pallier les accidens jusqu'à ce que le tems ait déterminé au juste de quelle nature est la maladie ; & s'il s'agit de la vie ou de la réputation, il faut être également circonspect & charitable dans le prononcé de son jugement.

Dans le cinquiéme ou le sixiéme mois de la grossesse, on reconnoît en portant son doigt dans le vagin, que le col de la matrice s'est considérablement raccourci, & l'on sent alors sensiblement la dilatation de la partie inférieure de la matrice, entre son orifice & le pubis, & de chaque côté de son col.

Au septiéme mois, on sent fort souvent

la tête de l'enfant posée sur la partie inférieure de la matrice, entre son orifice interne & le pubis ; & si on la repousse vers le
fond, elle se précipite de nouveau par son
propre poids. Tous ces diagnostics sont
plus sensibles & plus certains, à mesure
que la femme approche davantage du terme de son Accouchement.

Il arrive quelquefois qu'on ne sent pas la
tête de l'enfant, qu'au huitième ou au neuviè-
me mois ; il se trouve même des cas où elle
ne se fait sentir qu'après que les membranes sont rompues, lorsqu'elle est pressée &
chassée en bas par la contraction de la matrice, & par la violence des douleurs de
l'enfantement. Cette circonstance peut venir quelquefois de ce que la tête reste appuyée au - dessus du bassin, particuliérement lorsqu'il est étroit ; ou si l'enfant est
mort, de la distension de son ventre rempli
d'air, qui rend le fœtus spécifiquement plus
léger que les eaux qui l'environnent, au
moyen de quoi son corps nage à leur surface
vers le fond de la matrice, lorsque les
membranes en contiennent une assez grande quantité : on ne sent pas non plus toujours son corps, lorsqu'il est en travers dans
la matrice.

SECTION IV.

De la maniere de distinguer les fausses dou-
leurs d'avec les vraies, & des moyens
qu'il faut employer dans cette occasion.

LORSQUE l'orifice de la matrice demeure toujours etroitement fermé, on peut
établir pour certain, que la femme n'est
point encore en travail, quelque violentes
que puissent être ses douleurs. Ces sortes
de circonstances demandent cependant
beauboup d'attention, & si son mal vient
d'un tiraillement forcé de la matrice par
cause de plénitude, ou pour la même raison,
des vaisseaux des parties circonvoisines, il
faut ordonner une saignée de six ou huit
onces, soit du bras ou du pied, & la faire
réitérer si le cas l'exige. Si ses douleurs sont
occasionnées par quelque dévoyement ou
diarrhée, il faut tout de suite employer les
narcotiques pour en arrêter le cours, comme nous l'avons dit cy-dessus, Livre 11.
Chap. 3. Sect. 4. On distingue les douleurs
de coliques d'avec les vraies douleurs du
travail, en ce que les premieres se font sentir principalement dans le ventre, en ce
qu'elles ne se passent point, & qu'elles ne
reviennent point par intervalles distincts.

Ces sortes de douleurs sont le plus souvent occasionnées par un amas d'excrémens retenus trop long-tems dans le colon, ou par des matiéres propres à occasionner une raréfaction, ou une expansion d'air dans les intestins qui les irrite, les tiraille & les distend outre mesure. Pour détruire de pareils accidens, il faut ordonner à la malade des lavemens apéritifs, afin de débarrasser les intestins des matieres nuisibles dont ils sont farcis ; & lorsque l'on en a procuré l'évacuation, on peut recourir à l'usage des narcotiques afin de calmer les douleurs, soit qu'on les fasse injecter par l'anus, soit qu'on les donne à prendre par la bouche, ou qu'on les applique extérieurement en forme d'épitheme ou d'embrocation.

Il peut arriver quelquefois que l'orifice interne soit un peu dilaté, & que malgré cette circonstance, il soit encore difficile de bien juger si la femme est véritablement en travail ou non ; on pourra cependant s'en assurer en peu de tems, moyennant les réflexions suivantes ; sçavoir, si la femme est arrivée ou non au terme de sa grossesse ; si elle n'a point évacué par le vagin une espéce de *mucus* glaireux ; si les douleurs sont bornées dans la région du bas - ventre seulement, & qu'elles ne s'étendent point dans les lombes ni dans les aînes ; si ces

douleurs font légeres , & qu'elles continuent fans aucune intermiſſion ou augmentation ; enfin ſi elles ont de longs intervalles , & qu'elles reviennent fans une
force fuffifante pour abaiſſer les eaux & les
membranes ou la tête de l'enfant , & les
porter par ce moyen à forcer l'orifice interne de la matrice ; ſi cet orifice eſt
épais & dur , au lieu d'être mou , mince
& de ſe relâcher , on peut dire en toute
fûreté que le rravail n'eſt point encore commencé : on remédiera à ces fauſſes allarmes
fuivant les indications que nous avons données dans le cas des fauſſes douleurs & des
coliques. D'un autre côté , ſi le pouls eſt
fréquent & fort, & que la malade ſe plaigne
de points de côté, de douleurs aigues dans
le dos ou à la tête, il fera encore à propos
d'en venir à la faignée.

SECTION V.

De la diviſion des Accouchemens.

HIPPOCRATE & prefque tous ceux
qui ont écrit fur cette matiere, depuis ce
Pere de la Médecine jufqu'au quinziéme
ſiécle, on établi de deux fortes d'Accouchemens , les uns naturels & les autres
contre - nature. La premiere renfermoit

ceux dans lesquels la tête se présentoit
la premiere ; aux Accouchemens de cette
espéce , on ajoutoit encore ceux où
l'enfant présentoit les fesses , avec cette
différence que l'on a toujours regardé
comme les plus naturels ceux dans lesquels la tête sortoit la premiere ; & l'on
regardoit contre - nature toutes sortes
d'Accouchemens , dans lesquels il se présentoit d'abord au passage toute autre partie
du corps. Quoique les Anciens ne se soient
pas servis comme nous d'une troisiéme di-
vision , il paroît cependant par leur Pratique qu'ils l'ont entendue ; en effet, lorsqu'ils
traitent des opérations Chirurgicales relati-
ves à cet Art, ils donnent toujours un Chapitre en particulier sur la maniere de délivrer les enfans morts , pourquoi ils conseillent de lui ouvrir la tête, & de la tirer avec
le crochet. Aujourd'hui on divise les Accouchemens en naturels , c'est - à - dire ,
selon l'idée qu'en avoient les Anciens ,
lorsque la tête ou les cuisses se présentent
les premieres ; en laborieux, lorsque malgré
la situation avantageuse de l'enfant , l'Accouchement est si ennuieux & traîne tant
en longueur, que la femme court risque d'y
perdre la vie , à moins qu'elle ne soit se-
courue par quelque habile Opérateur, qui
pour cet effet , est obligé de se servir de sa

N iv

main, & lorfqu'elle ne fuffit pas, de l'armer de filets, de Forceps & de crochets : fous la troifiéme divifion, on comprend les Accouchemens contre-nature, & l'on regarde comme tels tous ceux dans lefquels ni la tête, ni les feffes ne fe préfentent les premieres, de forte qu'on eft le plus fouvent obligé de retourner l'enfant & de le recevoir par les pieds ; mais la divifion des Accouchemens a varié relativement aux opinions des différens Auteurs ; en effet, quelques-uns ont cru que l'on devoit regarder contre-nature tous les Accouchemens dans lefquels il fe préfente quelque partie du corps, fans en excepter même la tête, dans une autre pofture qu'à la maniere accoutumée. D'autres veulent que l'Accouchement foit réputé naturel, fi l'enfant vient fans aucun autre fecours que celui des douleurs de l'Enfantement, quelque partie qui fe préfente la premiere ou en quelque pofture qu'il puiffe être. Lorfqu'en pareilles circonftances l'enfant naît avec beaucoup de peine, ils appellent ces fortes d'Accouchemens laborieux. Enfin felon eux, les Accouchemens contre-nature arrivent lorfque l'enfant eft fitué en travers dans la matrice, & qu'il faut le tourner & le délivrer par les pieds.

Quant à moi, je trouve tous ces princi-

pes fufceptibles de différentes objections,
ce qui m'a déterminé à fuivre une méthode
plus fimple que celles là , & qui m'épar-
gnera quantité de répétitions.

En conféquence de cette méthode , j'appelle un Accouchement naturel lorfque la
tête fe préfente la premiere , & que la femme fe délivre au moyen de fes douleurs & du
fimple fecours que l'on a coutume d'adminiftrer en pareil cas. Mais lorfque l'Accouchement devient fi ennuieux & fi long,
que l'on eft obligé d'employer une force
extraordinaire pour dilater les parties , pour
tirer l'enfant avec les *Forceps*, ou (dans les
vûes de fauver du moins la vie de la mere)
pour ouvrir la tête de l'enfant, & en faire l'extraction avec le crochet ; pour le diftinguer
j'appelle celui - ci *laborieux* ; enfin je com-
prends fous la divifion des Accouchemens
contre - nature, tous les différens cas dans lefquels on tire l'enfant par les pieds, ou dans lefquels on délivre le corps avant la tête. Je ne
confidére pas tant ici, la pofture dans laquelle
l'enfant fe préfente , comme la maniere
dont il fort ; en effet , il y a des cas
dans lefquels la tête fe préfente la premiere,
& on croit pendant plufieurs heures que
l'enfant fortira de la maniere ordinaire ; mais
dans ces cas-là-même, fi la mere n'a pas affez
de force pour pouffer la tête de l'enfant &

la faire avancer dans le baſſin, ou s'il ſurvient quelque perte de ſang, on eſt enfin
obligé de retourner l'enfant & de l'attirer
par les pieds, parce qu'il eſt reſté ſi haut
qu'on ne pourroit pas lui ſaiſir la tête avec
les Forceps; d'un autre côté, ſi l'enfant n'eſt
point par trop gros, & que le baſſin ne ſoit
point trop étroit, ce ſeroit dommage de
priver des parens affligés, ſouvent de leur
unique eſpérance, en ouvrant le crâne de
l'enfant pour en faire l'extraction avec le
crochet : ainſi quoique dans ce cas l'enfant
ſe préſente dans la ſituation naturelle, on eſt
obligé de le retourner & de le délivrer de
la même maniere que s'il s'étoit préſenté
d'abord au paſſage une épaule, la poitrine,
ou le dos; & cette opération eſt ordinairement de beaucoup plus difficile que dans
l'un ou l'autre de ces cas, parce que ſi par
hazard les eaux ſont évacuées & que la
matrice ſe ſoit reſſerrée ſur le fœtus, il eſt
alors beaucoup plus difficile de relever la
tête vers le fond de la matrice. Lorſque les
feſſes ſe préſentent, on eſt le plus ſouvent
obligé de les repouſſer, de chercher les
jambes & de les amener au paſſage ; après
quoi l'on procéde à la délivrance du corps,
pour paſſer tout de ſuite à celle de la tête.

Pour plus grand éclairciſſement, & pour

prouver en même - tems aux jeunes Praticiens, que l'on n'a pas fréquemment à craindre des cas difficiles ; fuppofons que de
trois mille femmes qui habitent une Ville
ou un Bourg, il en accouche un mille dans
l'efpace d'une année, & que de ce nombre
il s'en trouve neuf cens quatre - vingt - dix
qui fe délivrent fans aucun autre fecours
que celui que l'on a coutume de donner aux
femmes en pareille fituation, il s'en trouvera cinquante parmi celles - ci , dont les
enfans préfenteront le front tourné d'un
côté à la partie inférieure du baffin, où la
tête s'arrêtera pendant quelque tems ; Dix
autres auront le front tourné vers les aînes
ou vers le milieu des os pubis ; cinq autres
préfenteront les feffes ; deux ou trois la face,
& un ou deux les oreilles : cependant tous
ces enfans viendront heureufement , &
l'Accouchement fera en pareil cas plus ou
moins long & plus ou moins laborieux,
relativement au diamétre de la cavité du
baffin, à la groffeur de l'enfant & aux forces
de la mere. Des dix qui reftent pour com-
pletter le mille, il s'en trouvera fix qui préfenteront la tête différemment tournée ;
deux qui pourront préfenter les feffes ; quant
à ceux - ci , il eft impoffible de les délivrer
fans dilater les parties , fans recourir aux
Forceps ou au crochet , ou fans repouffer

l'enfant afin de le recevoir par les pieds ; & l'on est obligé d'en user ainsi, soit à cause de la foiblesse de la femme, de la roideur des parties, de l'étroitesse du bassin, ou parce que l'enfant est trop gros, &c. Les deux autres pourront être situés en travers dans la matrice, & ne présenteront ni la tête, ni les fesses, mais quelqu'autre partie du corps, de façon que l'on sera obligé de retourner l'enfant & de le recevoir par les pieds. Supposons qu'il en accouche un autre mille l'année suivante dans le même endroit, il ne s'en trouvera peut-être pas plus de trois, six ou huit au plus qui ayent besoin d'un secours extraordinaire ; bien plus, lorsque l'enfant n'est pas tout-à-fait à terme, ou qu'il est extrêmement petit, & que la mere a de fortes douleurs & le bassin assez large, il arrive quelquefois, quoique rarement à la vérité, que l'enfant se délivre heureusement dans quelque mauvaise posture qu'il puisse se présenter, & cela sans aucun autre secours que celui des douleurs de l'Enfantement.

Puis donc que sur mille Accouchemens, il s'en trouve ordinairement neuf cent-vingt dans lesquels la tête se présente bien, & que l'on peut tous regarder comme naturels, les soixante-dix du nombre restant qui ont besoin de secours, peuvent être réputés laborieux; & l'on pourra appeller laborieux ou contre - nature les dix autres, soit que l'on tire les enfans par la tête ou par les pieds.

Ainsi pour rendre ce traité aussi clair qu'il est possible; afin de soulager la mémoire du Lecteur, & de suivre en même-tems l'ordre & la dépendance, ou le rapport des différens Accouchemens, nous les diviserons de la maniere suivante. Nous appellerons naturels ceux dans lesquels la tête se présentant la premiere, la femme se délivre sans aucun secours extraordinaire; nous appellerons laborieux ou non naturels, ceux dans lesquels la tête vient avec peine & a nécessairement besoin de secours, soit de celui de la main pour dilater les parties ou de quelque Instrument, tel que le filet ou les Forceps; ou même dans lesquels il faut absolument l'ouvrir & en faire l'extraction avec les crochets; enfin nous appellerons contre - nature, ceux dans lesquels on délivre l'enfant par les fesses ou par les pieds, parce qu'alors l'Accouchement se termine d'une maniere contre - nature.

CHAPITRE II.

Des Accouchemens naturels.

SECTION PREMIERE.

Des différentes postures qu'il convient de faire prendre à la Femme pour l'accoucher.

DANS presque tous les Pays on permet à la femme de s'asseoir, de se promener, ou de se tranquillifer sur son lit, jusqu'à ce que l'orifice de la matrice ait été un peu dilaté par le poids des eaux, (ou lorsqu'elles sont en petite quantité) par la tête de l'enfant, de sorte qu'il ne reste plus qu'un peu de tems à attendre pour sa délivrance. Alors on la place dans la position que l'on croit la plus avantageuse, la plus commode & la plus convenable pour cet effet; mais on peut mettre la femme en travail de trop bonne heure, & cette précipitation a ordinairement de mauvaises suites.

Les Egyptiens, les Grecs & les Romains avoient coutume de placer les femmes sur un escabeau élevé; en Allemagne

& en Hollande, on se sert de cette sorte de
chaise dont Deventer & Heister nous ont
donné la description. Dans les Pays chauds
l'usage de l'escabeau est fort bien inventé,
mais dans les Pays du Nord & dans les Climats froids, il seroit dangereux pour la
malade de l'assujettir à une pareille position.

Dans les Isles Occidentales & dans quelques endroits de la Grande Bretagne, on
fait asseoir les femmes sur un escabeau d'u-
ne forme demi circulaire ; dans d'autres
endroits on les place sur les genoux d'une
autre femme ; en quelques endroits encore
on les fait agenouiller sur un coussin, & on
les accouche par derriere.

La position la plus ordinaire en France est
de placer la femme à la renverse, à moitié
assise & à moitié couchée sur un des côtés
ou aux pieds du lit, ou bien on découvre le
lit & on hausse la femme avec des oreillers
ou avec une chaise que l'on met dessous.

La méthode que l'on pratique à Londres
est fort avantageuse dans les Accouchemens
naturels & faciles. On fait coucher la femme de côté sur un lit, on lui fait plier les cuisses, & appuyer les genoux sur son ventre,
on les tient écartés dans cette posture, au
moyen d'un oreiller que l'on place entre ;
mais la méthode la plus avantageuse est de

préparer un lit & une couche dans la même chambre, d'étendre en travers sur chacun par-dessous le second drap, un autre drap ou une serviette imbibée d'huile, ou une peau de mouton préparée, & d'étendre encore sur ce même drap des linges pliés en plusieurs doubles, cousus ou attachés avec des épingles de chaque côté du lit & de la couche. Ces linges sont destinés pour absorber l'humidité dans le tems du travail & après l'Accouchement, & les linges huilés ou la peau de mouton, pour empêcher que le lit ne soit gâté. Pour cet effet quelques-uns mettent encore sur le lit plusieurs draps les uns par dessus les autres, afin d'en avoir un à tirer tous les jours, & de pouvoir par ce moyen maintenir le lit propre & à sec.

La couche ne doit pas avoir plus de trois pieds de largeur, & être bien garnie; quant à la femme, elle ne doit avoir pour tout vêtement, qu'une chemise fort courte, une petite juppe ouverte par devant, & un manteau de lit, elle couchera dans cet habillement, & sera plus ou moins couverte, relativement à la température du tems & à la différence des saisons. On la fait ordinairement coucher sur le côté gauche; mais on peut bien consulter & s'en tenir à sa commodité sur ce point; on prend un grand drap plié en quatre doubles

ou

ou davantage , dont on lui gliffe un des bouts par-deffous les feffes , on laiffe pendre l'autre au-devant de la couche , pour être étendu fur les genoux de l'Accoucheur ou de la Sage-femme , qui fe place derriere elle fur un fiége un peu bas ; auffi-tôt qu'elle eft accouchée on la débarraffe de ce drap , on applique à l'orifice externe ou fur les parties de la génération un linge mollet & chaud , & on lui tire l'oreiller d'entre les jambes ; on la change enfuite , & on lui paffe une autre chemife blanche & chaude , on lui donne une camifole de nuit, & on lui ferre le ventre avec une ferviette dont on attache les bouts croifés l'un par-deffus l'autre avec des épingles: Après toutes ces précautions, on approche la couche à côté du lit, & l'on paffe doucement la malade de l'un fur l'autre ; au défaut de couche , on garnira le lit du même appareil. D'autres font coucher les femmes en travers des pieds du lit, ayant eu la précaution de renverfer les couvertures fur le chevet jufqu'après l'Accouchement : & que l'on ait remis la femme en place ; après quoi on les rabaiffe par-deffus elle, pour la couvrir & la tenir chaudement; par cet expédient on fupplée au défaut d'une couche ; & on conferve le chevet du lit en état & propre; au lieu que lorf-qu'on couche les femmes par-deffus la couverture, il faut les lever & les changer pendant que l'on racommode le lit; En ce cas elles font fort fujettes à s'évanouir, & la fatigue qu'elles effuyent alors eft fouvent fatale à celles qui font foibles ou fort délicates.

Lorfque les femmes font couchées fur le côté on les touche plus aifément, elles fe fatiguent moins, & confervent mieux leur chaleur; mais fi le travail devient ennuieux & long, la méthode de Paris paroît mériter la préférence, parce que la malade étant à moitié affife & moitié couchée, le bord du baffin fe trouve dans une fituation horizontale; dans cette pofture, fi l'on fuppofe une ligne droite tomber perpendiculairement de l'efpace mitoyenne, entre le nombril & le creux du cœur, cette ligne doit traverfer exactement le milieu du baffin, comme nous l'avons dit, Livre 1. Chap. 1. par conféquent fi l'on met la femme dans cette pofition, le poids des eaux, & après que les membranes font rompues, celui de la tête de l'enfant doit le déterminer à baiffer, & favorifer en même tems l'ouverture & la dilatation des parties; d'autant plus encore que les mufcles du bas-ventre & de la matrice ont plus de force pour fe contracter, agiffent avec plus de liberté, plus de force, & plus d'égalité que dans tout autre attitude. C'eſt pourquoi dans tous les Accouchemens naturels dans leſquels le travail traîne & devient ennuieux, il eſt bon d'eſſayer cette poſition, ou toute autre que l'on croira avantageuſe, ſoit débout ou à genoux, afin que ce changement de poſture ſuggérant, pour ainſi - dire, de nouvelles forces, puiſſe aider la nature pour expulſer la tête, & lui faire prendre une autre direction lorſqu'elle n'avance pas directement au paſſage. On doit cependant avoir attention de ne point expoſer la malade à une trop grande fatigue.

Lorſque la femme eſt couchée ſur le côté gauche, l'Accoucheur doit ſe ſervir de ſa main droite pour la toucher, *& vice verſâ*, à moins qu'elle ne ſoit couchée en travers du lit; en ce cas on pourra ſe ſervir indifféremment de l'une ou de l'autre main : mais ſi elle eſt couchée de travers & qu'elle ait les feſſes tournées vers les pieds du lit, il ſera plus commode de la toucher avec la main gauche, lorſqu'elle ſera couchée ſur le côté gauche, & avec la droite lorſqu'elle ſera couchée ſur l'autre côté. Il eſt bon d'obſerver ici, que dans la deſcription de tous les Accouchemens laborieux & contre nature dont il ſera queſtion dans ce Livre, on doit ſuppoſer la femme couchée ſur le dos, comme on le verra Chap.

3. Sect. 3. & Chap. 4. Sect. 4. à moins que l'on n'assigne une autre posture ; on supposera encore que dans les Accouchement naturels & laborieux, soit que la femme soit couchée sur le côté ou sur le dos, elle a la tête & les épaules un peu élevées afin qu'elle puisse respirer commodément, & par ce moyen seconder ses douleurs.

Mais dans les Accouchemens contre nature lorsqu'il faut employer beaucoup de force pour tourner l'enfant, il faut placer la mere de façon qu'elle ait la tête & les épaules plus basses que les fesses, qui étant appuyées précisement sur le bord ou aux pieds du lit, doivent être élevées davantage que la tête ou les épaules, parce que le bassin étant dans cette position, il est plus aisé d'avancer en droite ligne la main & le bras le long de la partie postérieure de la matrice, & même jusques dans son fond. Quelquefois cependant lorsque les pieds de l'enfant sont du côté du ventre de la mere, on a moins de peine à les trouver, & à les diriger si elle est couchée sur le côté. D'autrefois il sera plus avantageux de faire appuyer la femme sur ses genoux & sur ses coudes, selon la méthode de Deventer, d'autant que cette posture diminue en partie la forte résistance qui vient de la pression & du poids de la matrice & de l'enfant, au moyen de quoi on aura quelquefois moins de peine à trouver & à dégager les pieds ; mais lorſque l'on en eſt à ce point, il eſt plus ſûr pour l'enfant, plus aiſé pour l'Opérateur, & plus commode pour la mere de la faire retourner ſur le dos avant que de procéder plus avant à l'extraction du corps & de la tête.

Section II.

De la maniere de gouverner les Femmes dans les Accouchemens naturels.

Lorsqu'une femme eſt parvenue au terme de ſa groſſeſſe, ſon travail commence ordinairement & ſe continue de la maniere ſuivante.

On ſent l'orifice de la matrice amolli & un peu ouvert, ſes bords ſont quelquefois épais, mais le plus ſouvent ils ſont minces ; cette petite ouverture favoriſe l'évacuation d'un mucus épais, qui lubrifie les parties & les diſpoſe à une plus grande dilatation. Cette évacuation commence d'ordinaire quelques jours auparavant, & eſt regardée comme un avant - coureur de l'Accouchement. Dès - lors la femme eſt ſaiſie par intervalles de légeres douleurs qui dilatent de proche en proche l'orifice de la matrice, & la difpofent à une dilatation plus confidérable ; & dès que le travail eft une fois commencé, les douleurs deviennent d'un moment à l'autre, plus fréquentes, plus fortes & plus longues.

A chaque douleur la matrice fe trouve fortement comprimée, par des efforts de la même nature que ceux que l'on fait pour l'expulfion des excrémens contenus dans le *rectum* lorfque l'on va à la felle ; fçavoir, par le gonflement des poulmons, & par le refferrement ou la contraction des mufcles de l'abdomen.

Lorfque l'enfant eft environné d'une grande quantité d'eaux, la matrice ne peut pas s'appliquer immédiatement fur fon corps ; mais à chaque douleur les membranes s'affaiffent par la péfanteur du fluide qu'elles contiennent, & lorfque l'orifice de la matrice fe trouve fuffifamment dilaté par cette diftenfion graduée & réitérée, elles font chaffées dans le milieu du vagin ; alors la matrice fe contracte & s'applique immédiatement fur le corps de l'enfant dont la tête eft expulfée avec les eaux, pour peu qu'elle foit petite. C'eft alors que les membranes fe rompent pour l'ordinaire, & lorfque cela n'arrive point ainfi, elles font pouffées vers l'orifice externe qu'elles dilatent auffi par degrés, jufqu'au point de s'y faire jour ex-

térieurement sous la forme d'un sac arrondi
& affez large : la tête avance toujours pendant tout ce tems, & eſt enfin expulſée à
ſon tour lorſque l'orifice externe a été bien
dilaté. En ce cas, ſi les membranes au lieu
de créver dans le milieu de la protubérance
qu'elles forment, ſe déchirent tout autour
le long des bords de l'orifice externe, il s'en
applique une portion ſur la tête de l'enfant
qui la recouvre ; c'eſt ce que l'on appelle
vulgairement la coëffe ou l'écharpe. Si le
Placenta ſe ſépare dans ce même tems de la
matrice, & que les membranes demeurent
intactes, l'arriére-faix, les eaux & l'enfant
ſortent tout à la fois ; mais ſi le *Placenta*
reſte encore adhérent, il faut les rompre
tout de ſuite ; & ſi on les déchire autour
de la circonférence du *Placenta* , elles enveloppent la plus grande partie du corps
& en même-tems la tête de l'enfant, dont
il faut le débarraſſer tout de ſuite afin de
procurer un paſſage libre à l'air dans ſes
poumons, & qu'il puiſſe reſpirer commodément.

Lorſque l'enfant a la tête ſi groſſe qu'elle
ne peut pas deſcendre tout de ſuite dans le
baſſin, les membranes ſortent d'elles-mêmes, & ſe rompent enfin à force de ſe dilater & de s'émincir ; alors les eaux qui
ſont au-devant de la tête s'écoulent ; après

quoi la matrice s'applique immédiatement
fur le corps de l'enfant, & fa tête fe trouve
preffée vers l'orifice de la matrice, qu'elle
ferre fi étroitement que le refte des eaux ne
peut trouver de jour pour s'écouler.

Lorfqu'il n'y a qu'une petite quantité
d'eaux, & que la matrice embraffe le corps
de l'enfant, il arrive quelquefois que la tête
qui eft recouverte des membranes foit chaffée en bas, & qu'elle dilate infenfiblement
l'orifice interne ; mais lorfqu'elle eft parvenue jufqu'au milieu du baffin & du vagin, il
fe trouve une partie des eaux expulfée &
chaffée devant elle vers la partie poftérieure du baffin, quelquefois en affez grande
quantité, d'autrefois en petite proportion.
D'autrefois encore lorfqu'il ne fe trouve
qu'une très-petite quantité d'eaux, on ne
peut les fentir qu'au-deffus de la tête, qui
à mefure qu'elle defcend & qu'elle baiffe
davantage, force les membranes de fe
rompre & de fe déchirer ; mais la tête
remplit en même-tems fi exactement l'orifice de la matrice & la partie fupérieure du
vagin, qu'elle empêche ce qu'il refte d'eaux
de s'évacuer tout de fuite ; cependant à chaque douleur il en fort une petite portion de
chaque côté de la tête, cui fert à lubrifier les parties, afin que l'enfant puiffe s'y
gliffer & les traverfer avec plus de facilité.

La matrice se contracte, les douleurs deviennent plus vives & plus fortes, la couronne de la tête se trouve poussée jusqu'au fond du bassin, contre un des os *ischion* vers son extrêmité inférieure ; le front qui est placé contre la partie supérieure de l'os *ischion* du côté opposé, se trouve chassé dans la concavité que forme l'os sacrum dans sa partie inférieure, pendant que le *vertex* & le derrière de la tête sont poussés au-dessous des os pubis ; d'où il fait un quart de tour en dilatant toujours insensiblement l'orifice externe : le frein des lévres ou la fourchette, le périnée, le fondement & toutes les parties qui se trouvent entre lui & l'extrêmité de l'os sacrum, se distendent extérieurement en forme de grosse tumeur. Le périnée qui n'a ordinairement qu'un pouce d'étendue depuis l'orifice externe jusqu'à l'anus, se trouve alors distendu jusqu'à trois pouces de diamétre, l'anus à deux, & toutes les parties qui se trouvent entre l'anus & le coccix, se distendent depuis deux pouces jusqu'à trois, & quelquefois davantage. Les ligamens larges sacro ischiatiques situés de chaque côté, depuis la partie inférieure de l'os sacrum, jusqu'à la partie inférieure de chaque os *ischion*, sont aussi distendus extérieurement , & le coccix est repoussé en arriére ; pendant ce tems-là la couronne de la tête qui eſt l'endroit où la ſuture lambdoïde traverſe l'extrêmité de la ſuture ſagittale, baiſſe continuellement, & dilate toujours de plus en plus l'orifice externe.

Lorſque la tête eſt avancée juſqu'au point que la partie poſtérieure du col ſe trouve au-deſſous de l'arcade des os pubis, le front force le coccix, le fondement & le périnée, les repouſſe en arriére & en bas ; alors le derriere de la tête ſe dégage d'environ deux ou trois pouces de deſſous le pubis, fait un demi tour en montant, au moyen duquel le front ſe dégage également des parties contre leſquelles il eſt appuyé, & par ce moyen le périnée n'eſt ni déchiré ni rompu. Pendant que la tête fait ce chemin les épaules ſe gliſſent peu à peu dans les côtés du baſſin par l'endroit de ſon bord qui a le plus de diamétre, & ſortent enfin avec le reſte du corps ; après quoi le *Placenta* & le Chorion ſe détachent inſenſiblement de la ſurface interne de la matrice à laquelle ils étoient attachés, & ſont enfin expulſés au travers du vagin & de l'orifice externe.

Lorſque la tête eſt d'abord arrêtée au-deſſus du bord du baſſin, & qu'elle n'eſt pas encore bien avancée, on peut aiſément ſentir avec le doigt la fontanelle qui ſe

trouve ordinairement vers le côté du baſſin ;
cette partie de la tête eſt l'endroit dans lequel la ſuture coronale traverſe la ſuture
ſagittale , & où les os un peu écartés , ou
pas aſſez approchés les uns des autres,
laiſſent appercevoir au toucher une certaine molleſſe, au moyen de laquelle on peut
aiſément diſtinguer quatre ſutures , ou plûtôt la rencontre d'une ſuturė ſur l'autre en
forme de croix. On peut aiſément les ſentir , même avant que les membranes ſoient
rompues , il ne faut pas cependant chercher
à les reconnoître pendant le tems d'une
douleur, lorſque les membranes ſont fortement comprimées &. pleines d'eaux , il eſt
plus à propos de choiſir le moment que la
douleur commence à ſe calmer , & les
membranes à ſe relâcher, autrement elles
pourroienr ſe rompre trop-tôt, avant que
l'orifice interne ſoit ſuffiſamment dilaté &
que la tête ſoit aſſez avancée.

Lorſque le vertex eſt tout - à - fait deſ-
cendu, on ne ſent plus que la ſuture ſagittale, parce que la fontanelle ſe tourne plus
en arriére vers le col ou la concavité de
l'os ſacrum, à meſure que la partie poſtérieure de la tête deſcend dans le baſſin ; mais
lorſque la fontanelle eſt parvenue ſous l'arcade des os pubis, on peut ſentir la ſuture lambdoïde dans l'endroit où elle traverſe l'extrê-

trémité de la futE sagittale, l'occipital faisant un angle plus obtus que celui des os pariétaux, dans l'endroit où fes trois os s'articulent enfemble. Mais on diftingue mieux toutes ces circonftances après que les membranes font rompues, ou lorfque la tête fe trouve fi fortement comprimée dans fon paffage, que les os chevauchent les uns fur les autres, pourvu que le cuir chevelu ne foit point trop gonflé.

SECTION III.

De ce qu'il faut faire lorfque l'Accouchement eft retardé par le cordon ombilical, ou par les épaules de l'enfant.

QUOIQUE la tête foit déja avancée dans le baffin, que le vertex travaille à dilater l'orifice externe, & que le front foit placé dans la concavité formée par le coccix & la portion inférieure de l'os facrum ; il arrive cependant affez fouvent qu'après que les plus fortes douleurs font paffées, la tête fe trouve encore retenue, foit par le cordon ombilical qui pour lors eft entortillé autour du col, ou parce que les épaules au lieu d'avancer font retenues au détroit du baffin, l'une au-deffus du pubis, & l'autre fur l'os facrum ; ou bien enfin parce que (les eaux s'étant écoulées long-tems auparavant) la partie inférieure de la matrice se resserre autour du col & immédiatement au - dessus des épaules , & retient par ce moyen le corps de l'enfant.

Lors donc que la tête est retenue en arriére par quelqu'un de ces obstacles , & que l'Accouchement a été ainsi retardé pendant plusieurs douleurs , il faut profiter de la premiere qui se présente, introduire un ou deux doigts dans le *rectum* avant qu'elle soit passée , & presser sur le front de l'enfant à la racine du nez , observant sur-tout, de ne pas appuyer sur les yeux. Par cette compression on assujettit la tête jusqu'à ce qu'il revienne une autre douleur qui la chasse plus loin en avant; pendant ce tems - là on pousse doucement & par degrés avec ses doigts , & on fait faire au front un demi tour en dehors & un autre demi tour en haut. Par ce moyen & à l'aide des douleurs, si elles sont un peu fortes , l'enfant se trouve enfin expulsé quoiqu'il ait le col embarrassé dans son cordon ; parce qu'à mesure que l'enfant avance, la matrice se contracte & se resserre davantage , & par conséquent que le *Placenta* descend plus bas ; d'un autre côté, le cordon ombilical s'allonge aussi un peu , sans que pour cela la circulation en soit interceptée.

En abaiſſant ainſi la tête , les épaules ſont auſſi pouſſées à chaque douleur, juſqu'à ce qu'elles ayent été chaſſées
dans le baſſin ; alors l'enfant vient tout entier ſans aucune autre difficulté. Cet expédient réuſſit encore avec autant d'efficacité,
lorſque la partie inférieure ou l'orifice interne de la matrice s'eſt reſſerré autour du
col de l'enfant & audeſſus de ſes épaules ;
Lorſque la tête eſt fort baſſe, on réuſſit fort
ſouvent de même en appuyant avec les
doigts, extérieurement de chaque côté du
coccix.

Outre tous ces obſtacles, il peut encore arriver que la tête ſoit tout àfait ſortie, & que
le corps ſoit retenu par la contraction ou l'étranglement de l'orifice externe autour du
col, même après que le viſage eſt tout àfait dégagé ; en pareil cas , on dit communément que l'enfant a le col pris à
l'orifice interne ; mais cela arrive rarement lorſque la tête eſt ſortie, parce qu'alors l'orifice interne eſt maintenu ouvert
poſtérieurement , & ſur les côtés par la
poitrine & par les bras de l'enfant, à moins
qu'ils ne ſoient pouſſés en bas devant ou
avec la tête.

Lorſque la tête eſt ſortie & que le reſte
du corps demeure engagé au paſſage, ſoit à
cauſe de la trop grande largeur des épaules,

soit parce qu'elles s'y préfentent mal, ou bien parce que le cordon ombilical s'eft entortillé autour du corps ou du col de l'enfant, il faut faifir la tête de chaque côté, appuyer fes deux pouces fur l'occipital, étendre le doigt index & le doigt du milieu de chaque côté le long du col, & foutenir la mâchoire fupérieure de chaque côté, avec le troifiéme & le quatriéme doigt de chaque main. Lorfque l'on a ainfi embraffé la tête, il faut la tirer droit en avant, & fi elle ne vient pas aifément, il faut augmenter les forces & varier la direction d'un côté à l'autre, ou plûtôt d'une épaule à l'autre, non pas par faccades, mais avec un mouvement doux, ferme & égal. S'il n'y a pas moïen de dégager le col de cette maniere, quoique l'on y ait employé autant de force qu'il eft poffible fans s'expofer à arracher le col, il faut tâcher de faire gliffer les circonvolutions du cordon au-deffus de la tête; mais fi l'on ne peut pas y réuffir, il ne faut pas s'amufer à lier le cordon en deux endroits, pour le couper enfuite entre les deux ligatures, comme quelques-uns l'ont confeillé, cette opération demanderoit trop de tems, d'un autre côté, l'enfant n'eft point du tout en danger d'être fuffoqué à caufe de l'étranglement du cordon, parce qu'il ne refpire jamais ou du moins rarement, avant que la poitrine foit fortie.

La meilleure méthode en pareil cas, est de glisser tout de suite un ou deux doigts, soit au-dessus ou au-dessous de l'aisselle, & d'essayer d'attirer par ce moyen le corps pendant que de l'autre main on appuye en même-tems sur le col. Si l'on ne peut pas réussir par cette voye, il faut changer de main, & faire la même tentative à l'autre aisselle ; enfin lorsque ce moyen ne réussit point non plus, il faut couper le cordon & le lier ensuite. Si les épaules sont engagées si haut qu'il ne soit pas possible d'y atteindre avec les doigts, soit pour le saisir ou pour le couper, il faut glisser sa main à plat le long du dos de l'enfant, ou si l'orifice externe est fortement serré autour du col, il faut pousser sa main le long de la poitrine & tirer comme auparavant. Enfin si cette méthode est également infructueuse, il faut se servir d'un crochet mousse, que l'on insinuera doucement pour l'assujettir ensuite sous l'aisselle ; mais cet expédient demande beaucoup de précaution, pour ne pas blesser l'enfant ni déchirer les parties.

Lorsque l'enfant est au monde, il faut couper & lier le cordon, & délivrer le *Placenta* selon les régles que nous donnerons dans la suite.

Section IV.

De la maniere & du tems de rompre les Membranes.

J'ai déja obfervé que lorfque l'enfant étoit environné d'une grande quantité d'eaux, pour que la matrice pût s'appliquer affez immédiatement fur fon corps, & par ce moyen lui faire defcendre la tête, il falloit auparavant que les membranes fuffent defcendues les premieres, qu'elles fuffent avancées confidérablement devant elles, & même qu'elles fuffent rompues, & que les eaux fe fuffent évacuées en affez grande quantité, pour laiffer à la matrice la liberté de fe contraéter & d'expulfer l'enfant au moyen des douleurs. Lors donc que les membranes font fortes, ou qu'elles ne font pas fort avancées, & qu'elles font fi long-tems fans s'ouvrir que l'Accouchement en eft retardé, il faut les rompre fans aucun délai, pourvu que l'orifice interne foit affez dilaté; particuliérement fi la femme a été beaucoup fatiguée, & plus encore fi elle fe trouve épuifée de fon travail, ou s'il lui furvient quelque violente perte de fang; en ce cas, la rupture des membranes hâte l'Accouchement, & l'hémorragie ceffe par la contraétion de la matrice, qui en fe

P

reſſerrant diminue les embouchures des vaiſſeaux qui ſe trouvent auſſi comprimés par le
corps de l'enfant.

La maniere ordinaire de rompre les membranes eſt de preſſer contre avec le doigt,
lorſqu'elles font ſaillie avec les eaux pendant la douleur, ou de les pincer avec le
doigt indice & le pouce ; mais ſi elles ſont
retenues trop haut pour que l'on puiſſe y
atteindre & les ouvrir de l'une ou de l'autre
maniere, il faut inſinuer ſa main dans le vagin, ſi ſon orifice externe eſt aſſez relâché
pour la laiſſer paſſer aiſément ; & s'il n'y a
pas moyen d'y réuſſir ſans cauſer beaucoup
de douleur, il faut introduire le doigt *index*
& le doigt du milieu dans le vagin, & avec
l'autre main inſinuer & diriger entr'eux
une ſonde ou une paire de cizeaux que l'on
paſſera au travers des membranes lorſqu'elles
ſont avancées avec les eaux, au - deſſous
de la tête. Il faut ſe comporter avec beaucoup de précaution dans cette opération ,
& prendre bien garde de bleſſer la tête ;
quant aux membranes , quelque petite que
puiſſe être l'ouverture qu'on y fait , les
eaux en ſortent avec aſſez de force pour les
partager davantage & augmenter l'ouverture.

Section V.

Article Premier.

Ce qu'il faut faire lorsque le VERTEX se présente à l'ouverture des membranes, & qu'il ne laisse sortir que très-peu ou point du tout d'eaux.

Lorsque le *vertex*, au lieu de rester engagé au côté du bord du bassin ou auprès des os pubis, est poussé jusqu'à l'orifice interne, & qu'il n'y a qu'une très-petite quantité d'eaux, la tête se trouve chassée en avant & dilate insensiblement l'orifice de la matrice, sans que les eaux paroissent y avoir aucune part : elle avance ensuite par degrés dans le vagin, & quoique les membranes soient déchirées, elles ne laissent échapper que très-peu ou point du tout d'eaux, jusqu'à ce que le corps de l'enfant soit sorti. En ce cas, si l'on peut sentir les cheveux de l'enfant, c'est une preuve suffisante que les membranes sont rompues : si l'on ne peut trouver aucuns cheveux, & qu'il se présente au toucher un corps uni; enfin si la femme a essuyé plusieurs fortes douleurs, même après que l'orifice de la matrice a été amplement dilaté, & que la tête a été pouffée dans le milieu du baffin, on peut conclure que l'Accouchement eft retardé par la rigidité des membranes, qu'il n'y a qu'une très-petite quantité d'eaux, & que fi ces facs étoient rompus, la tête fortiroit fans aucun obftacle.

On ne peut quelquefois point du tout fentir les eaux, lorfque la tête n'eft avancée que fur le bord fupérieur du baffin, parce qu'elle leur intercepte le paffage & qu'elle les empêche de defcendre; mais à mefure qu'elle fe précipite plus bas, la matrice fe contracte & les eaux font forcés de defcendre en petite quantité vers la partie poftérieure : à mefure que la tête avance davantage, ou quand bien même elle refteroit dans cette fituation, les eaux font pouffées plus bas, & il eft aifé de rompre les membranes. Mais il eft plus difficile d'y réuffir lorfqu'il n'eft point du tout defcendu d'eaux, & que les membranes font appliquées immédiatement fur la tête. En ce cas, il faut les égratigner un peu pendant chaque douleur avec l'ongle d'un de fes doigts, qui quoique rogné de bien près & affez uni, les ufera infenfiblement, & les émincira de plus en plus jufqu'à ce qu'enfin la force du travail les faffe fe rompre fur la tête de l'enfant. On doit cependant avoir attention de ne jamais recourir à cet expédient, que lorfque l'on eft

bien assuré que l'Accouchement n'est effectivement retardé qu'à cause de leur rigidité; en effet, si cette cause n'y apporte point
d'obstacle, la difficulté de l'Accouchement
doit venir de la foiblesse de la femme , de
ce que l'enfant a la tête trop grosse, ou de
ce que le bassin est trop étroit. En ce cas,
l'Accouchement doit être l'ouvrage du
tems ; & ce seroit en augmenter la difficulté que de hâter l'écoulement des eaux, qui
ne passant que peu à peu dans les petits
vuides que la tête leur laisse, doivent servir
à humecter & à lubrifier les parties , & par
ce moyen à faciliter l'Accouchement ; car
lorsque les membranes ne sont point rompues auparavant que la tête soit descendue
dans le milieu du bassin, sa partie la plus
large, qui dès-lors a passé la partie supérieure de l'os sacrum , est ordinairement
chassée en avant, dilate l'orifice externe, &
sort enfin avant que toutes les eaux soient
sorties de la matrice, de sorte que ce qui
en reste, humecte & lubrifie les parties , &
dispose par ce moyen les épaules & le corps
à passer avec plus de facilité. Lorsque les
membranes sont brisées trop-tôt, la partie
inférieure de la matrice se resserre quelquefois si fortement au-dessus des épaules
qu'elle rend la résistance encore plus grande.

P iij

Article II.

Ce qu'il faut faire lorsque l'enfant a le front tourné d'un côté.

Dans la plûpart des Accouchemens naturels l'espace qui se trouve entre les deux fontanelles, l'antérieure & la postérieure, c'est à-dire le *vertex*, se présente à l'orifice interne, & le front est tourné vers un des côtés du bassin, parce que la plus grande largeur du détroit du bassin s'étend d'un côté à l'autre, il arrive même assez souvent qu'avant que la tête soit engagée & fortement enclavée entre les os du bassin, on s'apperçoit après une douleur, que l'enfant a remué & l'a tournée (sa tête) du côté qui lui est le plus commode, ou bien qu'il a pris la posture qui le gêne le moins, lorsqu'il ne se présentoit pas de même auparavant, mais cette posture de la tête peut varier ; en effet, lorsqu'il se trouve des femmes qui ont le détroit du bassin aussi large du devant au derriere que d'un côté à l'autre, leur enfant peut avoir le front tourné en derriere ou en devant ; au reste cette configuration du bassin est peu commune.

On observe constamment cette posture dans un bassin étroit, lorsque la partie supérieure de l'os sacrum se déjette en avant vers les os pubis; mais à mesure que l'enfant baisse, le front se tourne dans la cavité du bassin, formée en partie par la portion inférieure de l'os sacrum, parce que le *vertex* & l'occipital trouvent moins de résistance à la partie inférieure du pubis que du côté de l'*ischium*, vers lequel il étoit tourné auparavant, le bassin n'ayant que deux pouces de profondeur du côté des os pubis, suivant la description que nous en avons donnée cy-dessus, au lieu qu'il en a quatre dans l'endroit des os *ischium*. Ainsi lorsque le front reste dans sa premiere situation sans tourner dans la cavité, on peut introduire un ou deux doigts & même toute la main dans le vagin pendant une douleur, pour le mouvoir & lui aider à prendre une meilleure position.

On appelle l'Accouchement naturel lorsque la tête de l'enfant se présente, & qu'elle est expulsée dans quelqu'une de ces postures, en ce cas il y a très-peu de chose à faire, si ce n'est qu'il faut encourager la femme à pousser de toutes ses forces lorsqu'il lui survient quelque douleur, & à se tranquilliser dans les intervalles qu'elles laissent entr'elles; lorsque les parties font tendues, seches ou enflammées, il faut les oindre & les lubrifier avec quelque pomade, du sain-doux, du beurre, ou de l'onguent d'althéa ; la pomade & le fain - doux conviennent mieux pour les parties extérieures ; le beurre & l'onguent d'althéa, méritent la préférence pour lubrifier l'intérieur du vagin & l'orifice interne de la matrice, parce qu'ils font plus durs, & qu'ils ne fe fondent pas fi aifément.

ARTICLE III.

De ce qu'il faut faire lorfque l'Accouchement est long.

LORIFICE de la matrice & celui du vagin, s'ouvrent pour l'ordinaire avec beaucoup plus de peine dans les premieres couches que dans les fuivantes, particuliérement encore lorfque les femmes font parvenues à l'âge de trente ans ou davantage. En ce cas, il faut dilater doucement l'orifice externe à chaque douleur; pour cet effet on y infinuera fes doigts en forme de cône, & on les tournera tout autour afin de dilater les parties doucement & par degrés; lorfque l'on a introduit toute la main dans le vagin, il eft quelquefois à propos de gliffer les doigts, & la main à plat entre la tête & l'orifice interne, parce que quand on n'a point eu cette précaution affez à tems, l'orifice de la matrice eft fouvent poussé devant la tête, (particuliérement la portion voisine du pubis) même au travers de l'orifice externe ; ou si la tête passe l'orifice de la matrice, elle pousse les parties à l'orifice externe, & met par ce moyen le périnée en danger d'en être déchiré. Il faut cependant user de précaution dans le cours de cette dilatation, & ne jamais l'entreprendre à moins qu'elle ne soit absolument nécessaire ; or dans ce cas-là-même, il faut y procéder doucement, & profiter du tems d'une douleur, parce qu'alors la femme est moins sensible à la force que l'on employe pour dilater les parties.

S'il arrive que l'Accouchement traîne en longueur, quoique toutes les parties soient chacune en leur place, si les assistans sont inquiets, que la femme s'inquiéte elle-même, & s'impatiente en attendant le tems qu'il faut, son inquiétude retarde encore davantage l'Accouchement ; il faut donc tâcher de calmer son inquiétude & de l'amuser de belles paroles ; mais si elle ne s'en contente pas, & qu'elle s'imagine que l'on pourroit lui donner quelques remédes propres à hâter l'Accouchement, on pourra lui prescrire quelque innocent *placemus*, qu'on lui fera prendre par intervalles pour leurer le tems & satisfaire son imagination : & si par hazard elle se trouve foible &

épuifée, il faudra lui prefcrire quelque chofe propre à ranimer la circulation des fluides, telles que les préparations d'ambre,
de caftor, de myrrhe, d'efprits volatils, les
poudres compofées de myrrhe de la pharmacopée de Londres, ou les poudres *ad
partum* de celle d'Edimbourg, & lui
faire obferver en même - tems un régime
propre à nourrir & à fortifier le corps. Si la
malade eft d'une conftitution pléthorique,
qu'elle ait le pouls vif & fort, il faudra fuivre une méthode toute oppofée, la faire
faigner, lui prefcrire des remédes antiphlogiftiques, & lui faire ufer copieufement de
quelque boiffon foible & délayante.

Section VII.

Article Premier.

*De la maniere de gouverner l'Enfant après
fa naiffance.*

Lorsque l'enfant eft au monde, il faut
avoir foin de le tenir chaudement fous les
couvertures, ou de le faire envelopper tout
de fuite dans des linges ou dans de la flanelle, que l'on aura eu la précaution de
chauffer auparavant, lorfqu'on la entendu
crier & que l'on eft affuré qu'il refpire, on

peut lier & couper le cordon ombilical &
abandonner dès ce moment l'enfant à fa
Nourrice ; mais fi l'air ne paſſe pas tout de
fuite dans les poulmons, & que la circulation continue encore de l'enfant au *Placenta*, il faut différer de lier & de couper le
cordon, eſſayer toutes fortes de remédes
pour provoquer la refpiration, & quelquefois - même lui occaſionner de la douleur.
Lorfque la circulation eſt languiſſante , la
refpiration commence avec peine & ne fe
fait que par de longs intervalles , & lorfqu'elle eſt tout-à-fait interceptée dans le
cordon, ſi l'enfant eſt encore envie, il n'en
revient pas aiſément ; il fe paſſe quelquefois un tems aſſez conſidérable avant qu'il
commence à refpirer. Tout ce qui peut
animer la circulation excite la refpiration,
& à mefure que celle-ci augmente la circulation devient plus forte, de forte qu'elles
s'aident mutuellement l'une & l'autre. Pour
les exciter , il faut tenir chaudement l'enfant, le remuer, l'agiter, le frotter, lui frotter la tête, les tempes & la poitrine avec
quelques efprits, lui mettre dans la bouche & fous le nez de l'ail , de l'oignon ou
de la moutarde. Enfin on a quelquefois
rendu la vie à des enfans en leur foufflant
dans la bouche avec une canulle d'argent,
afin d'introduire par ce moyen de l'air

dans les poulmons & de les dilater.

Lorſque le *Placenta* eſt ſorti de lui-même immédiatement ou peu de tems après l'enfant, ſoit par la continuation des douleurs du travail, ou que l'Opérateur en ait fait l'extraction pour donner à la matrice la liberté de ſe contracter, afin d'arrêter les pertes de ſang lorſqu'elles ſont trop conſidérables ; en ce cas, lorſque l'enfant n'a point encore reſpiré & que l'on ſent la pulſation dans les vaiſſeaux, quelques - uns ordonnent (pour de bonnes raiſons) de plonger dans un baſſin de vin ou d'eau chaude le *Placenta*, & autant qu'il eſt poſſible du cordon ombilical, afin de ranimer la circulation de l'un à l'autre ; d'autres conſeillent de placer le *Placenta* ſur le ventre de l'enfant, couvert de couvertures bien chaudes ; il s'en trouve d'autres qui veulent qu'on le mette ſur les cendres chaudes ; mais de tous ces expédiens, le meilleur & le plus ſûr à mon avis, eſt de le mettre dans de l'eau chaude. Cependant ſi le *Placenta* étoit encore retenu dans la matrice, & que l'on n'eut point de perte de ſang dangereuſe à craindre, il ne peut être mieux placé pour maintenir une chaleur uniforme, pendant que l'Accoucheur fait de ſon côté tout ſon poſſible pour faire revivre l'enfant, au moyen des régles que nous en ayons données cy-deſſus.

ARTICLE II.

LORSQUE l'Accouchement eſt long, & que la tête de l'enfant a ſéjourné pendant long-tems dans la cavité du baſſin où elle a été ſi gênée, que les os du crâne ſe ſont déjettés les uns par-deſſus les autres, & que la figure de la tête en a été extraordinairement allongée, le cerveau eſt le plus ſouvent ſi fortement comprimé, que l'enfant tombe dans de violentes convulſions auparavant ou bientôt après ſa naiſſance ; convulſions fort dangereuſes & qui le plus ſouvent le font périr. Pour remédier & détruire cet accident, & pour prévenir les mauvaiſes ſuites de cette compreſſion lorſqu'elle a été longue, il faut couper le cordon avant que d'en faire la ligature, ou bien le ſerrer ſi légerement qu'il puiſſe s'en évacuer deux, trois ou quatre bonnes cuillerées de ſang.

Lorſque l'enfant eſt mort un ou deux jours avant l'Accouchement, les lévres & les parties de la génération, (particuliérement le *ſcrotum* lorſque c'eſt un garçon) prennent une couleur livide ; s'il reſte mort dans la matrice deux ou trois jours de plus , la peau s'enleve aiſément de toutes les parties de ſon corps , & le cordon paroît de la même couleur que les lévres & les parties de la génération; s'il y reste jusqu'à dix, douze ou quinze jours, on peut emporter avec la même facilité le cuir chevelu; enfin telle partie que ce soit de l'enfant, si elle a été fortement comprimée dans le bassin, & qu'elle ait resté dans la même situation pendant quelque tems, elle paroîtra également mortifiée.

Article III.

De la maniere de lier le Cordon Ombilical.

Différens Praticiens se sont servis chacun de différentes méthodes pour faire cette opération; quelques-uns proposent de lier & de couper le cordon avant que le *Placenta* soit sorti; ils conseillent de faire une première ligature immédiatement contre le ventre de l'enfant, pour prévenir, disent-ils, les hernies ombilicales; d'en faire ensuite une autre à deux pouces de distance de la première, & de couper le cordon entre ces deux ligatures. Ils s'imaginent que cette seconde ligature prévient une hémorragie qui seroit dangereuse à la femme, si le *Placenta* étoit encore adhérent à la matrice. Mais toutes ces précautions sont mal fondées, la méthode suivante me paroit la meilleure & en même-tems la plus aisée.

Si les douleurs n'ont pas aïlez de force pour expulfer le *Placenta* immédiatement après l'enfant ; & qu'il ne furvienne aucune hémorragie qui engage à en précipiter l'extraction, on peut accorder un moment de repos à la femme, dont l'enfant profite aufli pour fe rétablir ; s'il ne refpire point, ou qu'il ait la refpiration foible, il fera bon de recourir aux moyens indiqués ci-deffus, pour exciter & ranimer la circulation ; mais fi l'enfant eft vigoureux, & qu'il crie avec beaucoup de force, on peut procéder tout de fuite à la ligature du cordon de la maniere fuivante. On a eu la précaution de fe munir d'une ou de deux ligatures faites de plufieurs brins de fil cirés enfemble, en forme de petit ruban d'environ fept à huit pouces de longueur, & nouées par les deux bouts ; on en prend une dont on lie le cordon environ à deux travers de doigt du ventre de l'enfant, on fait d'abord un tour fi le cordon eft petit, & on fait enfuite deux nœuds pour l'affurer ; mais fi le cordon eft épais, après ce premier tour, il faut en faire deux autres que l'on affure aufli par un double nœud, enfuite on coupe le cordon avec une paire de bons cizeaux, à un doigt de diftance de la ligature vers le *Placenta*. Pour bien faire cette féparation, il faut ouvrir les cizeaux autant qu'il eft poffible,

parce que si l'on se servoit de la pointe seulement , le cordon pourroit glisser & s'en
échapper , & que l'on seroit obligé de donner plusieurs coups avant que de le pouvoir
couper ; il faut encore avoir la précaution
de tenir la pointe des cizeaux de son autre
main. Cette opération faite on lave l'enfant , on enveloppe d'un morceau de linge
le bout restant du cordon, on le replie sur
le ventre, on applique par-dessus une compresse quarrée , que l'on y tient ferme en
enmaillottant l'enfant, à la maniere ordinaire.

Cette portion du cordon se desséche
bien-tôt , elle prend d'abord une couleur
livide, elle noircit ensuite, & vers le cinquiéme jour elle tombe dans sa racine auprès du ventre ; enfin dans quelque partie
du cordon ou à quelque distance du ventre
que l'on en ait fait la ligature, la portion
restante tombe toujours au même endroit ;
de sorte qu'il est à présumer que les hernies
ombilicales ne dépendent pas toujours de la
maniere de lier le cordon ; mais plûtôt de
ce que l'on n'aura pas bien assujetti la compresse , & de ce que l'on n'aura pas serré
assez la frette, pendant quelque tems encore
après la séparation de la portion desséchée
du cordon , particuliérement lorsque les
enfans crient beaucoup. Au reste, il faut
avoir

avoir foin en emmaillottant l'enfant, qu'il ne foit pas ferré au point que la refpiration en foit gênée.

Il faut toujours ferrer la ligature que l'on fait au cordon, de maniere qu'elle bouche exactement l'ouverture des vaiſſeaux ; ainſi lorfqu'ils continuent à laiſſer couler le fang, il faut appliquer une feconde ligature au-deſſous de la premiere, de crainte qu'en négligeant cette précaution, l'enfant ne meure de l'hémorragie. Cependant ſi l'on coupe ou que l'on déchire le cordon à fept ou huit pouces de diftance du ventre, & qu'on l'expofe au froid fans y faire aucune ligature, les artéres fe contractent & fe refferrent d'elles − mêmes ſi étroitement qu'il n'en fort que très-peu ou point du tout de fang ; il arrive même quelquefois qu'après avoir lié & coupé le cordon à trois travers de doigt du ventre de l'enfant, de maniere qu'on y intercepte le cours du fang pendant une heure ou deux, quand même la ligature fe lâcheroit alors, que l'on chaufferoit le cordon & le ventre de l'enfant, & qu'on les tremperoit dans de l'eau chaude, il n'en fortiroit plus du tout de fang.

Section VII.

De la maniere de délivrer le Placenta.

LORSQUE l'on a coupé le cordon & que l'on a remis l'enfant entre les mains de la Nourrice, le premier soin de l'Accoucheur doit être de délivrer la mere de l'arriére-faix & des membranes, lorsqu'ils n'ont pas encore été expulsés par la force du travail. Nous avons observé ci - dessus, que quand il n'y a point d'hémorragie à craindre, on peut accorder un peu de tranquillité à la femme pour la laisser se refaire un peu de la fatigue qu'elle vient d'essuyer, & pour donner le tems à la matrice de dégager & de séparer par ses contractions, le *Placenta* de sa surface interieure; d'un autre côté, il s'évacue pendant cet intervalle environ un ou deux, & quelquefois jusqu'à trois verres de sang des vaisseaux du *Placenta*, or cette évacuation diminue d'autant son volume, de maniere qu'il reste plus de jeu à la matrice pour se contracter ; & c'est pour cette raison - même qu'il me paroît plus à propos de ne faire qu'une ligature au cordon. Lorsque l'on se propose de délivrer le *Placenta*, il faut saisir le cordon avec la main gauche, le rouler & le tenir ferme

autour du doigt indice & du doigt du milieu, ou l'envelopper avec un linge de peur
qu'il n'échappe, pour tirer ensuite doucement par de légeres fécouffes de côté &
d'autre; fi cela ne fuffit pas, il faut emprun-
ter le fecours de la femme, on lui dit de faire
des efforts comme pour aller à la felle, on
la fait fouffler fortement dans fa main, ou
bien on la fait fe provoquer à vômir en
mettant fon doigt dans la bouche. Lorfqu'a-
vec toutes ces précautions on ne peut pas faire venir le *Placenta*, il faut introduire doucement fa main dans le vagin, chercher les
bords de l'arriére - faix, & l'attirer peu à
peu lorfqu'on l'a trouvé; à mefure qu'il fe
préfente à l'orifice externe, il faut le recevoir
avec les deux mains, & emporter en même-
tems toutes les membranes, que l'on aura foin
de dégager doucement & avec précaution
en cas qu'elles foient encore adhérentes.

Lorfque le cordon prend fon origine vers
les bords du *Placenta*, comme il arrive affez
fouvent, on a moins de peine à le faire fortir en lui donnant de légeres fécouffes, que
lorfqu'il eft implanté dans fon milieu; à
moins qu'il ne foit retenu par quelque adhérence à la matrice, ce qui n'arrive pas
ordinairement, ou par le trop grand refferrement de l'orifice interne. Lorfque le cordon eft implanté directement au milieu du

Placenta, & que cette partie se présente à l'orifice interne, ou à l'externe ; cette masse forme un trop gros volume pour sortir ainsi ; en ce cas, il est à propos d'introduire deux doigts dans le vagin pour le saisir par les bords, & les attirer les premieres.

Lorsque les contractions de la matrice ont dégagé le *Placenta* de sa surface, en conséquence de son poids & de son volume, il est expulsé avant les membranes, & l'un & l'autre sortent à l'envers.

Lorsqu'une partie de l'arriére-faix a passé l'orifice interne, & que l'on ne peut pas le délivrer davantage en l'attirant doucement, soit parce que l'orifice interne de la matrice s'est resserré autour de lui dans son milieu, soit parce qu'il est encore adhérent par quelque endroit à la surface interne de la matrice, il faut glisser sa main à plat au travers de l'orifice interne par-dessous le *Placenta*, & lorsque l'on a dilaté la matrice, chercher le bord du *Placenta* & l'attirer à soi ; mais s'il est adhérent à la matrice, il faut insinuer sa main de nouveau, le détacher soigneusement par-tout, & le délivrer comme nous l'avons dit ci-dessus.

Lorsqu'au lieu de trouver le bord ou le milieu du *Placenta* à l'orifice externe ou à l'interne, on s'apperçoit que l'orifice de la matrice s'est étroitement resserré, il faut saifir le cordon ombilical, comme nous l'avons dit ci - deffus, & gliffer fon autre main dans le vagin le long du cordon, enfuite on infinue doucement les doigts & le pouce réunis enfemble en forme de cône, au travers de l'orifice de la matrice, & toujours le long du cordon jufqu'à l'endroit de fon infertion au *Placenta* ; dans cette pofture, on tâte & on cherche avec fes doigts en quel endroit de la matrice le *Placenta* eft adhérent; lorfqu'il eft dégagé dans toute fa circonférence, il faut effayer de le délivrer; mais lorfqu'il eft encore adhérent, il faut procéder tout de fuite à le détacher doucement, ce que l'on fait en portant le dos de fa main vers la furface de la matrice, & en la tournant tout autour du *Placenta* que l'on tient au-dedans. On fuppofe qu'avant d'en venir à cette opération, l'Opérateur a eu foin de bien couper fes ongles. Dans le cours de cette féparation, l'Accoucheur doit avoir foin d'appuyer davantage avec fes doigts fur le *Placenta* que fur la matrice, & lorfqu'il n'eft pas poffible d'en faire la diftinction, parce que tous les deux préfentent la même molleffe, (quoique la matrice foit plus ferme que le *Placenta*, & le *Placenta* plus folide que du fang caillé,) en ce cas, il faut gliffer fes doigts au bord du *Placenta*, les conduire le long de la fur-

face déja féparée, & le détacher doucement
de la matrice jufqu'à ce qu'on l'en ait tout-
à-fait dégagé; il arrive quelquefois que lorfqu'il y en a une portion de féparée, le refte
fe détache de lui-même & vient de fuite
pour peu que l'on tire doucement fur la
portion déja détachée; mais lorfque cela
ne fe fait pas aifément, il le faut dégager
tout entier avec beaucoup de précaution ;
quelquefois encore fi l'on empoigne la furface interne du *Placenta*, il fe détache tout
entier fans aucune autre difficulté. A mefure qu'on délivre le *Placenta*, il faut paffer
fa main par-deffous, & faifir fon bord inférieur par lequel on le tire, parce qu'il eft
d'un trop gros volume pour le tirer tout
à la fois. On doit avoir attention de le délivrer auffi entier qu'il eft poffible, & de tenir le pouce ou les doigts appuyés fur le
cordon ombilical, au moyen de quoi on
empêche fouvent qu'il ne fe déchire.

Lorfque la femme eft couchée fur le dos,
& que le *Placenta* eft adhérent au côté gauche de la matrice, il eft plus commode de
l'en féparer avec la main droite ; il eft
plus aifé au contraire de fe fervir de la
main gauche lorfqu'il eft adhérent au côté
droit de la matrice; mais lorfqu'il tient au-
devant, au derriere, ou au fond de la matrice, on peut indifféremment fe fervir de
l'une ou de l'autre main.

L'endroit de la matrice auquel le *Placenta* est adhérent reste toujours distendu, au lieu que le reste de sa surface se contracte de plus en plus.

Plus l'adhérence se trouve près de l'orifice interne, plus il est aisé de détacher le *Placenta, & vice verfâ*, parce qu'il est difficile d'atteindre jusqu'au fond de la matrice, à cause de la contraction de l'orifice interne & du col de la matrice, que l'on ne peut pas dilater de nouveau sans beaucoup de violence, lorsqu'ils ont été resserrés pendant un certain tems.

Ainsi lorsque le *Placenta* est adhérent au fond de la matrice, & que toute sa partie inférieure s'est resserrée étroitement, il faut introduire sa main dans le vagin en forme de cône, & dilater successivement l'orifice interne & le col de la matrice ; s'il est besoin pour cela de beaucoup de force, il faut l'appliquer doucement, & s'arrêter par intervalles de peur que la main ne s'engourdisse, & pour ne pas s'exposer à détacher le vagin d'avec la matrice, parce qu'en ce cas, le vagin s'allonge considérablement.

Pendant le cours de cette opération, il faut charger quelque personne intelligente d'appuyer avec ses deux mains sur le ventre de la femme, ou y appuyer soi-même avec une de ses mains pendant que l'on in-

troduit l'autre , afin d'affujettir la matrice ;
fans quoi elle fuiroit , & fe rouleroit en forme de pelote fous les parois relâchés de
l'abdomen , ce qui empêcheroit le fuccès
de la dilatation que l'on fe propofe.

Lorfque l'on eft venu à bout de vaincre
la contraction de la matrice , & que l'on a
introduit fa main jufques dans fon fond, il
faut détacher & délivrer le *Placenta*, comme nous l'avons dit ci - deffus , & fi par
hazard la matrice s'étoit refferrée dans fon
milieu , à peu près comme le font les hor-
loges de fables, circonftance qui peut arriver quelquefois , quoiqu'elle foit rare, il
faudroit la dilater de la même maniere.

Dans toute forte de circonftances; mais
plus fpécialement encore lorfque l'on a eu
beaucoup de peine à délivrer le *Placenta*,
il faut introduire fa main dans la matrice
après qu'on l'en a tiré, pour voir fi elle
n'a point été détachée & renverfée en
quelqu'endroit. Si par malheur cet accident étoit arrivé , il faudroit la repouffer &
la réduire fans perdre de tems , & en tirer
enfuite tout ce qui peut s'y trouver de fang
coagulé, qui en y féjournant pourroit occafionner par la fuite de violentes douleurs.

Pour l'ordinaire le *Placenta* fort de lui-
même, dix, quinze. ou vingt minutes après
l'enfant, & quoi qu'il en refte quelque por-

tion dans la matrice, ou quelque portion des membranes ; pourvu qu'il n'en arrive pas une grande hémorragie, elle s'évacue ordinairement le lendemain ou deux jours après, sans qu'il survienne aucun accident à la femme ; mais quoiqu'il arrive, il faut autant qu'on le peut délivrer l'arriére - faix tout à la fois, & avant que d'abandonner la malade pour ne pas lui laisser le tems d'y penser.

Il paroît que les Anciens & les Modernes ont pensé différemment, & ont en conséquence prescrit différentes manieres de délivrer l'arriére - faix. En effet, quelques-uns ont dit qu'il falloit le tirer doucement ou le laisser sortir de lui-même ; d'autres ont voulu qu'immédiatement après la sortie de l'enfant, l'Accoucheur introduisît sa main dans la matrice, afin de l'en détacher & de le délivrer. Avant de se décider en faveur des uns ou des autres, il est à propos de considérer combien la nature agit par elle - même dans ces sortes de cas. L'expérience journaliére nous apprend que dans le cours ordinaire des Accouchemens, sur cinquante ou même sur un cent, il ne s'en trouve quelquefois pas un où il y ait autre chose à faire qu'à recevoir l'enfant ; & il s'est trouvé des Anciens qui ont avancé qu'il n'y avoit de danger de ce côté-là, tout au plus que dans un Accouchement fur un mille : or comme la nature fe fuffit le plus fouvent en pareil cas, il eft fort rare, peut-être pas une fois fur vingt ou fur trente, que j'aye befoin de dégager le *Placenta*, parce qu'ordinairement il fort de lui-même, moyennant les légeres fecouffes que je donne au cordon, & les efforts que fait la femme ; d'un autre côté je trouve qu'il eft auffi aifé de dilater l'orifice de la matrice quelques heures après l'Accouchement, comme dans tout autre tems ; ce qui me fait préfumer qu'il eft plus à propos de fuivre un certain milieu, de ne jamais donner de fecours que lorfqu'on le croit néceffaire, de ne point troubler la nature lorfqu'elle fe fuffit à elle-même, & de ne pas lui refufer trop long-tems fon fecours, parce qu'il pourroit arriver quelquefois, quoique rarement, que le *Placenta* reftât plufieurs jours en arriére ; & fi par quelque accident que ce foit la matrice venoit à s'enflammer, & qu'en conféquence il prit mal à la femme, l'Accoucheur feroit blâmable d'avoir différé fi long-tems à délivrer l'arriére-faix.

CHAPITRE III.

Des Accouchemens laborieux.

SECTION PREMIERE.

De ce qui peut occasionner les Accouchemens laborieux.

DANS le Chapitre précédent qui traite des Accouchemens naturels, j'ai décrit la méthode la plus simple & la plus aisée de gouverner les femmes, de délivrer l'enfant & de tirer le *Placenta* ; mais comme il arrive quelquefois que l'on est obligé de recourir à des secours extraordinaires pour conserver la mere ou l'enfant, ou tous les deux, il est à propos d'indiquer de quelle maniere il faut se conduire dans les Accouchemens laborieux, qui se présentent plus fréquemment que des Accouchemens contre - nature.

On s'est soulevé tout d'un coup contre les Maîtres de l'Art, comme s'ils se plaisoient à se servir d'Instrumens & à recourir à la violence dans le cours de leur Pratique ;

mais cette rumeur n'est venue que de l'ignorance de ceux qui ne sçavent pas que les Instrumens sont quelquefois absolument nécessaires , ou de l'avidité de quelques mauvais Praticiens, soit Accoucheurs, soit Sage-femmes, de gens en un mot, également méprisables par la bassesse de leurs sentimens & par leur ignorance, qui s'imaginent bien faire leur compte en décriant la Pratique de gens plus éclairés qu'eux. J'avoue que les Instrumens ont quelquefois fait de grands ravages entre les mains de gens mal - adroits & peu accoutumés à s'en servir ; mais je suis persuadé que tout bon Praticien tentera tout ce que la prudence peut suggérer pour la sûreté de ses malades, avant d'en venir à aucun reméde violent, soit avec les mains seules , ou armées de quelque Instrument ; au reste il se présente quelquefois des cas dans lesquels les précautions les mieux concertées sont tout-à-fait infructueuses. Il est donc absolument nécessaire de faire connoître les secours dont on doit se servir dans les Accouchemens dangereux , quoiqu'il ne soit point du tout à propos de s'en servir, si ce n'est lorsque la vie de la mere, ou celle de l'enfant, ou celle de tous les deux est dans un danger évident ; en ces cas - là - même, il ne faut y recourir qu'avec la derniere précaution : quant à

moi, j'ai toujours différé de m'en fervir autant que j'ai crû pouvoir fans leur fecours,
mettre la vie de mes malades en fûreté ; &
j'ai toujours confeillé cette maxime à ceux
qui m'ont fait l'honneur de m'écouter.

Tous les différens cas dans lefquels la
tête de l'enfant fe préfente la premiere, &
ne peut fortir dans les voyes naturelles
telles que nous les avons décrites, Chap.
2e. Sect. 2e. de ce Livre, font réputés laborieux, plus ou moins, felon les différentes
circonftances qui occafionnent la difficulté;
Ces circonftances font ordinairement, d'a-
bord une grande foibleffe occafionnée par
le défaut d'appetit & par les mauvaifes di-
geftions ; des vômiffemens fréquens , des
diarrhées ou diffenteries, des pertes , ou
toute autre maladie capable d'épuifer la
malade : elles peuvent encore venir de la
grande fatigue que la mere peut avoir effuyée , en conféquence de quelque mauvais traitement dans le commencement de
fon travail.

Secondement l'Accouchement peut devenir laborieux en conféquence de quelque
grand chagrin , de quelque inquiétude ou
de quelque peine d'efprit occafionnés par
la nouvelle imprévue de quelque malheur
fubit, annoncée mal-à-propos à une femme
pendant fon travail ; de pareils accidens

font souvent une si grande impression sur les femmes, qu'elles perdent leurs douleurs & tombent en danger de succomber dans leur travail.

Troisiémement, à cause de la rigidité de l'orifice de la matrice, du vagin & des parties extérieures ; accident qui arrive assez communément aux femmes grosses de leur premier enfant, particuliérement lorsqu'elles sont fort avancées en âge, comme à quarante ans ou au - dessus ; cependant il peut encore venir de quelques callosités considérables, à la suite du déchirement ou de l'ulcération des parties ; ou par la présence de quelque glande engorgée & de quelque tumeur schirreuse qui bouche le vagin.

Quatriémement, parce que le bassin est trop petit ou mal conformé : cet accident est assez ordinaire dans les femmes fort petites, ou qui ont été rachitiques dans leur enfance.

Cinquiémement, à cause de l'ossification extraordinaire & prématurée des os du crâne de l'enfant, qui empêche ces os de prêter à mesure qu'ils sont enclavés dans le bassin ; de quelque hydrocephale ou hydropisie du cerveau qui donne un si grand volume à la tête, qu'elle ne peut franchir le passage qu'après que ces eaux sont évacuées.

Sixiémement, à cause de la mauvaise position de la tête de l'enfant ; c'est - à - dire, lorsque le front est tourné vers les aînes ou vers le milieu des os pubis ; lorsque l'enfant présente la face & qu'il a le menton appuyé sur les os pubis, sur un des os *ischium* ou sur l'os *sacrum* ; lorsque le sommet de la tête ou la couronne reste engagée au-dessus des os pubis, & que la face est affaissée dans la concavité que forme l'os sacrum ; enfin lorsque l'enfant présente l'une ou l'autre de ses oreilles.

Septiémement, lorsque la partie inférieure ou le col de la matrice s'est contracté devant les épaules, ou que le corps de l'enfant est engagé dans les circonvolutions du cordon.

Dans tous ces cas, excepté lorsque le bassin est trop étroit, & la tête de l'enfant trop grosse, pourvu que la tête soit restée au - dessus du détroit du bassin ; ou quand même elle y seroit descendue, si l'on peut aisément la repousser dans la matrice, la meilleure méthode est de tourner l'enfant, & de le délivrer par les pieds, selon les moyens que nous indiquerons cy - après ; mais si la tête est enclavée dans le milieu ou à la partie inférieure du bassin, & que la matrice soit fortement resserrée autour de l'enfant, il faut tâcher de le délivrer avec

les *Forceps* ; enfin dans toutes les circonftances énoncées cy-deffus, fi la femme eft
en danger, & qu'on ne puiffe retourner l'enfant, ni le délivrer avec les *Forceps*, il faut
lui ouvrir le crâne & le tirer avec les crochets. Les Accouchemens laborieux occafionnés par quelqu'une des caufes énoncées
cy - deffus , fe préfentent beaucoup plus
fouvent que ceux que l'on appelle contre-
nature; mais ceux qui viennent de l'étroiteffe du baffin, ou de la groffeur exceffive
de la tête font d'une conféquence bien plus
dangereufe. Ces circonftances demandent
beaucoup plus de jugement & de circonfpection de la part de l'Accoucheur , que
celles dans lefquelles la tête ne fe préfente
pas; parce que l'on fçait que quand il fe
préfente toute autre partie que la tête, la
meilleure méthode & la plus fûre eft de délivrer l'enfant par les pieds , au lieu que
dans les Accouchemens laborieux , il faut
examiner de bonne heure la caufe qui peut
retarder la fortie de la tête , & prévoir en
même - tems les moyens qu'il eft à propos
d'employer pour la faciliter. Il faut déterminer de bonne heure fi l'on doit fe repofer
tranquillement fur les efforts de la nature,
ou s'il eft abfolument néceffaire de la fécourir. Si l'on vient trop-tôt à fon fecours, &
que l'on y employe beaucoup de force, de

maniere

maniere que cette violence prématurée fasse
périr la mere & l'enfant, ou seulement l'un
des deux ; on aura à se reprocher de s'être
engagé inconsidérément dans cette opération, parce que l'on supposera que si l'on
eût attendu un peu plus long - tems , les
douleurs auroient pû , par degrés, délivrer
l'enfant ; ou au moins qu'elles auroient pû
pousser la tête si bas, que l'on auroit pû
la dégager avec beaucoup plus de sûreté
moyennant les *Forceps*. D'un autre côté,
si l'on abandonne tout à la nature , on expose l'enfant à une mort presque certaine,
à cause de la forte compression que reçoivent la tête & le cerveau ; & la femme est
si épuisée de la longueur du travail, qu'elle
est dans un danger évident de perdre la vie.
En pareil cas, on se reproche au contraire d'a-
voir trop différé à la secourir, lorsque l'on
fait attention que si on l'avoit délivrée plûtôt, & que l'on n'eût pas eu tant d'égards à
la vie de l'enfant, on auroit pû sauver celle
de la femme sans l'exposer à des hazards si
périlleux. Nous devons sans doute faire
tout notre possible pour sauver la mere &
l'enfant lorsqu'il y a moyen ; mais si l'on ne
peut pas y réussir, il faut consulter l'intention des parens ; enfin toutes les fois que le
cas paroît douteux , il faut se comporter
avec beaucoup de précaution & de cir-

R

conspection selon ce qu'on avise de mieux & de plus pratiquable.

Lorsque la tête est enclavée dans le bassin, & que la matrice s'est étroitement resserrée autour de l'enfant, il faut employer une grande force pour la repousser au fond de la matrice, & d'autant plus grande qu'elle doit être suffisante pour dilater la matrice au point de loger la tête, la main & le bras de l'Accoucheur, encore a-t-on beaucoup de peine à retourner l'enfant.

Lorsque la tête est trop grosse, si on tourne l'enfant on pourra bien en délivrer le corps, mais la tête restera prise au-dessus du détroit, & on ne pourra la dégager sans le secours des crochets ; la difficulté est cependant encore plus grande quand cet accident vient de l'étroitesse du bassin, quand même la tête seroit de la grosseur ordinaire. Lorsque les choses sont en cet état, il ne faut point s'amuser à retourner l'enfant, parce qu'on n'en peut venir à bout sans tourmenter extraordinairement la mere, & sans se fatiguer beaucoup soi-même mal-à-propos : ainsi il vaut mieux mettre tout de suite les Forceps en usage, & lorsqu'on n'en vient point à bout par ce moyen, il faut diminuer le volume de la tête, la dépécer, & la tirer par morceaux, comme nous le dirons cy-après.

Section II.

Des Filets & des Forceps.

Nous avons obfervé cy-devant que le plus grand nombre des Accouchemens difficiles & longs, vient de ce que la tête eft enclavée dans le baffin ; fituation qui dépend d'une des fept caufes que nous avons alléguées. Autrefois l'enfant périffoit pour l'ordinaire en pareil cas , à moins qu'il ne fût poffible de le retourner & de le délivrer par les pieds ; ou fi l'on pouvoit le tirer en vie, il mouroit bien-tôt après fa naiffance , ou ne fe rétabliffoit qu'avec beaucoup de peine de la longue & forte compreffion que fa tête avoit effuyée; d'un autre côté la vie de la mere étoit pareillement en grand danger par la même caufe, comme nous l'avons expliqué cy-deffus : Parce que comme la compreffion eft réciproque , les fibres & les vaiffeaux des parties molles contenues dans le baffin, font toutes contufes par la tête de l'enfant, & que leurs fluides ne peuvent pas y circuler ; de maniere qu'il y furvient une inflammation des plus confidérables qui eft quelquefois fuivie d'une mortification fubite : lorfqu'il n'y avoit pas moyen de tourner l'enfant, on avoit coutume en pareil cas, de lui ouvrir la tête & de la tirer avec les crochets; cet expédient soulevoit toutes les femmes en général qui remarquoient que lorsqu'on étoit obligé d'appeller un Accoucheur, la mere ou l'enfant, ou le plus souvent tous les deux y perdoient la vie; de pareilles reproches qui déconcertoient infailliblement les mauvais Praticiens, ont au contraire excité l'émulation de plusieurs vrais Maîtres de l'Art, qui ont cherché des moyens plus doux pour délivrer la tête, afin de pouvoir sauver l'enfant sans mettre la vie de la mere en danger.

Leurs recherches n'ont pas été infructueuses. Ils ont pour cet effet trouvé des expédiens meilleurs & plus certains, & depuis quelque tems, ces moyens ont été portés à un plus haut degré de perfection *dans ce Royaume que par-tout ailleurs*; de maniere que pourvu que l'on appelle aujourd'hui un Accoucheur avant que l'enfant soit mort, ou avant que les parties de la femme soient en danger de tomber en mortification, on peut pour l'ordinaire, délivrer heureusement la mere & l'enfant. Cette heureuse découverte n'est autre chose que le Forceps, qui comme nous l'avons dit, a été d'abord mis en usage en Angleterre, par le Docteur Chamberlain qui en a fait un miftére, & ne l'a révelé qu'à fes neveux : & après leur mort on en avoit une connoiffance fi imparfaite, que l'on s'en fervoit rarement avec fuccès, ce qui détermina plufieurs Praticiens à lui fubftituer différentes fortes de filets ou de lacs. On inventa encore en Angleterre, en France & ailleurs, différentes fortes de crochets mouffes garnis de cuir. Enfin depuis le Docteur Chamberlain, on a effayé de différentes façons de perfectionner le Forceps auquel on a fait plufieurs changemens, particuliérement fur ce qui concerne fes jointures, fon manche, fa forme & fa compofition.

La maniere de s'en fervir anciennement étoit d'introduire chaque branche de cet Inftrument l'une après l'autre, de faifir la tête avec le plus haut que l'on pouvoit, de l'attirer enfuite en droite ligne, & de la délivrer en dirigeant la force en bas ; par ce moyen on déchiroit le plus fouvent les deux orifices, l'interne & l'externe, & on meurtriffoit toute la tête de l'enfant ; de fi mauvaifes fuites firent abandonner cet Inftrument de quantité de Praticiens, entre lefquels il s'en trouva quelques-uns qui en fa place effayerent de paffer par-deffus la tête de l'enfant différentes fortes de filets ; mais de tous ces expédiens il n'y en a aucun dont l'ufage foit auffi aifé, ou defquels on puiffe efpérer autant d'avantages que du Forceps, lorfqu'il eft bien appliqué & bien conduit, felon la méthode que nous indiquerons dans la Section fuivante.

M. CHAPMAN a été le premier, comme nous l'avons dit dans l'introduction, qui nous ait donné la defcription du Forceps, & de la maniere de s'en fervir. Et l'on trouve dans les Obfervations que M. Giffard a publiées, différens cas dans lefquels il a délivré & fauvé l'enfant au moyen de cet Inftrument. On inventa auffi un Forceps à Paris, dont on peut voir la figure dans un mémoire communiqué à la Société d'Edimbourg par M. Butter Chirurgien ; Mais après que M. Chapman eut donné la figure de fon Inftrument, qui étoit le même que celui dont fe fervoient autrefois les Mrs Chamberlain, on adopta en France cette forte d'Inftrument que l'on appella du nom de fon Correcteur, FORCEPS DE CHAPMAN. Quant à moi, m'étant apperçu dans le cours de ma Pratique qu'en fuivant les defcriptions de MM. Chapman, Giffard & Grégoire de Paris, il ne m'étoit fouvent pas poffible d'arracher la tête de l'enfant fans la meurtrir & fans déchirer les parties de la femme, parce qu'ils confeillent d'introduire les branches du Forceps

dans l'endroit où l'on trouvera plus de facilité à les infinuer, & lorfqu'on aura faifi
la tête par quelque endroit où l'on puiffe
avoir prife, de l'attirer avec plus ou moins
de force, felon qu'elle fera plus ou moins
de réfiftance : je commençai à confidérer
fous un point de vûe méchanique tout ce
qui y a rapport aux Accouchemens, dont
l'étude faifoit depuis long-tems ma principale occupation, & dès-lors je réduifis l'extraction de l'enfant aux régles du mouvement des corps en différentes directions :
conformément à mon nouveau plan, j'examinai plus férieufement les dimenfions & la
forme du baffin, enfemble la figure de la tête
de l'enfant, & les différens mouvemens
qu'elle fait en traverfant le baffin dans les
Accouchemens naturels. Mon étude ne fut
point infructueufe : non - feulement j'en retirai les moyens d'opérer avec beaucoup
plus de facilité & de fûreté qu'auparavant;
mais encore j'eus le plaifir de m'appercevoir dans mes leçons, qu'il m'étoit beaucoup plus aifé de donner une idée claire &
diftincte de cet Art, au moyen du méchanifme que j'en expofois, que de toute autre
maniere · entr'autre elle m'a fervi à donner
des régles beaucoup plus fûres & plus folides pour fe fervir du Forceps, & cela de
l'aveu de plufieurs Anciens Praticiens, après

R iv

qu'ils ont eu réfléchi sur l'incertitude qu'il y avoit à s'en servir selon l'ancienne méthode. Ces connoissances jointes à mon expérience & à différentes idées qui se font préfentées à moi, & que l'on m'a communiquées dans le cours de mes leçons & de ma pratique, m'ont encore conduit à changer la forme & les dimenfions du Forceps, (tel que le fait aujourd'hui M. Beft, *in lombard-ftreet*), de maniere que par cette correction on évite tous les inconvéniens qu'il y avoit à fe fervir de l'ancien.

L'application des méchaniques à l'Art des Accouchemens, ne peut pareillement être plus utile en aucune autre circonftance que lorfqu'il faut tourner & délivrer l'enfant par les pieds; en effet, on doit alors confidérer principalement la contraction de la matrice, la fituation de l'enfant, & la maniere dont fe meut un corps refferré dans des bornes fi étroites. Je n'ai cependant eu recours aux méchaniques qu'autant que je les ai trouvées utiles dans la Pratique, & plus propres à donner une idée claire des différentes difficultés qui peuvent s'y rencontrer, à ceux qui fuivent ou qui ont fuivi mes leçons, pour lefquels entr'autres j'ai entrepris cet Ouvrage.

On a inventé différentes fortes de lacs & de filets, dont le plus fimple eft un nœud que l'on fait à l'extrêmité d'une bande ou d'une lisiére; mais il faut qu'il soit appliqué avant que la tête soit enclavée dans le bassin; ou si elle y est déja, qu'il soit possible de la repousser & de l'élever au-dessus du bord du bassin. Pour s'en servir il faut dilater peu à peu l'orifice externe, & l'orifice interne, le porter ensuite sur l'extrêmité de ses doigts, & le glisser par-dessus le front & le derriere de la tête. Il y en avoit encore d'autres sortes que l'on introduit différemment au moyen de certains Instrumens mousses, dont il seroit aussi ennuyeux de donner la description qu'il l'est de s'en servir : enfin la plus utile de toutes ces inventions consiste dans une espéce de filet fait en forme de coëffe, montée sur un morceau de bâlene, d'environ deux pieds de long. Cette machine s'applique plus aisément que toutes les autres de même nature.

Lorsque la tête est engagée fort haut dans le bassin, s'il y a long-tems que la femme est en travail, & que les eaux sont percées & évacuées, que la matrice soit si fort contractée, qu'il n'y ait plus moïen de repousser la tête & les épaules, ni de tourner l'enfant pour le délivrer par les pieds, que d'un autre côté les douleurs soient si foibles & la mere si épuisée, qu'elle tomberoit dans un danger

évident si on ne lui donnoit promptement du
secours ; enfin lorsque l'orifice interne, le vagin & les parties extérieures de la génération
sont enflammées & tuméfiées ; ou lorsqu'il se
fait une perte considérable de sang, par la matrice, on peut se servir avec beaucoup de
succès de cette sorte de filet ; pourvu que
le bassin ne soit point trop étroit, ni la tête
trop grosse. En ce cas, si les deux orifices,
l'externe & l'interne ne sont pas déja suffisamment ouverts, il faut les dilater par degrés autant qu'il est possible, avec sa main
que l'on doit introduire en même - tems &
glisser à côté de la tête, afin d'en mieux reconnoître la position. Lorsque l'on s'en est
assuré, il faut insinuer la balene & le filet en
double par - dessus la face & le menton où
l'on trouve une meilleure prise, & par conséquent d'où cette machine est moins sujette à glisser & à se lâcher; lorsqu'on l'a
appliquée, il faut retirer sa main & dégager entiérement la balene du filet, qu il faut
tirer doucement à chaque douleur, (après
en avoir lié les bouts ensemble,) on appuye en même-tems avec son autre main
sur la partie opposée de la tête, & l'on tire
avec plus ou moins de force, selon qu'on
trouve plus ou moins de résistance.

Toutes sortes de filets ont en commun
ce desavantage, qu'il est très-difficile de les

introduire.& de les appliquer ; & quoiqu'il
foit plus aifé de fe fervir ou d'appliquer celui - ci que tous les autres, cependant lorfque le *vertex* fe préfente, le menton de
l'enfant eft fi bien appliqué contre la poitrine , qu'il n'y a fouvent pas moyen d'infinuer le filet entre deux, & fi on l'applique
fur la face ou fur le derriere de la tête, le
plus fouvent il gliffe & lâche fa prife lorfqu'on vient à le tirer ; mais en fuppofant
que l'on ait la commodité de le bien appliquer , lorfque la tête eft groffe ou que le
baffin eft étroit, de maniere que l'on foit
obligé de tirer avec une grande force , le
filet écorchera & coupera même les parties
molles jufqu'aux os, & fi l'on employe affez
de violence pour arracher l'enfant tout d'un
coup, les parties extérieures de la femme
feront en grand danger d'être auffi déchirées
tout d'un coup ; mais lorfque la tête eft petite & qu'elle fuit moyennant qu'on la tire
avec une force médiocre , on peut au
moyen de ce fecours, délivrer l'enfant fans
qu'il en réfulte aucune mauvaife conféquence. Cependant en ce cas, l'expérience nous
apprend qu'à moins que la femme ne foit
attaquée de quelque fymptôme dangereux,
la tête defcendra peu à peu dans le baffin
avec le tems, quand même elle feroit trop
groffe pour qu'on la pût tirer avec le filet

ou avec les Forceps; elle nous apprend, dis-je, que l'enfant se délivrera heureusement par le seul secours des douleurs du travail, quoiqu'il soit long & languissant, & que la mere paroisse foible & épuisée, pourvu que l'on ait soin de la soutenir avec de bonne nourriture, & de lui faire prendre des restaurans & des cordiaux.

Qu'on ne s'imagine cependant pas sur ce que je viens de dire, que j'aye plus de préférence pour aucune de ces sortes d'inventions que pour les autres; comme ma principale étude a été de perfectionner l'Art des Accouchemens, j'ai examiné beaucoup de différentes méthodes dans les vûes de m'attacher à celle qui me paroîtroit la plus propre à bien réussir dans la Pratique; j'ai essayé différentes sortes de lacs dont on m'a vanté les avantages de tems à autre, je me suis servi entr'autres, plus particuliérement de celui dont j'ai parlé en dernier lieu, dont j'ai l'obligation au Sçavant Docteur Mead, qui me le communiqua il y a neuf ans; comme cette sorte de filet semble en apparence plus aisée à introduire que toutes les autres, j'ai eu la précaution de le porter avec moi pendant plusieurs années, toutes les fois que j'ai été appellé dans des cas difficiles, & je m'en suis souvent servi en conséquence; Mais j'ai observé en général qu'il y avoit tant d'incertitude dans son application, également que dans celle de tous les autres lacs, que j'ai été obligé de recourir au Forceps, qui étant beaucoup plus facile à introduire, & fixé avec plus de certitude, manque rarement de répondre au succès que l'on en attend, & le fait toujours beaucoup mieux qu'aucun des expédiens que l'on a trouvés jusqu'ici.

Au reste ce que j'en dis ne doit point empêcher ceux qui ont des talens de les employer à perfectionner ces moyens, ou tout autre qu'ils croiront être utile & secourable ; car l'expérience nous apprend tous les jours que nous n'avons encore rien de parfait, & que nos connoissances dans les Sciences & dans les Arts, sont pareillement encore bien éloignées du *nec plus ultrà*. Et j'espere que tous les vrais Citoyens nous feront volontiers part de leurs découvertes, à la confusion de ceux qui ne cherchent rien que pour eux.

Dans les Accouchemens laborieux, à mesure que la tête avance dans le bassin, les os du crâne sont ordinairement si comprimés qu'ils sont obligés de chevaucher les uns sur les autres, de maniere que toute la tête perd de son volume, & qu'à mesure qu'elle baisse, de ronde qu'elle étoit, elle prend une figure oblongue ; ainſi donc , lorſqu'elle eſt enclavée dans le baſſin , qu'elle y reſte engagée pendant long - tems , & que les douleurs du travail ne ſuffiſent pas pour la délivrer , on peut fort aiſément & en toute ſûreté introduire le Forceps qui fait, pour ainſi - dire, les fonctions de deux mains artificielles , dont la tête eſt très - peu, ou point du tout marquée, & la femme rarement déchirée. Mais lorſque la tête eſt reſtée au-deſſus des bords du baſſin , ou qu'il n'y en a qu'une petite portion ſeulement qui y ſoit enclavée, & qu'il paroît que le baſſin eſt trop étroit ou que la tête eſt trop groſſe , & par conſéquent que les plus fortes douleurs du travail ne ſont pas capables de délivrer la femme ; en pareil cas, il n'y a pas moyen de ſauver l'enfant, ſoit qu'on le retourne & qu'on le tire par les pieds, ou qu'on eſſaye de le délivrer au moyen du filet & des Forceps ; l'Accoucheur ſe voit donc dans la dure néceſſité de recourir aux crochets pour en faire l'extraction. Cependant dans tous ces cas, il faut eſſayer auparavant s'il n'y a point moyen de réuſſir avec le Forceps, en effet, on réuſſit quelquefois mieux qu'on n'avoit lieu de ſe le promettre, pourvu que l'Accouchement ſoit retardé par la foibleſſe de la femme , & par la ſeconde , la troiſiéme , la ſixiéme ou la ſeptiéme des cauſes rappor-

tées ci-deffus ; mais on ne doit pas y compter quand même le *vertex* fe préfenteroit,
fi le front refte engagé au-deffus du bord
latéral ou poftérieur du baffin, & que la
tête ne foit point defcendue dans la cavité
du baffin, ou au moins s'il n'y en a qu'une
très-petite partie qui y foit enclavée, à peu
près comme le feroit la point d'un pain de
fucre, quoique la mere ait eu de fortes
douleurs pendant plufieurs heures encore
après la rupture des membranes ; car on
peut déduire de toutes ces circonftances-là,
que la portion la plus confidérable de la tête
eft reftée engagée au - deffus du bord du
baffin, & par conféquent que la tête eft
trop large, ou que le baffin eft trop étroit.
Cependant dans ces cas là-même, on peut
faifir fi bien la tête, foit avec le filet dont
nous avons parlé en dernier lieu, ou avec
une longue paire de Forceps, qu'en tirant
avec beaucoup de force, & en ferrant bien,
on pourra arracher la tête : mais une fi
grande violence eft ordinairement fatale à
la femme ; parce qu'elle peut occafionner
une fi grande inflammation, & peut - être
encore, un fi grand déchirement des parties , qu'elles tombent en mortification :
pour ne pas laiffer les jeunes Praticiens
expofés à de fi fâcheux hazards , & pour ne
pas m'expofer moi - même à la tentation

d'employer plus de force qu'il n'en faut; je me fuis toujours fervi, & j'ai toujours recommandé des Forceps dont les manches fuffent fi courts, qu'il n'y eut pas moyen de faire affez de violence pour mettre la vie de la femme en danger; quoiqu'il leur refte affez de prife pour tirer la tête, lorfqu'il y en a la moitié ou les deux tiers avancés juf-qu'au détroit du baffin ou un peu au - deffus.

Lorfque la tête eft haute, on peut fermer les Forceps au milieu du baffin ; mais en ce cas, il faut avoir foin de bien s'affurer avec fes doigts que l'on portera tout autour, fi l'on n'engage point en même-tems quelque partie du vagin. Il arrive quelquefois lorf-que la tête refte, ou qu'elle eft trop preffée contre la parois antérieure ou latérale du baffin, foit à fon bord ou à fa partie infé-rieure, qu'en introduifant une des branches du Forceps on la faffe defcendre plus bas, pourvu que les douleurs foient fortes & que l'on aide cette opération avec les doigts de l'autre main, qu'il faut appliquer au côté oppofé de la tête. Mais fi les doigts ne peu-vent pas atteindre affez haut, le meilleur expédient eft de tourner ou de porter cette branche vers l'oreille de l'enfant, & d'in-troduire l'autre du côté oppofé.

Dans des baffins étroits, j'ai quelquefois
trouvé

trouvé la tête de l'enfant tellement déjettée
en avant par-deſſus les os pubis, à cauſe de la
ſaillie de l'os *ſacrum* & de la derniere vertébre des lombes, qu'il ne m'étoit pas poſſible
de porter les manches des Forceps aſſez en
arriére pour ſaiſir entre leurs tiges la tête
dans ſa groſſeur. Pour obvier à cet inconvénient, j'ai fait faire une paire de Forceps plus
longue, courbe d'un côté & convéxe de l'autre; mais on ne doit jamais s'en ſervir excepté
lorſque la tête eſt petite : car comme nous l'a-
vons déja obſervé ci - deſſus lorſque la tête
eſt groſſe, & qu'elle demeure en plus grande partie au-deſſus du baſſin, les parties de
la femme ſeroient ſujettes à s'enflammer &
à être contuſes ſi l'on y faiſoit trop de violence. On peut néanmoins s'en ſervir avec beaucoup d'avantage, lorſque la face ſe préſente,
qu'elle eſt deſcendue bien bas, & que le menton eſt tourné du côté de l'os *ſacrum* , parce
qu'en ce cas, l'occipital ſe trouve du côté
du pubis, de maniere que l'on peut mieux
ſaiſir la tête avec les extrêmités des branches des Forceps ; mais on ne peut pas
tourner ſi aiſément le menton au - deſſous
des os pubis, avec les Forceps de cette derniere invention qu'avec les autres, lorſqu'il
n'y a pas moyen d'attirer le derriere de la
tête au - deſſous de ces os.

S

SECTION III.

Régles générales pour se servir des Forceps.

PLUS la tête est avancée dans le bassin, plus il est aisé de la délivrer avec le Forceps ; parce qu'alors de ronde qu'elle étoit, elle devient oblongue à mesure qu'elle est chassée par les douleurs du travail : au contraire, lorsque la tête reste en haut & qu'elle est arrêtée au détroit du bassin, on se sert des Forceps avec beaucoup plus de peine & d'incertitude.

Il faut dilater peu à peu l'orifice externe, avec l'extrêmité de ses doigts que l'on y introduit l'un après l'autre disposés en forme de cône après les avoir bien graissés de pomade, & pour cet effet, les tourner & leur faire faire un mouvement demi circulaire à mesure que l'on parvient à les insinuer plus avant : lorsque la tête est descendue si bas qu'il n'est pas possible d'introduire sa main assez haut sous cette forme, il faut dilater les parties avec les doigts tournés vers le coccix, le dos de la main en haut vers la tête de l'enfant. Lorsque l'on a ouvert les parties extérieures suffisamment pour y introduire tous les doigts, il faut retourner le dos de la main vers le périnée, & applatir les doigts & le pouce pour les glisser entre la tête & l'os *sacrum*. Si l'on travaille avec la main droite, il faut la tourner un peu du côté gauche du bassin, parce que le ligament large & la membrane qui remplit l'espace qui se trouve entre l'os sacrum & les os *ischium* prêtent davantage, & laissent plus d'espace aux doigts pour avancer ; pour la même raison lorsque l'on se sert de la main droite, il faut la tourner un peu du côté droit : lorsque l'on est parvenu jusques-là, il faut continuer de pousser jusqu'à ce que les doigts soient au-de-là de l'orifice interne ; & avec la paume de la main élever ou écarter la tête, afin d'avoir la liberté de la porter plus haut ; dilater les parties intérieures, s'assurer bien de la situation & du diamétre de la tête, & en même-tems de toutes les dimensions du bassin. Par cet examen, l'on se met en état de juger s'il est à propos de tourner l'enfant & de le délivrer par les pieds, ou de le tirer avec les Forceps ; ou si les douleurs sont fortes, que la tête se présente assez bien, & qu'elle ne soit point enclavée dans le bassin, il faut prendre le parti d'attendre quelque tems dans l'espérance que les douleurs pourront délivrer l'enfant, particuliérement si l'on ne

voit point la femme dans un danger pro-
chain, & que le plus grand obſtacle à ſa
délivrance vienne de la rigidité des membranes.

Pour s'aſſurer de la poſition de la tête,
on cherche une des oreilles dont la partie
antérieure ou le tendron ſe trouve du côté
du viſage de l'enfant ; ſi l'on n'eſt point
ſatisfait de cette marque, il faut pouſſer &
introduire ſa main & ſes doigts plus avant,
& chercher le viſage ou la partie poſtérieure
du col. Enfin ſi l'on ne peut pas tourner
autour de la tête, pour y ſuppléer, il faut
établir ſon obſervation ſur la fontanelle ou
ſur cet endroit du crâne, où la ſuture lambdoïde traverſe l'extrêmité de la ſuture ſagittale. Lorſque les oreilles de l'enfant donnent ſur les côtés du baſſin, ou qu'elles y
ſont placées diagonalement, & que le front
ſe trouve contre l'os *ſacrum* ou contre le
pubis, il faut faire coucher la femme ſur le
dos, les feſſes un peu appuyées ſur le lit, les
jambes & les cuiſſes ſoutenues , comme nous l'avons dit , Chap. 2. Sect. 1.
& Chap. 4. Sect. 4. Si l'enfant a une oreille
contre l'os *ſacrum* & l'autre contre les os
pubis, il faut la faire coucher ſur le côté, les
feſſes appuyées ſur le lit,comme ci-deſſus,les
genoux relevés vers ſon ventre & un oreiller entre deux, à moins que la partie ſupé-

rieure de l'os *sacrum* ne saille trop en avant,
auquel cas il faudroit la faire coucher sur le
dos, comme nous l'avons dit ci-dessus.

Il faut toujours, autant qu'il est possible,
introduire & glisser les branches des Forceps le long des oreilles ; par ce moyen on
les approche plus près l'une de l'autre, on
leur donne plus de prise, & elles blessent
moins la tête qu'en tout autre sens : souvent
même il ne reste pas la moindre marque
dans l'endroit où on les a appliquées ; au
lieu que quand on les applique sur le front
& sur l'occiput, elles sont bien plus écartées les unes des autres, elles demandent
plus de place; leurs pointes pressent souvent les os du crâne, & courent risque de
de déchirer l'orifice externe de la femme.

Lorsque l'on a mis la femme dans une
situation convenable pour se servir du Forceps, il faut en placer sécretement les branches à peu de distance l'une de l'autre, entre le
lit & les draps, ou une de chaque côté de la
malade. Pour mieux réussir, l'Accoucheur
doit avoir dans ces poches les branches de
cet Instrument, & lorsqu'il vient à s'asseoir
pour opérer, il étend sur ses genoux le drap
que l'on avoit disposé pour cet effet au-devant du lit, & par-dessous il tire & arrange
les branches de son Instrument de chaque
côté de la malade ; avec cette précaution

il réuſſit quelquefois à délivrer la femme
avec les Forceps ſans qu'elle s'en apperçoive elle · même , ni aucun des aſſiſtans.
Pour mieux cacher leur jeu, quelques - uns
attachent une ſerviette ſur leurs épaules dont
ils laiſſent pendre l'autre bout ſur le lit ,
afin de dérober entiérement leur manœuvre
aux parens ou à ceux qui aſſiſtent à l'opération ; mais cet expédient devient gênant
& embarraſſe l'Opéraʾeur. Quoiqu'il en ſoit,
comme les femmes ſont fort ſujettes à s'ef-
frayer au ſeul nom d'un Inſtrument, il eſt fort
à propos de les leur cacher autant qu'il eſt
poſſible , juſqu'à ce que l'on ait donné
des preuves avantageuſes de ſa maniere de
pratiquer , & qu'on ait une réputation bien
établie.

Section IV.

Des différentes manieres de ſe ſervir du Forceps.

Article Premier.

Lorſque la tête ſe préſente à l'orifice externe.

Lorsque la tête ſe préſente bien, le
front tourné du côté de l'os *ſacrum* , l'occiput du côté du pubis & les oreilles de chaque côté du baſſin , ou dans une ſituation un

peu diagonale ; en pareil cas, la tête eſt ordinairement un peu avancée dans le baſſin,
& l'Opérateur manque rarement de bien
réuſſir avec le Forceps. Lorſque les choſes
ſont ainſi, il faut faire coucher la malade
ſur le dos, la faire placer la tête & les épaules un peu élevées, & les feſſes avancées ſur
le côté ou ſur les pieds du lit ; on obſervera
pendant ce tems - là de lui faire ſoutenir
les jambes par deux aſſiſtans aſſis de chaque
côté auprès d'elle ; ces aſſiſtans doivent encore avoir ſoin de lui tenir les genoux bien
écartés & élevés ou repliés ſur ſon ventre,
& ſur - tout d'obſerver que ſes parties
baſſes ſoient toujours exactement couver-
tes & bien garanties du froid, de crainte des
accidens qui en pourroient arriver ; pour
mieux obvier à ces inconvéniens, ſi le lit
eſt trop éloigné du feu, que le tems ſoit froid,
& la femme d'un tempérament délicat, on
aura ſoin de tenir auprès ou ſous le lit un
réchaud plein de braiſe, ou quelque vaiſſeau
plein d'eau chaude. Lorſque l'Opérateur a
pourvu à toutes ces précautions, il ſe place
à ſon tour ſur une chaiſe baſſe, & après
avoir bien graiſſé de pomade les branches
de ſes Forceps, ſa main droite & ſes doigts,
il inſinue d'abord ſa main doucement dans
le vagin, il la pouſſe à plat tout du long
entre les parois de cet organe & la tête

de l'enfant, jufqu'à ce qu'il ait introduit fes doigts au deffus de l'orifice interne, enfuite avec fon autre main il prend une des branches de fes Forceps dans l'endroit où il l'avoit mife, & l'introduit entre fa main droite & la tête; fi par hazard l'extrêmité ou la pointe de fon Inftrument s'arrête à l'oreille, il doit le retirer un peu, & le diriger de nouveau en avant par un mouvement doux & léger ; lorfqu'il l'a fait dépaffer l'orifice interne, il faut l'introduire encore plus avant jufqu'à ce que l'endroit où les branches de l'Inftrument fe joignent enfemble foit tout-à-fait contre la partie de la tête qui fe préfente en bas; ou du moins jufqu'à un pouce de diftance de cet endroit.

Lorfque l'Accoucheur a introduit ainfi une des branches, il doit retirer fa main droite, & introduire la gauche dans la même direction tout du long de l'autre côté de la tête, jufqu'à ce que fes doigts foient au-deffus de l'orifice interne ; enfuite avec la main qu'il vient de débarraffer, il prend l'autre branche dans l'endroit où il l'avoit mife, & l'applique fur l'autre côté de la tête avec les mêmes précautions dont il s'eft fervi pour introduire la premiere : cela fait, il retire fa main, & lorfqu'il tient la tête bien embraf-fée entre les branches de fon Inftrument, il les joint enfemble & attache les manches bien ferme l'un avec l'autre avec un ruban ou une jarretiere. Lorsqu'il les a assujetties ainsi, il les saisit bien avec ses deux mains, & sitôt qu'il paroît une douleur, il commence à tirer la tête de côté & d'autre, & continue cette manœuvre à chaque douleur jusqu'à ce que le *vertex* se montre à l'orifice externe, & que l'on puisse sentir le col de l'enfant avec le doigt, au - dessous des os pubis ; on voit en même - tems le front pousser extérieurement le périnée en forme de grosse tumeur : il faut en rester-là, élever les manches des Forceps & pousser aussi la tête en haut, afin que le front faisant un demi tour en dessus, le périnée & les parties inférieures de l'orifice externe ne soient pas en danger d'être déchirées.

Il faut imiter la nature lorsqu'il s'agit de dilater l'orifice externe ou l'interne ; car la Pratique nous montre que lorsque ces organes ont été dilatés & ouverts doucement & par intervalles, soit par les membranes pleines de leurs eaux, ou par la tête de l'enfant, les parties sont rarement sujettes à s'enflammer ou à être déchirées ; mais que ce malheur arrive au contraire très - fréquemment dans tous les Accouchemens naturels lorsque ces parties sont forcées à s'ouvrir tout d'un coup, & que l'enfant est expulsé par de vives & fortes douleurs sans beaucoup d'intermiſſion; enfin elle nous montre que la femme ſe trouve enſuite dans de grandes douleurs & ſouvent en grand danger.

Ainſi lorſque la néceſſité demande que l'on dilate ces parties, il faut le faire lentement & avec beaucoup de circonſpection, & quoiqu'au premier eſſai elles paroiſſent ſi roides, qu'il ſemble qu'elles ne pourront jamais prêter ni s'étendre ; cependant, ſi l'on eſſaye de les dilater avec la main, & qu'on le faſſe par intervalles, on pourra venir à bout de vaincre cette grande réſiſtance. En pareil cas, il faut encore avoir ſoin de pouſſer doucement à divers repriſes, afin de ne pas ſe mettre dans le cas de rien déchirer : pour les mêmes raiſons encore, il faut profiter de ces petits intervalles pour graiſſer le périnée avec de la pomade, & y tenir la paume d'une de ſes mains exactement appliquée, de même que ſur les autres parties voiſines, pendant que de l'autre main on appuye ſur l'extrêmité des manches des Forceps. Au moyen de ces précautions on garantit les parties, & l'on ſçait juſqu'à quel point on peut riſquer de pouſſer à la fois. Lorſque la tête eſt preſque délivrée, il faut faire gliſſer les parties ainſi dilatées par-deſſus le front & la face de l'enfant, pendant que de ſon autre main, l'Opérateur pouſſe en haut en tournant les manches des Forceps du côté du ventre de la femme. Cette méthode de pousser en haut éleve la tête & la dégage du périnée, & le tour demi circulaire que l'on fait vers le ventre de la femme amene en dehors le front & la face ; parce que quand cette partie du derriere de la tête qui est immédiatement continue au col, se trouve au-dessous du pubis, la tête tourne dessus comme sur un axe. De même dans les Accouchemens contre-nature, lorsque le corps est délivré, il faut l'élever du côté du ventre de la mere, & faire glisser en même-tems le périnée par-dessus le front & la face de l'enfant.

Lorsqu'il s'agit d'introduire les Forceps, il faut insinuer & pousser les deux branches dans la direction d'une ligne droite, supposée de l'orifice externe à l'espace mitoyen entre l'ombilic & le creux du cœur, ou pour parler avec plus de clarté, en tenir les manches autant en arriére que le périnée peut le permettre. Lorsque l'on en a placé une, on introduit l'autre main du côté opposé, & cette main qui assujettit la tête de l'enfant contre la premiere branche la retient dans la situation qu'elle doit être jusqu'à ce que l'on ait appliqué la seconde ; ou bien, si cette compression ne paroît pas suffisante, l'Opérateur peut la soutenir sur ses genoux,

ARTICLE II.

Lorsque la tête est restée plus haut dans le Bassin.

LORSQUE la tête se présente, mais qu'elle est restée fort haut, que le front porte contre, ou au-dessus de l'os *sacrum*, & qu'à cause de l'étroitesse du bassin dans cet endroit, on ne peut pas l'attirer du premier ou du second essai, il faut tâcher de tourner un peu le front d'un côté; mais s'il est si étroitement enclavé dans le bassin qu'il n'y ait pas moyen de le tourner ainsi, il faut essayer avec les Forceps de repousser la tête au-dessus du détroit, & la tourner ensuite d'un côté, pour profiter de la largeur du bassin dans cet endroit, qui est ordinairement plus grande d'environ un pouce d'un côté à l'autre, que de devant en arriére. Cela fait, il faut attirer la tête jusqu'à ce qu'elle soit descendue dans la partie inférieure du bassin, tourner ensuite le front dans la cavité de l'os *sacrum*, & le *vertex* au-dessous des os pubis pour la délivrer en lui faisant faire un tour demi circulaire, comme nous l'avons indiqué ci-dessus.

Lorsque la tête est descendue jusqu'au bas du bassin, & qu'on ne peut pas la faire baisser

davantage, parce qu'il y a une épaule engagée au-deſſus du pubis, & que l'autre eſt ac-
crochée ſur la partie ſupérieure de l'os ſacrum, il faut la ſaiſir fermement avec les Forceps & la repouſſer autant qu'il eſt poſſible, en
la remuant à meſure de deſſus une branche
ſur l'autre, afin de pouvoir porter plus aiſément les épaules au côté du baſſin en
tournant un peu la face ou le front vers une
des deux, il faut enſuite repouſſer le front
en arriére dans la cavité de l'os ſacrum, &
faire un nouvel effort pour la délivrer; mais ſi
la difficulté continue, il faut repouſſer la tête
de nouveau & la tourner de l'autre côté,
parce qu'on ne ſçait pas laquelle des épaules reſte engagée ſur le pubis ou contre l'os
ſacrum; ſuppoſons, par exemple, que ce
ſoit l'épaule droite qui ſoit arrêtée au-deſſous du pubis, & que le front ſoit alors dans
la cavité que forme l'os ſacrum; en ce
cas, ſi le front eſt tourné du coté droit de la
femme, on ne pourra pas faire remuer
l'épaule; au lieu que s'il eſt tourné du côté gauche, & que l'on repouſſe en même-
tems un peu la tête afin d'élever & de dégager les parties qui étoient enclavées, l'é-
paule droite étant tournée du côté droit,
& la gauche vers le côté gauche du bord
du baſſin, lorſque le front ſera retourné en
arriére dans la cavité de l'os ſacrum, il ne

fe trouvera plus d'obſtacle, & on pourra délivrer la tête plus aiſément. Lorſqu'enfin on en eſt venu à bout, il faut ouvrir les Forceps, & en arranger les branches par deſſous les couvertures, ſi bien que perſonne ne puiſſe les appercevoir. On procéde enſuite à la délivrance de l'enfant que l'on peut remettre entre les mains de la Nourrice, après que l'on a fait la ligature & l'amputation du cordon. Cela fait, l'Accoucheur doit obſerver de bien nétoyer ſéparément chaque branche des Forceps par-deſſous les couvertures, les ſerrer ſoigneuſement dans ſa poche, & délivrer le *Placenta.*

Quoique les Forceps ſoient recouverts de cuir, & paroiſſent un Inſtrument fort ſimple & incapable de nuire, j'ai indiqué la maniere de les cacher, afin que les jeunes Praticiens dont la réputation n'eſt pas encore bien ſolidement établie, puiſſent éviter les calomnies & les mauvais rapports de quelques mal-intentionnés toujours prêts à ſoulever les perſonnes foibles & ignorantes, contre l'uſage de toutes ſortes d'inſtrumens, quoique très-néceſſaires dans l'exercice de cette Profeſſion; & qui profitant des accidens imprévus, qui peuvent enſuite ſurvenir à la malade, mettent tout ſur le compte de l'Opérateur, quoiqu'il n'y ait rien à lui reprocher.

ARTICLE III.

Lorsque le front se trouve contre l'Os pubis.

LORSQUE le front est tourné en devant
contre les os pubis, au lieu d'être tourné
vers l'os *sacrum*, il faut mettre la femme
dans la même position que dans le cas précédent ; parce qu'en ce cas-ci, les oreilles
de l'enfant sont encore tournées vers les
côtés du bassin, ou situées un peu diagonalement pourvu que le front soit vers une
des aînes. Lorsque l'on a introduit les branches des Forceps le long des oreilles ; ou
du moins aussi près d'elles qu'il est possible,
selon les régles que nous avons données ci-
dessus, il faut repousser un peu la tête &
tourner le front vers un des côtés du bassin ; dans cette posture il faut l'attirer
en bas, jusqu'à ce que le col se trouve à la
partie inférieure de l'*ischium* ; on retourne
ensuite le front en arriére dans la concavité
de l'os *sacrum*, & même d'un quart ou davantage du côté opposé ; pour empêcher que
les épaules ne s'arrêtent à la partie supérieure du pubis ou de l'os *sacrum*, de maniere
qu'elles puissent être encore vers les côtés du
bassin ; on lui rend ensuite le quart de tour,
& après avoir remis le front dans la cavité
de l'os *sacrum*, on peut faire l'extraction de
la tête, comme il a été dit ci-dessus. Lorsque

l'on fait ces différens tours, il faut tantôt repouffer la tête, & tantôt l'abaiffer, felon qu'elle trouve moins de réfiftance. En ce cas, lorfque la tête eft petite, elle vient dans la fituation où elle fe préfente. Mais quand elle eft groffe, le menton fe trouve fi étroitement comprimé contre la poitrine qu'il n'eft pas poffible de la dégager en lui faifant faire un demi tour, & que l'on court rifque de déchirer les parties baffes de la femme, fi l'on entreprend d'en faire l'extraction.

A R T I C L E *IV.*

Lorfque la tête fe préfente dans une bonne
pofture au détroit du baffin.

LORSQUE le front & la face de l'enfant font tournés du côté du baffin, (auquel cas l'enfant eft refté plus haut que dans la premiere fituation,) fi la femme eft couchée fur le dos, il fera difficile d'introduire les Forceps de maniere à pouvoir faifir la tête en appliquant une branche de l'Inftrument fur chaque oreille ; parce que dans cette pofture, la tête eft fouvent ferrée fi étroitement contre les os, qu'il ne refte pas de place pour infinuer les doigts entre l'oreille & l'os pubis, afin de s'en fervir comme d'un conducteur, pour introduire fûrement les branches de l'Inftrument dans l'intérieur de

l'orifice

l'orifice interne, ou pour en pousser une entre les doigts & la tête de l'enfant. Lorsque les choses sont en cet état, la meilleure posture où l'on puisse mettre la femme, est de la faire coucher sur le côté, comme nous l'avons dit ci - dessus, parce qu'alors les os prêtent un peu, & par conséquent qu'il est plus aisé d'introduire les Forceps.

Supposons-la couchée sur le côté gauche, & que le front de l'enfant soit tourné du même côté du bassin, l'Opérateur doit insinuer les doigts de sa main droite le long de l'oreille, entre la tête & l'os pubis, jusqu'à ce qu'ils soient au - dessus de l'orifice interne ; si la tête est si étroitement enclavée dans le bassin qu'il ne reste entr'eux aucun passage, il poussera sa main gauche entre l'os *sacrum* & la tête de l'enfant, qui étant élevée aussi haut qu'elle le peut être au-dessus du bord du bassin, lui laissera une place suffisante pour le jeu de ses doigts & des Forceps. Il glissera ensuite avec sa main droite une des branches de l'Instrument, observant de reculer son manche en arriere vers le périnée, afin que sa pointe puisse s'accommoder à la forme de l'os *sacrum* & de la tête de l'enfant. Lorsqu'on en est là, il faut retirer sa main gauche avec laquelle on saisit le manche de la branche qui est déja introduite, pendant que l'on insinue les

T

doigts de sa main droite le long du pubis,
comme on l'a dit ci-dessus; ensuite on introduit l'autre branche lentement & doucement, pour ne pas courir les risques de
blesser l'orifice interne ou la vessie; il faut
encore observer de tenir le manche de cette
branche autant en arriere que le périnée
peut le permettre. Lorsque la pointe est
passée au-de-là de l'orifice interne, il faut
l'insinuer plus avant & joindre les branches
ensemble, que l'on tiendra encore dans une
ligne droite avec l'espace mitoyen entre
l'ombilic & le creux du cœur. Lorsque l'on
a attaché les branches, comme nous l'avons
dit ci-dessus, il faut tirer la tête en la remuant de côté & d'autre, ou d'une oreille à
l'autre. Lorsqu'elle est assez descendue, il
faut tourner le front dans la cavité de l'os
sacrum, & faire un quart de tour de plus,
ensuite la tirer en arriere dans la même
cavité. Mais si la tête ne vient pas aisément,
il faut faire mettre la femme sur le dos, après
que l'on a appliqué les Forceps, ensuite
on fait faire au derriere de la tête, un demi
tour extérieurement au-dessous des os pubis, & l'on conduit l'Instrument & l'enfant,
comme nous l'avons dit ci-devant.

Dans tous les cas où il est besoin du Forceps, s'il n'y a pas moyen d'élever la tête
au-dessus du bord du bassin, ou d'intro-

duire ſes doigts en dedans de l'orifice interne, pour ſervir de guide aux pointes des
Forceps le long des oreilles, particuliérement à l'os pubis, aux os *iſchium* & à l'os
ſacrum, il faut pouſſer la main & les doigts
auſſi loin qu'il eſt poſſible dans l'eſpace
que laiſſent entr'eux l'os *iſchium* & le *ſacrum*. On introduit enſuite une des branches que l'on dirige vers l'oreille dont la
ſituation eſt déja connue, & que l'on applique deſſus. On peut inſinuer ſon autre main,
& conduire l'autre branche de la même maniere du côté oppoſé du baſſin; mais avant
de les joindre enſemble, il faut avoir attention qu'elles ſoient directement oppoſées
l'une à l'autre, & qu'elles ſoient toutes les
deux aſſez introduites. En ce cas, ſi l'O-
pérateur s'apperçoit que la partie ſupérieure de l'os *ſacrum* ſaille ſi fort en dedans
que la pointe des Forceps ne puiſſe pas la
dépaſſer, il eſſayera avec ſa main de tourner le front un peu en arriere, de maniere
qu'il ait une oreille vers l'aîne, & l'autre
vers le côté de cette éminence. Par ce
moyen les branches auront plus de place
pour paſſer par-deſſus les oreilles; mais s'il
n'eſt pas poſſible de remuer le front, ou que
l'ayant remué il ſe remette dans ſa premiere
ſituation, il faut paſſer une des branches
derriere une oreille, & l'autre devant celle

du côté oppofé ; en ce cas , il eſt quelquefois plus aifé de les introduire lorfque la femme eſt couchée fur le dos, que lorfqu'elle eſt fur le côté.

ARTICLE V.

Lorſque la face ſe préſente.

LORSQUE la face ſe préſente en def-fous, & qu'elle reſte engagée à la partie fupérieure du baffin, il faut repouffer la tête au fond de la matrice , retourner l'enfant & le délivrer par les pieds , felon les régles que nous établirons , lorfque nous parlerons de l'Accouchement contre-nature ; parce que le derriere de la tête eſt renverfé en arriere fur les épaules , & qu'il n'eſt pas pof-fible d'en faire l'extraction avec le Forceps, à moins qu'elle ne foit fort petite ; au contraire fi elle avance un peu dans le baffin , l'enfant pourra quelquefois ſe délivrer lui-même fans aucun fecours extraordinaire. Mais s'il defcend lentement, ou qu'après qu'il eſt tout-à-fait defcendu, il reſte engagé pen-dant long-tems, la longue compreffion que reçoit le cerveau détruit fouvent l'enfant, fi l'on n'a la précaution de le délivrer de bon-ne heure, foit en le retournant ou en le tirant avec les Forceps.

Lorfque la tête eſt reſtée enclavée fort

haut, qu'elle ne paroît descendre en aucune
façon, & que l'Opérateur qui a dilaté les
parties dans les vûes de retourner l'enfant,
s'apperçoit que le bassin est étroit, & que la
tête est grosse, il ne doit pas entreprendre
de le retourner, parce que lorsqu'il en seroit
venu à bout, ce qu'il ne pourroit peut-être obtenir qu'avec beaucoup de peine, il ne lui seroit pas possible de le délivrer sans le secours
du crochet. Ce seroit sans doute un grand
avantage, toutes les fois que la face ou le front
se présente, de pouvoir repousser la tête de
façon que l'on eut la liberté de la rétablir dans
une meilleure position, & de la tourner
avec ses mains de maniere à faire présenter
la couronne de la tête. C'est là le but que l'on
devroit toujours se proposer, particuliérement encore lorsque le bassin est trop étroit,
ou la tête trop grosse; & que l'on n'est pas
sûr de sauver l'enfant en le retournant. Mais
le plus souvent il n'est pas possible d'y réussir, lorsque les eaux sont évacuées, que la
matrice est fortement contractée sur l'enfant, & que la partie supérieure de la tête
est si glissante, qu'on ne peut la retenir;
de maniere que l'on en vient rarement
à bout, quand même la compression ne
seroit pas grande, à moins que la tête ne soit
petite, & alors le moyen de sauver l'enfant
est de le retourner. Si l'on en vient à bout, &

que la femme ait encore beaucoup de force,
il faut continuer comme dans les Accouchemens naturels; mais quand cet expédient
ne réuffit point, il eft plus à propos d'attendre patiemment que la tête foit defcendue affez bas pour qu'on puiffe la délivrer avec les Forceps, & conféquemment
que l'on puiffe fauver la vie de l'enfant. Au
contraire, fi elle refte toujours enclavée fort
haut, que la femme foit foible & épuifée, il faut effayer avec les Forceps, &
s'il n'y a pas moyen d'en venir à bout, il
faut enfin recourir au crochet ; parce que
l'on doit toujours préférer la vie de la mere
à celle de l'enfant.

Lorfque la face eft defcendue & qu'elle
s'arrête à l'orifice externe, la plus grande
partie de la tête eft alors defcendue dans le
baffin, & fi on ne délivre pas promptement l'enfant, il eft en grand danger de
périr, à caufe de la forte compreffion du
cerveau : D'un autre côté, lorfqu'il eft defcendu fi bas, il eft rarement poffible de le
retourner à caufe de la grande contraction de
la matrice ; en pareil cas, lorfque le menton
eft tourné du côté du pubis & qu'il appuye
contre la partie inférieure de cet os, il faut
faire coucher la femme fur le dos, introduire enfuite les Forceps, comme nous l'a-
yons dit dans le premier cas, & lorfque

l'on a dégagé le menton de deſſus les os pubis, il faut attirer la tête en lui faiſant faire un demi tour en haut, par ce moyen on dégage le devant & le derriere de la tête, du périnée, & l'on empêche que la partie inférieure de l'orifice interne ne ſoit déchirée.

Lorſque le menton ſe trouve du côté de l'os *ſacrum*, que le col eſt ſi ſerré en arriére entre les épaules, qu'on ne peut dégager la face de deſſous les os pubis, il faut repouſſer avec ſa main la tête vers la partie ſupérieure du baſſin, introduire les Forceps & les appliquer ſur les oreilles, tourner le derriere de la tête vers un des côtés du baſſin, porter le menton au côté oppoſé, & s'il y a moyen, à la partie inférieure de l'*iſchium*. Il faut enſuite amener le derriere de la tête dans la cavité de l'os *ſacrum* & le menton au-deſſous des os pubis, & délivrer l'enfant, comme nous l'avons indiqué ci-deſſus. Lorſque l'on ne peut pas en venir à bout, il faut eſſayer avec les Forceps d'attirer la tête au-deſſous des os pubis, & en même-tems avec les doigts de l'autre main, pouſſer le front & la face en arriére & en haut dans la cavité de l'os *ſacrum*. Si par hazard le menton s'accroche à un des côtés du baſſin, il faut faire coucher la femme ſur le côté, gliſſer les branches des Forceps par-deſſus les oreilles, l'une

à l'os pubis & l'autre à l'os *sacrum*, & lorfque l'on a abaiffé le menton, le tourner du
côté du pubis, & délivrer l'enfant ; parce
que comme le baffin n'a que deux pouces
de profondeur dans cet endroit, il eft aifé
de dégager le menton de deffous, & alors
on peut librement faire faire à la tête un
demi tour en haut ; parce que l'on peut faire
paffer le menton extérieurement par deffus
cet os après qu'il en a été dégagé : par ce
moyen l'on gagne au moins deux pouces
d'efpace, pour délivrer plus aifément le
front & le derriere de la tête, qui font alors
comprimés contre le périnée.

Mais fi le menton eft accroché à la partie
poftérieure du baffin, d'un côté le front fe
trouve preffé contre les os pubis, de l'autre le derriere de la tête eft affaiffé entre
les épaules, de maniere qu'il n'y a pas
moyen de délivrer la tête, à moins qu'on
ne puiffe dégager l'occiput de deffous les
os pubis, comme nous l'avons indiqué ci-
d. ffus.

De tout ce que nous avons dit fur ce
fujet, on peut déduire les régles générales
qui fuivent.

Il eft fouvent fort difficile aux jeunes
Praticiens de connoître & de juger au toucher dans le vagin, fi la tête eft defcendue
affez bas dans le baffin pour fe fervir des

Forceps. Si l'on fondoit ses Obfervations fur ce que l'on fent de la tête auprès des os pubis, on feroit fouvent trompé parce que dans cet endroit le baffin n'a que deux pouces de profondeur, & que la tête pourroit fembler plus bas qu'elle ne l'eft réellement ; mais lorfqu'en examinant plus en arriére, on n'en trouve que très-peu ou point du tout vers l'os *facrum*, on peut compter que toute la tête eft encore au-deffus du baffin. Lorfqu'on la fent vers le milieu de l'os *facrum*, il y en a environ un tiers de defcendu, & la moitié, lorfqu'elle eft defcendue jufqu'à fa partie inférieure. Lorfqu'e le eft dans cette fituation, on eft prefque fûr de réuffir avec les Forceps, & cet exp'dient ne manque jamais lorfqu'elle eft defcendue au point de faire faillir les parties en dehors ; mais cela varie relativement au différentes circonftances qui peuvent donner lieu à un Accouchement long.

Il faut qu'un Accoucheur acquiere une connoiffance exacte de la grandeur de la figure & des dimenfions du baffin, & qu'il s'affure de même de la figure, du volume & de la pofition de la tête de l'enfant.

Il faut placer la femme de façon qu'elle ait toujours les feffes en devant, un peu appuyées fur le lit, & qu'elle ait les cuiffes repliées fur le ventre, foit qu'elle foit couchée fur le côté ou fur le dos, afin d'avoir plus de liberté pour introduire les Forceps, pour les appliquer & pour les tourner de côté & d'autre.

Il faut dilater les parties & infinuer fes doigts au-de-là de l'orifice interne; pour cet effet, fi l'on ne peut y réuffir autrement, il faut repouffer la tête de deux ou trois pouces, afin que les doigts ayent leur jeu plus libre. Lorfque l'on peut repouffer la tête au-deffus du bord du baffin, les os qui forment cette cavité ne gênent plus la main, parce que, comme nous l'avons obfervé, le baffin a plus de diamétre d'un côté à l'autre dans fon bord, qu'à fa partie inférieure. Lorfque les doigts ne font pas au-de-là de l'orifice de la matrice, ils font en danger d'être pris entre les Forceps & la tête de l'enfant.

On doit autant qu'il eft poffible appliquer les Forceps par-deffus les oreilles, parce que dans cette fituation, il arrive rarement ou peut-être point du tout, qu'ils bleffent ou qu'ils laiffent aucune impreffion fur la tête.

Il faut pouffer les Forceps dans la direction d'une ligne fuppofée, qui iroit directement à l'efpace mitoyen entre l'ombilic & le creux du cœur, fans quoi les extrêmités de cet Inftrument iroient heurter contre l'os *facrum*.

Il faut toujours tourner le front du côté de la cavité de l'os *sacrum*, lorfqu'il n'eft pas déja dans cette fituation.

Lorfque la face fe préfente, il faut tourner le menton en deffous des os pubis & le derriere de la tête dans la cavité de l'os *sacrum*.

Lorfque les épaules reftent accrochées au-deffus des os pubis, il faut faire faire à la tête un grand quart de tour du côté oppofé, afin que par ce moyen elles fe trouvent vers les côtés du baffin.

Il faut toujours attirer la tête extérieurement en lui faifant faire un demi tour en dehors par-deffus les os pubis, afin de conferver le périnée, que l'on doit en même-tems foutenir en y appliquant l'autre main à plat, & faire gliffer doucement en arriére par-deffus la tête.

Il faut prefque toujours fuivre toutes ces régles à moins que la tête ne foit petite, auquel cas il fuffiroit de l'attirer pour en faire l'extraction ; mais ce cas n'arrive que lorfque la femme eft épuifée, & que les douleurs ne font pas fuffifantes pour délivrer l'enfant. En effet, la partie inférieure de la matrice peut être fi fort contractée au défaut des épaules, & ferrer fi étroitement le col de l'enfant, qu'il ne lui foit pas poffible d'avancer, quand même la tête feroit fi au large dans

le bassin, que l'on pût en faire tout le tour
avec les doigts; & c'est-là le plus souvent
le cas de s'opposer à la délivrance de la
tête lorsqu'elle est bas dans le bassin. La
difficulté de l'Accouchement vient de l'é-
tranglement du bassin lorsque la tête est
haute, & lorsqu'elle a depassé le détroit, il
est rare qu'elle soit retenue dans la partie inférieure de cette cavité, à moins que la
malade ne soit foible. En ce cas il n'y a
point à attendre, parce que l'on est pour
l'ordinaire assuré de soulager tout d'un
coup la femme avec les Forceps, au moyen
desquels on prévient le danger, qui ne manqueroit pas d'arriver à la mere & à l'enfant,
si la tête séjournoit trop long-tems dans cet
endroit. Voici un inconvénient qui doit être
un motif pour ne pas s'exposer à rompre les
membranes trop-tôt, de peur que la matrice
ne se contracte avec trop de violence au défaut des épaules; sçavoir, lorsque la tête est
avancée d'un tiers ou à moitié chemin de
l'orifice externe. Pour y remédier il faut introduire deux doigts dans le *rectum*, comme
nous l'avons dit ci-dessus. En observant
bien ces régles, on peut (pour l'ordinaire,)
accoucher aisément & en toute sûreté.
Néanmoins la tête est quelquefois si pressée
& si gênée dans le bassin, & le cuir chevelu si gonflé, qu'il n'y a pas moyen de re-

pousser la tête assez pour avoir la liberté de glisser ses doigts jusqu'aux oreilles, ou jusqu'à l'orifice interne ; ni de distinguer les sutures du crâne, pour sçavoir en quelle posture la tête se présente. En ce cas il faut introduire les Forceps comme l'on pourra, & se rassurer sur l'incertitude de la position, en se rappellant que dans tous les cas où la tête est chassée en bas avec beaucoup de peine, les oreilles se trouvent pour l'ordinaire vers le pubis & l'os *sacrum*, & que le front se tourne rarement dans la cavité de l'os *sacrum*, avant que l'occiput soit descendu jusqu'à la partie inférieure de l'*ischium*. Il s'éleve ensuite insensiblement vers le dessous des os pubis : alors le périnée & *l'anus* sont poussés extérieurement en forme de grosse tumeur.

En pareil cas, il faut faire mettre la femme sur le côté ; s'il y a une oreille du côté de l'os *sacrum* & l'autre du côté du pubis, il faut introduire les branches des Forceps ; & si elles trouvent quelque obstacle à leur pointe, il ne faut pas les faire entrer de force, de peur qu'elle ne percent l'orifice de la matrice, & qu'elles ne déchirent le vagin qui se trouveroit conjointement avec la matrice, renfermé dans l'Instrument & attiré avec la tête. Pour cette raison, lorsque les branches ne passent pas aisément, il faut les tirer un peu en bas, comme nous l'avons dit ci-dessus, & les repousser ensuite en tenant toujours la pointe contre la tête ; si l'oreille s'oppose au passage de l'Instrument, il faut la porter un peu plus en dehors; & au moyen de ces précautions il passera à la fin sans autre résistance, après quoi on l'avancera beaucoup pour s'assûrer qu'il n'est pas hors de l'orifice interne.

Lorsque l'on a placé les Forceps & que l'on ne sçait pas de quel côté est le front, il faut tirer doucement & faire faire à la tête un quart de tour, premiérement d'un côté, ensuite de l'autre, jusqu'à ce que l'on ait trouvé la direction dans laquelle elle a plus de facilité à venir aisément.

Si par hazard on s'apperçoit que les Forceps glissent & lâchent prise, il faut arrêter tout de suite, & les repousser doucement; mais si elles semblent vouloir lâcher tout-à-fait d'un côté, il faut détacher les manches & les tourner de façon à s'assurer d'une meilleure prise, ensuite les r'attacher & continuer l'Accouchement. Si l'on est obligé de les tenir avec les deux mains, il faut se servir de quelque assistant auquel on fera poser sa main sur les parties pour les soutenir, parce que sans cette précaution elles seroient en grand danger d'être déchirées; accident qui arrive rarement lorsque le périnée eft fimplement pouffé en arriére, & que l'on prend fon tems pour délivrer la tête. Lorfque la tête eft confidérablement defcendue, on peut quelquefois ôter les Forceps & l'attirer avec fes doigts placés de chaque côté du coccix ou dans le *rectum*, comme nous l'avons dit à l'occafion des Accouchemens naturels.

Lofque la tête eft tout-à-fait defcendue, les oreilles font ordinairement fituées diagonalement ou fur les côtés, & lorfqu'elle eft defcendue à un tiers ou à la moitié de l'orifice externe, on peut s'affurer fi le front eft tourné du côté du coccix ou de l'os pubis, en cherchant le derriere de la tête ou de l'oreille avec fes doigts, que l'on infinue entre la tête & le pubis ; il faut enfuite mouvoir la tête, comme nous l'avons indiqué ci-deffus.

Il faut effayer avec fes mains de corriger toutes les mauvaifes pofitions dans lefquelles la tête peut fe trouver ; & fi elle eft reftée haut dans le baffin à caufe de la foibleffe de la mere, de la rigidité des parties, des circonvolutions ou de la briéveté du cordon, ou de la contraction de la matrice audeffus des épaules de l'enfant, les Forceps réuffiffent ordinairement avec beaucoup d'avantage, lorfqu'il n'y a pas moyen de retourner l'enfant ; mais fi la tête eft groffe ou que le baſſin ſoit étroit, on ne peut eſpérer de pouvoir ſauver l'enfant, ſoit en le retournant ou en ſe ſervant des Forceps juſqu'à ce que la tête ſoit plus avancée. Nous devons obſerver ici, qu'il faut toujours avoir ſoin de garnir les branches de l'Inſtrument d'un cuir neuf ou de linges blancs, toutes les fois que l'on s'en eſt ſervi, particuliérement encore ſi ç'avoit été pour quelque perſonne que l'on auroit lieu de ſoupçonner de quelque mauvaiſe maladie.

SECTION. V.

Quand, & comment il faut ſe ſervir du Crochet.

ARTICLE PREMIER.

LORSQUE la tête ſe préſente & que les douleurs ne peuvent l'expulſer ; que l'on a tenté tous les moyens ordinaires ſans aucun ſuccès ; que la femme eſt épuiſée, & que tous ſes efforts ſont inutiles ; enfin lorſqu'il eſt impoſſible de délivrer l'enfant ſans y employer une ſi grande force que la vie de la mere en ſeroit en danger, parce que la tête eſt trop groſſe ou le baſſin trop étroit, en pareil cas il devient abſolument néceſſaire d'ouvrir la tête, & d'en faire l'extraction

avec

avec la main , avec les Forceps ou avec
le crochet. Cet expédient étoit en effet
celui auquel on avoit recours autrefois ,
lorsque l'on trouvoit trop de peine à retourner l'enfant, & c'est encore aujourd'hui la
derniere ressource de ceux qui ignorent les
moyens de sauver l'enfant, en le délivrant
avec les Forceps : pour cette raison la principale étude des Anciens consistoit à bien
distinguer si le *fœtus* étoit mort ou en vie.
Et comme ils n'en avoient que des signes
incertains , ils remettoient souvent à faire
l'opération jusqu'à ce que la femme fût en
grand danger ; ou bien s'ils la faisoient de
meilleure heure, le plus souvent l'Accoucheur étoit accusé de témérité , parce que
l'on supposoit qu'avec le tems les douleurs
auroient pû délivrer l'enfant : au reste peut-
être sentoit-il quelquefois en lui-même la jus-
tice de cette accusation , quoiqu'il n'eût rien
fait que dans de bonnes intentions.

Ils regardoient comme signes de la mort
de l'enfant premiérement, lorsqu'il cessoit
de remuer & de se tourner dans la matrice. Secondement , l'évacuation du *mœconium* , lorsque l'enfant n'avoit point les
fesses comprimées dans le bassin. Troisiémement, lorsqu'ils ne sentoient aucune
pulsation à la fontanelle & aux artéres tem-
porales. Quatriémement, le gonflement ou

V

la tuméfaction du cuir chevelu. Cinquiémement, un relâchement extraordinaire des os
du crâne. Sixiémement, l'évacuation de quelque écoulement fœtide par le vagin, dont
les vapeurs se répandoient tout autour de la
femme, & donnoient à penser que son ha-
leine avoit mauvaise odeur. Septiémement,
l'immobilité de la langue lorsque la face se
présentoit. Huitiémement, lorsqu'ils ne sentoient aucune pulsation dans les artéres du
cordon ombilical, en cas qu'il fût sorti avant
la tête; ni au poignet lorsque les bras se pré-
sentoient les premiers : & qu'ils n'apperce-
voient aucun mouvement dans les doigts.
Neuviémement, lorsque la femme avoit le
visage pâle & livide. Dixiémement, lorsqu'elle avoit les mammelles flasques & ap-
platies. Onziémement, lorsqu'elle avoit le
bas-ventre froid & qu'elle y sentoit une espéce de poids; parce qu'en pareil cas l'enfant tombe comme une balle du côté sur
lequel elle est couchée. Douziémement, la
séparation du cuir chevelu, lorsqu'au moindre attouchement il tomboit & laissoit appercevoir les os à nud.

   Tous, ou du moins le plus grand nombre de ces signes sont équivoques & incertains, excepté le dernier, que l'on ne peut
observer que lorsque le fœtus est mort depuis
plusieurs jours; on peut encore assurer que

l'enfant eft mort, lorfqu'on ne fent aucune pulfation au cordon ombilical pendant vingt ou trente minutes ; mais il ne faut pas compter avec autant d'affurance fur l'immobilité de l'artére au poignet, à moins que la peau ne s'en enlevât facilement.

A R T I C L E II.

L'ART des Accouchemens eft parvenu aujourd'hui à un fi haut degrè de perfection, que l'on n'eft plus réduit à la dure néceffité de détruire l'enfant auffi fréquemment qu'on l'étoit autrefois. En effet, on ne le doit jamais faire, fi ce n'eft dans les cas où il eft impoffible de le retourner ou de le délivrer avec les Forceps ; & cela arrive rarement, à moins que le baffin ne foit trop étroit, ou la tête trop groffe pour y paffer, auquel cas elle refte au - deffus du baffin. Pour cette raifon il ne doit pas être fi néceffaire que l'Accoucheur s'embarraffe beaucoup de tant de fignes tous équivoques, parce que dans ces deux cas, il n'y a point à temporifer : car s'il n'y a pas moyen de délivrer la femme autrement, & qu'elle foit dans un danger preffant pour fa vie, le meilleur expédient eft fans doute de recourir à une méthode qui eft la feule que l'on puiffe employer pour lui fauver la vie ; fçavoir, de diminuer le volume de la tête.

Section VI.

Extraction de la tête, selon la méthode des Anciens.

On a eu recours à différens expédiens pour cet effet; lorsque la tête n'avançoit point dans le bassin, que'ques Praticiens introduisoient le *speculum uteri* afin d'écarter les os, & par ce moyen d'augmenter la capacité du bassin; après cette opération si les douleurs n'étoient point capables de délivrer la femme, ils se servoient d'un grand écrou qu'ils enfonçoient dans la tête, au moyen duquel ils la tiroient de toutes leurs forces; d'autres ouvroient la tête avec un grand bistouri ou avec un canif dont la lame étoit courte, mais fort large, en forme de feuille de myrthe, ou avec un bistouri courbe dont le manche étoit long; ils introduisoient ensuite de petites pinces armées de dents, dont ils insinuoient une branche dans l'ouverture pour saisir le crâne & attirer la tête. Lorsque cet expédient ne répondoit point à leur attente, Albucasis dit, qu'ils se servoient de pinces plus grandes avec lesquelles ils embrassoient toute la tête. Ils se servoient aussi de différentes sortes de crochets pointus & mousfes ; & lorfque la tête étoit defcendue davantage, ils employoient les mêmes moyens & fe fervoient auffi d'Extracteurs circulaires.

ALBUCASIS nous a encore laiffé la defcription d'un Inftrument qui fervoit tout à la fois à ouvrir & à tirer la tête ; on enfonçoit la pointe & les branches de cet Inftrument dans le crâne , & en les tournant du côté oppofé, les deux branches ou crochets le faififfoient intérieurement.

Dans ces derniers tems plufieurs Maîtres en cet Art l'ont enrichi de différentes machines, telles font le Tire-tête de Mauriceau, l'Inftrument de *Simpfon*, le *Terebra occulta* de M. Old, corrigé par le Docteur Burton d'York. On peut fe fervir de tous ces Inftrumens avec fuccès, pourvu que l'on ait foin de les manier de façon qu'ils ne bleffent point la femme. J'en excepte cependant le *fpeculum uteri*, qui bien loin de répondre à l'attente qu'on en a; fçavoir, d'écarter les cs du baffin, ne peut fervir qu'à bleffer, à meurtrir & à enflammer les parties de la femme.

La méthode fuivante bien pratiquées, felon l'exigence des cas me paroît la plus aifée, la plus falutaire & la plus fûre de toutes celles que l'on a inventées jufqu'ici ; particuliérement lorfqu'il eft befoin d'em-

V iij

ployer une grande force pour faire l'extraction de la tête.

SECTION V.

Maniere de se servir du Crochet.

LORSQUE la tête se présente, & que
les choses sont en tel état qu'il n'y a pas
moyen de retourner l'enfant pour le délivrer, ni de le tirer avec les Forceps, enfin
qu'il est absolument nécessaire de délivrer la
mere pour lui sauver la vie, il faut procéder à cette opération de la maniere suivante.

L'Accoucheur doit s'armer d'une paire
de crochets faits d'après les corrections de
Mesnard, d'une paire de cizeaux d'environ
neuf pouces de long, dont le clou soit vers
le milieu des branches & d'un crochet-
mousse.

ARTICLE PREMIER.

De la posture de la Femme.

IL faut faire coucher la femme sur le
dos, dans la même position que celle que
nous avons indiquée pour l'usage des Forceps. L'Accoucheur doit être assis sur
une chaise basse, tenir ses Instrumens
cachés & arrangés comme nous l'ayons

dit à l'occafion des Forceps , & pour
les mêmes raifons : lorfque l'on a effayé de
tourner l'enfant ou de le delivrer avec les
Forceps , il eft à préfumer que les parties
de la femme font fuffifamment dilatées ;
mais fi l'on n'a fait aucune tentative qui
puiffe y avoir donné lieu , parce qu'on
s'eft bien apperçu au toucher qu'elle auroit été inutile , comme par exemple ,
lorfque l'enfant a une hydrocephale confidérable , que les os du crâne font écartés à
une grande diftance les uns des autres ; ou
parce que l'on a reconnu que le baffin étoit
exceffivement étroit : lorfque quelques-unes
de ces raifons ont empêché de rien entreprendre qui eût pû dilater les parties , il faut
commencer par dilater petit à petit l'orifice
externe & l'orifice interne , de la maniere
que nous l'avons indiqué ci - devant.

<h2 style="text-align:center">A R T I C L E   II.</h2>

L A tête eft ordinairement affez abaiffée &
affez fermement maintenue en cet état par la
forte contraction de la matrice autour de
l'enfant ; mais fi elle fe portoit plus d'un côté
que de l'autre , il faudroit pour l'affujettir , faire pofer la main de quelque affiftant pour
appuyer fur le ventre de la femme : pendant ce
tems-là l'Opérateur doit introduire fa main

V iv

& preſſer avec ſes deux doigts contre une des ſutures du crâne, il prendra enſuite ſes cizeaux dans l'endroit où il les avoit poſés, les conduira le long de ſa main & de ſes doigts juſques ſur le cuir chevelu, & les enfoncera peu à peu juſqu'au clou.

Si la tête fuit de maniere qu'il ne ſoit pas poſſible de les inſinuer dans le crâne par cette ſuture, il faudra les faire entrer au travers de la ſubſtance des os en les tournant circulairement d'un côté à l'autre ſur la ſurface de ces os, comme s'il s'agiſſoit de les tarauder; pour cet effet, il faudra continuer ce méchaniſme juſqu'à ce que l'on s'apperçoive que la pointe des cizeaux eſt bien engagée, parce que ſans cette attention elle gliſſeroit continuellement ſur la ſurface des os.

Il faut que les cizeaux ſoient aſſez pointus pour s'inſinuer au travers des tégumens & des os, en les pouſſant avec une force médiocre; mais il n'eſt pas beſoin qu'ils ſoient bien tranchans, parce qu'ils pourroient bleſſer les doigts de l'Accoucheur, ou le vagin en les introduiſant.

Lorſque l'on a ainſi inſinué les cizeaux dans le crâne juſqu'au clou qui ſe trouve au milieu de leurs branches, il faut les tenir fermes dans cette ſituation, retirer enſuite la main que l'on avoit inſinuée dans le vagin, pour faifir de chaque main les manches des cizeaux qu'il faut tirer en les écartant l'un de l'autre, afin que leurs branches faffent une plus grande ouverture au crâne. Il faut enfuite les fermer, les repouffer dans un autre fens, & les tirer encore en écartant leurs manches afin de faire une incifion cruciale: par ce moyen on fait une ouverture affez grande & fuffifante pour y introduire les doigts, on ferme enfuite les cizeaux & on les introduit jufqu'au-de-là du clou, après quoi on les ouvre, & on leur fait faire quelques demi tours d'un côté à l'autre, jufqu'à ce que l'on ait tellement brifé le crâne qu'il ne refte aucune difficulté à en faire l'extraction. Après cette opération, il faut fermer & tirer les cizeaux; & s'ils ne rempliffent point affez cette derniere indication, on pourra y fuppléer en introduifant le crochet dans l'ouverture du crâne. Lorfque l'on a ainfi détruit le cerveau & que l'on a retiré l'Inftrument, il faut introduire la main droite dans le vagin, & deux doigts dans l'ouverture que l'on vient de faire afin que s'il refte quelques exquilles des os, qui s'écartent en pointe, on puiffe les rompre & les emporter de crainte qu'elles ne bleffent le vagin de la femme, ou les doigts de l'Accoucheur.

ARTICLE III.

Si l'obftacle vient d'une hydrocephale, il faut infinuer fes doigts dans l'ouverture, placer fon pouce en dehors, & profiter d'une douleur pour attirer le crâne s'il eft poffible : en cas que les douleurs foient foibles, il faut encourager la femme à pouffer en bas du mieux qu'elle pourra; par ce moyen on délivre fouvent l'enfant, parce que quand les eaux font évacuées, la tête doit néceffairement s'affaiffer.

ARTICLE IV.

Mais lorfque le baffin eft étroit, il faut beaucoup plus de force pour attirer la tête, à moins que les douleurs ne foient affez fortes pour la pouffer, & pour en diminuer le volume à force de comprimer le cerveau; en ce cas, l'Opérateur doit tirer fes doigts de l'ouverture, les gliffer le long de la tête au-de-là de l'orifice de la matrice, enfuite avec fa main gauche il prend un des crochets dans l'endroit où il l'avoit mis, il l'introduit le long de fa main droite, la pointe tournée du côté de la tête de l'enfant, & le pofe au-deffus du menton, dans la bouche, derriere le col, au - deffus des oreilles, ou en tout autre endroit quelconque où il trouve une bonne prise : lorfqu'il a placé fon Inftrument, il doit retirer fa main droite & s'en fervir pour faifir le manche ou la poignée du crochet, après quoi il introduit fa main gauche avec laquelle il faifit les os dans l'endroit où il a ouvert le crâne, (comme nous l'avons dit ci-devant,) afin de bien affujettir la tête & de la tirer avec fes deux mains.

Si la tête eft encore retenue à caufe de l'étroiteffe extraordinaire du baffin, il faut introduire fa main gauche du côté oppofé, afin qu'elle ferve de *conducteur* à l'autre crochet, qui étant auffi appliqué & fermé ou joint avec le premier, de même que l'on joint les Forceps, fera conjointement tiré avec une force fuffifante, en donnant quelques fécouffes de côté & d'autre.

Si la tête ne fe préfente pas bien, il faut tourner le front dans la cavité de l'os *facrum*, & le tirer comme avec les Forceps, en s'accommodant toujours à la configuration de la tête & du baffin, pendant tout le cours de l'opération qui demande beaucoup de douceur, de jugement & de circonfpection. Pour cet effet, il paroît abfolument néceffaire de bien fçavoir dans quelle fituation la tête fe préfente, afin de mieux

déterminer de quelle maniere il est à propos de placer le crochet, & de tirer la tête,
pour le faire avec plus de succès.

Dans ces sortes de cas, lorsque je m'ap-
perçois qu'il m'est impossible d'en venir à
bout en poussant à l'ouverture avec mes
doigts, & que la femme n'a pas eu de fortes douleurs ; j'introduis dans l'ouverture
l'extrêmité du crochet mousse, & je place
mes doigts contre la pointe au - dehors du
crâne, pour pousser avec une force de
plus en plus grande; mais comme il est
rare d'avoir une bonne prise de cette maniere, si cet expédient ne répond pas bien-
tôt à mon attente; j'introduis mes doigts
plus loin, comme il a été dit ci - dessus, &
je glisse extérieurement la pointe de mon
Instrument au - dessus de la mâchoire inférieure. Cet Instrument, (le Crochet
Mousse) m'a réussi plusieurs fois, ou peut-
être toujours si ce n'est dans certains cas où
le bassin étoit si étroit, qu'il étoit besoin d'une
plus grande violence; alors il faut avoir recours à quelqu'autre Instrument. Il vaut
mieux sans doute essayer d'abord avec le crochet mousse, parce que ses pointes sont moins
dangereuses, & qu'on peut l'introduire
plus aisément, la pointe de côté. Lorsque
l'Instrument est introduit assez avant, on
peut retourner cette pointe du côté de la
tête, & comme il est rare de trouver le bas-

fin par trop étroit, le crochet-mouffe réuffit affez ordinairement.

Lorfque l'on a délivré la tête de cette
maniere, fi l'on ne peut pas tirer le corps
parce qu'il eft trop gonflé, qu'il eft d'une
groffeur trop prodigieufe, ou (ce qui arrive fouvent) parce que le baffin eft trop
étroit, il faut ceffer de tirer, de peur de féparer la tête du refte du corps, & introduire une main jufqu'à ce que l'on puiffe
atteindre avec fes doigts aux aiffelles ou à
la poitrine ; à la faveur de cette main, il
faut introduire un des crochets la pointe
tournée du côté du fœtus, & là, lui donner une bonne prife ; on la retire enfuite
& on s'en fert pour tirer le crochet, pendant que de l'autre on fait la même manœuvre fur la tête & fur le col de l'enfant ; fi
l'on s'apperçoit que l'Inftrument commence à lâcher prife, il faut le pouffer plus
avant, & après l'avoir bien appliqué, re-
nouveller fes efforts, enfin le hauffer toujours de plus en plus, jufqu'à ce que l'on
ait dégagé le corps.

Quelques Auteurs ont confeillé d'introduire le crochet dans le crâne, & de le tirer
en appuyant extérieurement avec une main
contre la pointe ; mais cet expédient peut
avoir de mauvaifes fuites; en effet, fi par
hazard on employe beaucoup de force,

l'Inftrument déchire ou caffe les os qui n'ont pas grande épaiffeur, bleffe les doigts de l'Opérateur ou le vagin de la femme, & quelquefois l'un & l'autre tout à la fois; au contraire, l'autre méthode eft plus fûre & donne plus de prife pour forcer la tête qui s'affaiffe, & diminue de volume à mefure que le cerveau s'en évacue, mais qui ne s'applatit jamais comme l'ont avancé quelques-uns qui n'ont là-deffus que des idées confufes & imparfaites; car fi cela arrivoit effectivement, il en devroit arriver autant toutes les fois que la tête eft chaffée en bas par les douleurs dans un baffin étroit, parce que la compreffion fe fait dans la même direction dans l'un & dans l'autre cas; au lieu que dans l'une comme dans l'autre, on trouve toujours le *vertex* avancé en forme de pointe, & toute la tête chaffée & allongée en forme de pain de fucre.

Quoique quelques-uns fe foient élevés contre l'ufage des crochets, qu'ils ont regardé comme des Inftrumens dangereux, par ignorance, faute d'expérience, ou parce qu'ils ont été mal inftruits, comme nous l'avons ob-obfervé ci-devant; cependant je puis affurer qu'il ne m'eft jamais arrivé de déchirer, ni de bleffer les parties de la femme avec cet Inftrument. Il eft vrai que je me fuis fouvent bleffé le dedans de la main lorfqu'ils venoient à lâcher prife ; jufqu'à ce que j'aie imaginé de me fervir de crochets courbes, qui à beaucoup d'égards l'emportent fur les droits : & je fuis perfuadé que fi on les manie de la maniere que nous venons d'indiquer , il n'arrivera jamais de bleffer la malade.

J'avoue que lorfque l'on a ouvert le crâne, les jeunes Praticiens qui ne font encore ni bien formés , ni affez fermes dans leur Pratique, peuvent effayer de la tirer avec de petites ou de grandes pinces, & que fi la tête n'eft pas fort groffe, ou le baffin trop étroit, ils pourront la dégager en la forçant ou en diminuant fon volume. Néanmoins dans le cours de ma Pratique, je me fuis fouvent trouvé fort embarraffé dans certains cas où le baffin étoit fi mal conformé & fi étroit , qu'après avoir fait une ouverture confidérable à la tête , je tirois fur les os dans le tems des fortes douleurs ; mais toujours fans aucun effet, quoique j'y employaffe fouvent affez de force pour en attirer quelques-uns. Bien plus, après avoir bien affujetti mon crochet au-deffus & près du menton, ou dans la bafe du crâne,& avoir employé beaucoup de force , il ne m'étoit quelquefois pas poffible de faire defcendre la tête plus bas, de maniere que j'étois enfin obligé d'en introduire un autre,& de tirer par intervalles, en augmentant toujours de force jufqu'à ce qu'il ne me fut plus poffible d'y en apporter davantage ; & avant l'ufage du crochet-courbe, je me fuis quelquefois tant fatigué avec le droit qui lâchoit prefque continuellement fa prife, que les doigts & les bras m'en reftoient fouvent engourdis & fans mouvement pendant plufieurs heures après ; cependant fi je n'y avois pas employé autant de force, la mere & l'enfant auroient infailliblement péri.

CHAPITRE IV.

Des Accouchemens contre - nature.

SECTION PREMIÈRE.

L'ACCOUCHEMENT eft contre-nature, felon la divifion que nous avons établie, Chap. 1. Sect. 5. lorfqu'au lieu de la tête, l'enfant préfente à l'orifice de la matrice toute autre partie de fon corps. Quelques-uns ont penfé que l'on doit ranger fous cette claffe, tous les Accouchemens où l'on eft obligé de fe fervir des crochets ou des Forceps ; parce qu'en pareil cas, la tête eft effectivement délivrée par des moyens contre-nature, & que lorfque l'enfant préfente les
pieds

pieds ou les feffes, & que l'on parvient à délivrer la mere fans aucun autre fecours que celui des douleurs, cette forte d'Accouchement doit être réputé naturel ; mais cette divifion feroit plus embarraffante, & moins à la portée des jeunes Praticiens, que celle à laquelle je me fuis attaché, qui eft d'établir ma divifion fur la maniere dont on délivre les enfans, & d'appeller *contre-nature* tous les Accouchemens dans lefquels le corps de l'enfant vient avant la tête. Les Accouchemens contre-nature font plus ou moins difficiles, felon la maniere dont fe préfente l'enfant, & felon le degré de contraction de la matrice autour de fon corps. Plus la tête & les épaules font près de l'orifice interne ou du col de la matrice, plus l'Accouchement eft difficile au contraire lorfque l'enfant a la tête vers le fond de la matrice, & les pieds ou les feffes vers l'orifice interne, il eft plus aifé de le retourner & de le délivrer.

Pour commencer par les plus aifés d'entre ces premiers, il me femble à propos de les divifer en trois claffes. Ainfi nous examinerons d'abord comment il faut fe comporter lorfque l'enfant préfente les pieds, les feffes, ou les parties inférieures. Nous verrons enfuite ce qu'il eft à propos de faire lorfqu'il furvient quelque perte confidérable; & lorfque l'enfant fe préfente dans une mauvaife fituation avant que les membranes foient rompues; ce qu'il faut faire pour conferver les eaux dans la matrice, afin d'avoir, par leur moyen, plus de facilité à retourner l'enfant; & la méthode qu'il eft à propos de fuivre, même après que les membranes font rompues, lorfque les eaux ne font pas encore tout-à-fait évacuées. Enfin nous établirons la maniere de délivrer l'enfant lorfque la matrice eft fortement contractée, & que l'enfant préfente les parties antérieures ou les poftérieures, & qu'il eft replié circulairement fur lui - même ; ou qu'il préfente les épaules, la poitrine, le col, la face, les oreilles ou le *vertex*, & qu'il fe préfente longitudinalement, les pieds & les feffes vers le fond de la matrice, qui s'eft refferrée étroitement fur fon corps auquel elle fert de gaîne; & lorfque les parties antérieures de l'enfant font fituées au côté, au fond, à la partie antérieure, ou à la partie poftérieure de la matrice. D E V E N T E R qui pratiquoit à Dort en Hollande, dit que les Accouchemens contre - nature également que les laborieux, dépendent de la mauvaife pofition de l'orifice & du fond de la matrice : que fi le fond de cet organe fe déjette en devant par-deffus le pubis, fon orifice eſt tourné en arriére vers l'os *ſacrum*, & que de quelque côté que ſon fond incline, l'orifice ſe trouve toujours dans une ſitua-tion directement oppoſée. Pour appuyer ce ſentiment, il ſuppoſe que le *Placenta* eſt toujours adhérent au fond de la matrice : Mais l'expérience nous apprend qu'il peut s'attacher en différens endroits de la ſurfa-ce, & quelquefois même juſqu'auprès de l'orifice interne. Il eſt vrai que pour l'ordi-naire, l'orifice interne eſt tourné en arriére vers le coccix, pour ſe trouver en droite ligne avec ſon fond, qui occupe l'eſpace mitoyen entre l'ombilic & le creux du cœur.

DEVENTER penſoit encore que, lorſ-qu'en touchant une femme on ne ſentoit pas l'orifice de la matrice au milieu, il falloit lui aider en dilatant les parties ; & que lorſque cet expédient ne réuſſiſſoit point, il falloit retourner l'enfant & le dé-livrer par les pieds, ſans aucun délai ; j'a-voue que l'on trouve quelquefois des fem-mes dont le ventre fait une ſaillie conſidé-rable, & qui ont l'orifice de la matrice plus poſtérieurement qu'il ne l'eſt d'ordinaire ; mais dans ces cas-la-même, lorſque la tête n'eſt pas abſolument trop groſſe, ou le baſſin trop étroit, que la femme eſt vigou-reuſe, & que ſes douleurs ſont fortes ; pour l'ordinaire, avec un peu de patience, la femme se délivre toute seule, sans autre secours que celui qu'on leur prête communément;ou si l'Accouchement traîne trop en longueur, on peut profiter du tems d'une douleur pour la secourir, ce qu'on fait en introduisant un ou deux doigts dans l'orifice de la matrice, & en l'attirant insensiblement plus en avant. Lorsque le ventre fait une saillie considérable, il est quelquefois avantageux de faire changer la femme de situation de tems à autre, il est bon entr'autre de la faire mettre sur le dos, les épaules basses, & les fesses un peu élevées.

Lorsque les femmes ont le bassin mal conformé, qu'un des os *ilium* est beaucoup plus bas que l'autre, le fond de la matrice se trouve tourné du côté le plus bas ; mais en pareil cas, la plus grande difficulté vient de l'étroitesse du bassin.

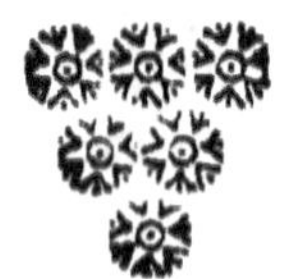

SECTION II.

PREMIERE CLASSE *des ACCOUCHEMENS CONTRE-NATURE. Lorsque l'enfant présente les pieds, les fesses ou les parties inférieures, & que la tête, les épaules & les parties supérieures sont vers le fond de la matrice.*

POUR l'ordinaire ces sortes d'Accouchemens sont réputés les plus aisés, quand même la matrice seroit fortement contractée autour du corps de l'enfant, & que toutes les eaux seroient évacuées.

Si l'enfant présente les genoux ou les pieds à l'orifice interne, & que cet orifice ne soit pas encore assez dilaté pour leur permettre, & pour permettre en même tems au corps de descendre plus bas ; ou si la femme est affoiblie & épuisée de la longueur du travail, ou qu'elle ait une perte qui la mette en danger, l'Accoucheur doit introduire sa main dans le vagin, l'insinuer le plus avant qu'il sera possible pour dilater l'orifice de la matrice, & attirer l'enfant par les pieds; lorsqu'il les a dégagés, il faut les envelopper avec un linge, & les tirer jusqu'à ce que les fesses paroissent hors de l'orifice externe; si la face ou le

devant du fœtus eſt déja tourné vers la partie poſtérieure de la matrice, il faut continuer de tirer dans la même direction ; mais
ſi ces parties ſont tournées du côté du pubis ou vers les côtés, il faut les tourner vers
la partie poſtérieure de la matrice ; or comme la tête ne tourne pas auſſi également
que le corps, il faut céder quelque choſe
par rapport à cette différence, en amenant
le corps d'un quart plus loin que l'endroit
où il faut fixer la tête ; de maniere que le front
ou la face qui ſe trouvoit vers une des aînes,
ſoit amenée vers les parties latérales de l'os
ſacrum, dans l'endroit où il eſt articulé
avec l'os *iſchium* ; il faut enſuite faire
dans un ſens oppoſé, le quart de tour
que l'on a fait faire de plus au corps, ſans
rien changer à la poſition de la tête. Il eſt
bon d'envelopper les feſſes avec un linge,
pour avoir la facilité de les ſaiſir mieux &
avec plus de fermeté ; on place enſuite les
pouces le long de l'épine de chaque côté,
on empoigne le ventre avec les autres
doigts, & on tire le corps de côté & d'autre avec plus ou moins de force, ſelon
qu'on trouve plus ou moins de réſiſtance.
Lorſque l'on a délivré l'enfant juſqu'aux
épaules, il faut gliſſer une main à plat,
(la droite ſi la femme eſt couchée ſur le
dos) entre la poitrine de l'enfant & le pé-

rinée, le coccix & l'os *facrum* de la mere, introduire enfuite le doigt annulaire, ou le doigt du milieu, (ou tous les deux s'il le faut) dans la bouche de l'enfant ; par ce moyen on attire le menton fur la poitrine & le front dans la cavité de l'os *facrum*. Cet expédient fert encore à élever le derriere de la tête en cas qu'il foit accroché aux os pubis.

Lorfque le front eft defcendu affez bas pour faire faillir le périnée en dehors, fi la femme eft couchée fur le dos, l'Opérateur doit fe tenir débout, & tirer en haut le corps & la tête de l'enfant, en faifaut faire au front un demi tour au - deffous de l'orifice externe qu'il garantit par ce moyen d'être déchiré. Il eft encore bon d'appliquer les doigts dans la bouche de l'enfant, cette précaution aide à délivrer la tête , favorife fon expulfion, empêche l'orifice externe de s'accrocher au menton , & que le col ne foit trop tiraillé ; accident qui ne manqueroit point d'arriver fi le front étoit retenu à la partie fupérieure de l'os *facrum*. Il ne faut pas employer une grande force pour obvier à cet inconvénient ; & on ne court aucun danger de bleffer la bouche de l'enfant, fi elle n'eft pas trop grande ; parce que fi l'on ne peut pas avoir la tête avec une force modérée, & que l'Accoucheur ait peur de

X iv

blesser ou de tirailler par trop la mâchoire inférieure, il faut pousser les doigts plus avant & les appuyer de chaque côté du nez, ou sur les bords postérieurs des fosses orbitaires. Lorsque les jambes sont sorties, & que les fesses sont descendues dans le vagin, il n'est pas du tout besoin de travailler à le dilater, il faut seulement les tirer & les conduire, comme nous l'avons dit ci-dessus ; avec attention de dégager doucement le front, du périnée que l'on peut repousser en arriére avec les doigts de l'autre main.

Lorsque le bassin est étroit, ou que la tête est si grosse qu'on ne peut la délivrer sans courir les risques d'arracher le col, il faut que l'Accoucheur glisse ses doigts & sa main dans le vagin, qu'il attire un des bras de l'enfant, & qu'en même-tems il pousse le corps du côté opposé ; par ce moyen il attire l'épaule plus bas ; il coule ensuite ses doigts le long du bras jusqu'au coude, qu'il attire en bas en lui faisant faire un demi tour de l'autre côté au-dessous de la poitrine. Il faut bien prendre garde de faire aucunes sécousses dans cette opération, qui demande au contraire beaucoup de douceur & de précaution de peur de disloquer, de plier, ou peut-être de rompre le bras de l'enfant.

On insinuera de nouveau les doigts dans

la bouche de l'enfant pour s'assurer si la tête vient; si cet expédient ne réussit point, il faut pousser le corps de l'autre côté, de maniere que l'on ait la liberté d'attirer l'autre épaule; on glisse ensuite sa main gauche, & en attirant l'autre bras, on tâche de délivrer la tête. Si l'on a mis un des doigts de la main droite dans la bouche de l'enfant, on laisse le corps sur ce bras, on place la main gauche au-dessus des épaules, & on applique un doigt de chaque côté du col. Si le front est tourné vers l'un ou l'autre côté à la partie supérieure du bassin, il faut tâcher de l'attirer plus bas & le tourner insensiblement dans la cavité de l'os *sacrum*; alors l'Accoucheur doit se lever afin d'attirer la tête en dehors en lui faisant faire un demi tour, comme nous l'avons dit ci-dessus.

DEVENTER & quelques autres, s'imaginant que la plus grande résistance venoit du coccix ou de la partie inférieure du bassin, ont conseillé d'attirer en bas les épaules de l'enfant, de maniere à pouvoir dégager d'abord le derriere de la tête de dessous les os pubis; mais ils ne faisoient pas attention que la résistance vient de ce que la partie la plus large de la tête est retenue à la partie supérieure du bassin, dans l'endroit où la derniere vertébre des lom-

bes & la partie supérieure de l'os *sacrum*
saillent en dedans ; & que leur méthode
ne peut réussir que lorsque le front est descendu dans la cavité de l'os *sacrum* : il ne
s'agit donc que de repousser en haut la partie postérieure du col qui est engagée contre
la partie inférieure du pubis, & par cette opération le front qui est en haut sera abaissé,
en lui faisant faire un demi tour : la tête reste
rarement après cette manœuvre. Ce mouvement circulaire est encore le meilleur expédient, quoique par après on puisse délivrer la
tête de l'autre maniere ; mais pas auparavant. J'avoue que la méthode de Deventer
m'a quelquefois mieux réussi que l'autre,
lorsque la tête étoit tout-à-fait descendue,
& que la plus grande résistance venoit des
parties inférieures ; mais cela arrive fort rarement ; cependant lorsque le front est retenu , & qu'il ne peut descendre jusqu'à la
partie inférieure de l'os *sacrum* , soit à cause
de la figure extraordinaire de la tête, ou de la
mauvaise conformation du bassin,& qu'on ne
peut en faire l'extraction,en faisant faire pour
cet effet,un demi tour dans l'endroit du pubis,
il faut essayer de faire ce tour dans une direction contraire , & au lieu d'introduire les
doigts dans la bouche de l'enfant , il faut lui
assujettir la poitrine sur la paume de la main
gauche , (si la femme est couchée sur le

dos) placer sa droite sur ses épaules, &
étendre ses doigts de chaque côté du col
pour l'amener sur le périnée. Par cette
compression la face & le menton qui sont
en dedans du périnée se relevent davantage en haut, & la tête sort en faisant un demi tour au - dessous des os pubis ; parce
que le centre du mouvement se trouve
alors dans l'endroit où le devant du col
presse contre le périnée ; au lieu que, selon
l'autre méthode, la partie postérieure du col
est contre la partie inférieure du pubis , sur
lequel la tête tourne.

Si le front n'est pas tourné d'un côté,
qu'au contraire il soit engagé à la partie supérieure de l'os *sacrum*, particuliérement
lorsque le bassin est étroit, il faut mettre ses
doigts dans la bouche de l'enfant, pour
essayer de le tourner vers un des côtés de la
saillie de l'os *sacrum*, parce que le bassin a
plus de diamétre sur ses côtés, & l'attirer,
comme nous l'avons dit ci-devant.

S'il se trouve qu'un des bras de l'enfant,
au lieu d'être placé le long des côtés de la
tête, soit tourné en dedans entre la face &
l'os *sacrum*, ou entre le derriere de la tête
& les os pubis, on aura la même peine à en
faire l'extraction, que si la tête étoit trop
grosse ou le bassin trop étroit ; cette position est cependant assez ordinaire, lorsque

les parties antérieures du corps de l'enfant viennent à se tourner du pubis en bas vers l'os *sacrum*; si ces mêmes parties sont tournées du côté gauche de la femme, la main & le bras gauche se présentent ordinairement avant la face *& vice versâ*; mais dans ces sortes de cas, le coude se présente pour l'ordinaire fort aisément, parce qu'il est descendu bien bas dans le vagin, alors on est nécessairement forcé de délivrer un ou quelquefois tous les deux bras avant que de pouvoir avoir la tête, d'où l'on peut conclure que ceux qui défendent expressément d'attirer les bras, le font quelquefois à tort. J'avoue que lorsque le bassin n'est point étroit, ou que la tête n'est pas excessivement grosse, & que les bras sont placés sur les côtés de la tête, on a rarement besoin de les attirer, parce que le bassin a plus de diamétre sur ses côtés, & que les membranes & les ligamens qui remplissent l'espace intermédiaire entre les os *sacrum* & *ischium*, cédent à la pression & font place pour le passage de la tête; mais lorsqu'ils sont serrés entre la tête & les os *sacrum*, *ischium* ou *pubis*, & que la tête est enclavée dans le bassin, il faut certainement les attirer; il en est encore de même lorsque la tête ne vient qu'avec beaucoup de peine. La contraction de l'orifice interne autour du col de l'enfant dont on a parlé, n'eſt pas non plus auſſi fréquente qu'on ſe l'eſt imaginé, parce que pour l'ordinaire, cette contraction porte ſur la tête & non pas ſur le col; au reſte s'il n'y a que le col qui en ſouffre, on peut remédier à cet inconvénient, en introduiſant la main dans le vagin, & un doigt ou deux dans la bouche de l'enfant, ce qui eſt encore un moyen de maintenir l'orifice externe dans une dilatation ſuffiſante, parce que pour l'ordinaire il ſe reſſerre ſur le col, auſſi-tôt que les bras ſont dehors.

Comme il y a une plus grande diſtance de la face ou du front au *vertex*, que du front à la partie poſtérieure de la tête ou du col, lorſque le derriere de la tête eſt accroché aux pubis, & le front à la partie ſupérieure de l'os *ſacrum*, il eſt rare de pouvoir amener la tête, à moins que l'Accoucheur n'introduiſe ſes doigts dans la bouche de l'enfant pour la tourner de côté, lui faire appuyer le menton ſur la poitrine & pour attirer le front dans la cavité de l'os *ſacrum*; par ce moyen on éleve le derriere de la tête qui acquiert en même-tems plus de facilité à ſortir. De plus dans cette extraction en tirant, on n'employe que la moitié de la force ſur le col, parce que l'autre moitié eſt appliquée ſur la tête au moyen du doigt que l'on a placé dans la bouche;

de sorte que l'on a moins de peine à dégager le front en le repouſſant & en lui faiſant
faire un demi tour pour le dégager du périnée. Lorſque l'Accoucheur, ayant ſes doigts
dans la bouche de l'enfant, ne peut pas faire
deſcendre le front dans la cavité de l'os *ſacrum*, il doit inſinuer le doigt *index* de la
main gauche entre le col & le pubis, afin
d'élever le derriere de la tête; après quoi le
front deſcend avec moins de peine, particuliérement ſi l'on obſerve de pouſſer & de repouſſer en même-tems ou alternativement.

Si l'on reconnoît au toucher que l'enfant
préſente les feſſes; que les membranes ne
ſont point encore rompues; que la mere
ne paroiſſe en aucun danger; que l'orifice
interne ne ſoit pas encore ſuffiſamment dilaté, & que les douleurs ſoient fortes, il
faut attendre que les membranes & les eaux
ſoient plus avancées, comme dans l'Accouchement naturel; parce qu'à meſure
qu'elles baiſſent au travers de l'orifice de la
matrice dans le vagin, elles dilatent & ouvrent les parties contenues dans le baſſin,
& que le volume contenu dans la matrice
venant à diminuer, ce viſcére ſe contracte
& ſe reſſerre ſur le corps de l'enfant : de
maniere que les feſſes ſont expulſées par la
force méchanique des muſcles de l'abdomen qui agiſſent ſur la matrice.

On doit tirer la même conséquence, quand bien même les membranes feroient rompues, parce que les eaux lubrifient les parties à mesure qu'elles s'écoulent, & que les feffes fe trouvent par ce moyen expulfées, pourvu qu'elles ne foient point trop groffes ou que le baffin ne foit point trop étroit : en ce cas, lorfque les feffes fe préfentent bien & auffi avancées l'une que l'autre à l'orifice de la matrice, (comme nous avons obfervé précédemment en parlant de la pofition de l'enfant, Liv. 3. Chap. 1. Sect. 1. qu'il étoit fort probable que le fœtus eut un côté tourné vers la partie antérieure, & l'autre vers la partie poftérieure de la matrice) de même il eft auffi raifonnable de conclure que lorfque les feffes fe préfentent, il eft fitué de la même maniere, avec cette différence que les parties antérieures de l'enfant font plûtôt tournés en arriére vers un des côtés des vertébres des lombes ; dans cette pofition il fe préfente une hanche, & l'autre refte engagée au-deffus du pubis ; mais lorfque les douleurs viendront à l'expulfer, cette derniere fera chaffée de plus en plus dans l'aîne de ce côté-là, d'où elle paffera au même côté du baffin. Pendant ce tems-là, la plus baffe fera pouffée de l'autre côté, & le vuide qui fe trouve entre les cuiffes, reftera fur la faillie que l'os *facrum* fait en dedans & defcendra de cette maniere ; les cuiffes de chaque côté , & la partie poftérieure & arrondie des feffes paffant au-deffous de l'arcade des os pubis , ce qui eft la meilleure pofition. Mais fi le dos de l'enfant eft abaiffé en arriére, il fera pouffé dans une direction contraire, & fortira avec plus de peine, c'eft-à-dire, les cuiffes du côté du pubis & le dos du côté de l'os *facrum.* Lorfqu'il fera defcendu jufqu'au milieu ou à la partie inférieure du baffin, l'Accoucheur introduira de chaque côté le doigt *index* de chaque main jufques dans les aînes, où il les affujettira pour tirer doucement lorfqu'il furviendra une forte douleur.

Lorfque l'orifice externe eft fi refferré qu'il n'y a pas moyen d'avoir une prife fuffifante, il faut le dilater doucement au point de pouvoir y introduire les mains aifément ; lorfque l'on a placé un doigt ou deux dans chaque aîne, il faut appuyer fes pouces fur les cuiffes, fi elles font du côté du pubis afin d'avoir une meilleure prife ; enfuite tirer de côté & d'autre, & fi le dos de l'enfant eft tourné du côté du pubis, il faut continuer la même manœuvre jufqu'à ce que le corps & la tête foient délivrés ; comme les jambes font ordinairement étendues le long du ventre & de la poitrine, lorfque l'en-

fant

fant eft forti jufqu'aux épaules, elles fortent d'elles mêmes ou font aifées à attirer; mais fi le ventre de l'enfant eft tourné vers un des côtés, ou du côté du pubis, en ce cas, lorfque les feffes font délivrées, il faut tourner le ventre en bas du côté de l'os *facrum*, & le dos du côté du pubis; & afin que le vifage puiffe auffi être tourné vers le dos de la mere, il faut fe fouvenir de faire le quart de tour de plus, que l'on a foin de réparer enfuite, & alors on peut tirer & délivrer l'enfant.

LORSQU'IL n'y a pas moyen de tourner le corps avant que d'avoir attiré les cuiffes & les jambes, foit à caufe du trop grand volume des feffes, ou parce que l'on n'a pas une prife fuffifante fur elles, il faut continuer de tirer jufqu'à ce que l'on voye les jarrets au-dehors de l'orifice externe; on faifira enfuite un des genoux avec le pouce & un autre doigt pour débarraffer cette jambe; après quoi on attire l'autre de la même maniere. Si l'on effaye d'attirer les jambes avant que les jarrets foient defcendus jufqu'à cet endroit, on court toujours rifque de plier ou de rompre les cuiffes. Lorfque les jambes font forties, il faut envelopper les feffes de l'enfant avec un linge, & comme on a attiré le corps prefque jufqu'à la poitrine auparavant que de pouvoir lui débarraffer les jambes, il faut le repouffer jufqu'au nombril ou un peu au-deffus ; parce que fans cette précaution fes épaules s'engageroient fi étroitement dans le baffin, que l'on ne pourroit jamais réuffir à lui faire faire les mouvemens que nous avons indiqués, afin de lui tourner le vifage du côté du dos de la mere; au lieu que lorfqu'on l'a repouffé, il eft beaucoup plus aifé de lui faire faire ces tours, parce qu'ayant le ventre dans le baffin, cette partie fe prête mieux à la forme de cette cavité. Lorfque l'on a tourné le vifage en bas, comme il convient qu'il foit, il faut procéder à l'Accouchement, comme nous l'avons dit ci-deffus.

Lorfque les hanches font retenues au-deffus du baffin, foit parce qu'elles font d'une groffeur extraordinaire, ou parce que le baffin eft trop étroit; ou lorfqu'il y a une des hanches pouffée dans le baffin, pendant que l'autre refte engagée au-deffus du pubis, de l'os *facrum* ou fur un des côtés du baffin; fi la femme eft foible & abbatue, fi les douleurs font éloignées & n'ont pas affez de force pour expulfer l'enfant, ou bien enfin fi la mere eft en danger à caufe de quelque perte violente; dans l'un ou l'autre de ces cas, il faut profiter de toutes les douleurs, & pendant qu'elles durent dilater par degrés, premiérement l'orifice externe, enſuite l'interne, avec les doigts & les mains. Lorſque ces pait es ſont aſſez di'atés pour pouvoir y entrer, il faut repouſſer l s hanches en avant, en arriére ou ſur les côtés, afin de pouvoir gliſſer la main & le bras le long des parties antérieures ou du ventre de l'enfant, juſqu'à ce que l'on ſenre les cuiſſes qui ſerviront de *conducteur* pour aller chercher les jambes qu'il faut attiier avec ſes doigts, pendant que le pouce appuye ſur les jarrets pour les repouſſer, afin qu'en cas que les jambes ſoient directement en haut, on puiſſe plus aiſément les tirer en fléchiſſant le genou, & pour ne pas courir les riſques de les plier, de les rompre ou de les arracher, parce qu'elles ſont plus aiſées à délivrer lorſqu'elles ſont pliées en bas.

Lorſque les hanches ſont enclavées à la partie ſupérieure du baſſin, il faut encore les repouſſer d'un côté, afin de gagner le paſſage de la main & du bras ; parce que plus elles ſont élevées au-deſſus du paſſage, plus on a de liberté pour faire l'extraction des jambes.

Lorſque l'on ne peut pas aiſément attirer les deux jambes, on peut en ſureté délivrer avec une ; pour cet effet, il faut l'envelopper avec un linge afin la mieux tenir d'une main pendant que l'on gliſſe l'autre dans le vagin, & que l'on applique un ou deux doigts dans le pli de l'aîne qui eſt en double : par ce moyen la hanche deſcend plus aiſément, & la jambe qui eſt déja ſortie n'eſt point en danger d'être disloquée quoiqu'elle ſupporte toute ſeule, toute la force que l'on employe pour l'extraction du corps.

Si les jambes ſont du côté gauche de la femme & qu'elle ſoit couchée ſur le dos, il faut introduire la main droite dans la matrice ; au contraire, ſi elles ſont du côté droit, on réuſſira mieux avec la main gauche ; mais ſi elles ſont vers le dos ou vers le ventre, on peut indifféremment ſe ſervir de l'une ou de l'autre main.

Dans tous les cas où les hanches ſe préſentent, la meilleure méthode eſt toujours de repouſſer l'enfant & d'attirer les jambes, pourvu que l'orifice de la matrice ſoit dilaté ſuffiſamment, & que les eaux ne ſoient pas tout-à-fait évacuées. Lorſque les eaux ſont evacuées, que la matrice eſt fortement contractée ſur l'enfant, que les feſſes ſont ſi bas qu'il n'y a pas moyen de les repouſſer, ou ſi petites qu'elles peuvent ſortir à leur aiſe, il faut travailler en conſéquence. Mais ſi elles ſont ſi groſſes qu'il n'y ait pas moyen de les repouſſer ni de les attirer avec les doigts, l'Accoucheur doit introduire le manche courbe d'un crochet mousse, le placer dans une des aînes, ses doigts dans l'autre, & attirer doucement à lui, de peur de rompre ou de disloquer l'os de la cuisse, ce ce qui seroit à craindre si l'on se servoit sans précaution de cet Instrument dont la pointe mousse doit dépasser suffisamment l'aîne. On peut encore en ce cas se servir du filet.

Dans les différens cas agités dans cette Section, j'ai supposé la femme couchée sur le dos, les jambes & les fesses appuyées sur le bord du lit. C'est-là en général la posture la plus avantageuse lorsqu'il s'agit de délivrer le corps & la tête. Cependant si l'enfant est petit, on peut la laisser coucher sur le côté, & on suivra la même méthode pendant le cours de l'Accouchement, en faisant attention cependant que dans cette position les os *ilium & ischium* sont en bas d'un côté, & en haut de l'autre. De plus, lorsque l'on repousse les hanches afin de pouvoir attirer les jambes, si elles sont en avant vers la partie antérieure de la matrice, & que le ventre fasse une saillie, on peut les attraper fort aisément lorsque la femme est couchée sur le côté. Mais lorsque les jambes sont sorties, si l'enfant est gros ou que le bassin soit étroit, il faut la faire mettre sur le dos, parce qu'il est plus commode & plus aisé de délivrer le corps & la tête, foit que l'on ait à tirer ou à poufler, & que dans cette pofture elle eft plus ferme, & que fes cuiffes embarraffent moins l'Accoucheur que lorfqu'elle eft fur le côté.

SECTION III.

SECONDE CLASSE *des* ACCOUCHEMENS CONTRE-NATURE.

LORSQUE les membranes font rompues, mais que la face, l'épaule ou quelque autre partie de l'enfant qui eft enclavée dans le baffin, bouche fi étroitement l'orifice interne, qu'il n'a pû s'évacuer qu'une petite quantité des eaux, la matrice ne peut fe contracter autour de l'enfant, qui par conféquent eft plus aifé à retourner que lorfqu'elles font toutes évacuées :

Lorfqu'on reconnoît au travers des membranes avant qu'elles foient rompues, que l'enfant fe préfente mal, & qu'en même-tems les douleurs les pouffent, de maniere qu'elles dilatent plus ou moins l'orifice interne :

Lorfque dans le cours des quatre derniers mois de fa groffeffe, une femme eft attaquée de quelque violente perte que l'on ne peut arrêter, & dont elle mourroit infailliblement, si l'on ne travailloit promptement à la délivrer ; si l'on ne peut pas exciter de douleurs en dilatant les parties, il faut forcer l'Accouchement ; mais si elle est en travail, & que les membranes ayent été poussées avec les eaux, on peut les rompre ; par ce moyen on arrête souvent les pertes, & les douleurs suffisent pour délivrer l'enfant.

Dans ces trois différens cas, si l'on peut prévenir les fortes contractions de la matrice en arrêtant les eaux, on peut aussi le plus souvent tourner l'enfant avec beaucoup de facilité, dans quelque mauvaise situation qu'il puisse être.

Article Premier.

Dans le premier cas, l'Accoucheur doit couler doucement sa main dans le vagin, & ses doigts entre la partie de l'enfant qui se présente la plus basse, & l'orifice interne. Pendant cette manœuvre s'il s'apperçoit que les eaux s'écoulent, il doit insinuer sa main dans la matrice le plus promptement qu'il lui est possible, entre la surface interne des membranes & le corps de l'enfant ; par ce moyen la partie inférieure de son bras servira, pour ainsi - dire, de bondon à l'orifice externe, de maniere que les eaux ne trouveront plus du tout par où s'écouler : en ce cas il tournera l'enfant, dont il placera la tête & les épaules vers le fond de la matrice, les fesses en bas vers sa partie inférieure, & le devant vers le dos de la mere: pour bien réussir il ne doit avancer sa main que vers le milieu du corps de l'enfant, parce que s'il la portoit jusqu'au fond de la matrice, il seroit obligé de la retirer un peu avant que de pouvoir tourner l'enfant, ce qui donneroit jour à l'écoulement des eaux, & donneroit par conséquent lieu aux contractions de la matrice qui pourroient empêcher de retourner l'enfant, du moins avec autant de facilité qu'il y en auroit eu sans cet obstacle.

ARTICLE II.

DANS le second cas, lorsque les membranes ne sont pas rompues, & que l'on est assuré que l'enfant ne se présente pas dans une bonne position; si l'orifice interne n'est pas suffisamment dilaté & que la femme ne paroisse courir aucun danger, on peut abandonner le travail à la nature jusqu'à ce que les parties soient dilatés davantage; on aura soin de lubrifier & de dilater l'orifice externe par degrés pendant chaque douleur; ensuite on introduira une main dans le vagin, pour l'insinuer à plat au-dedans de l'orifice interne, & l'avancer entre les membranes & la matrice jufqu'au milieu de la capacité de ce vifcére ; lorfque l'on eft entré ainfi, on travaille à rompre les membranes que l'on ufe entre fes doigts pour les déchirer, afin d'y infinuer fa main, fans abaiffer fon bras ; alors on retourne l'enfant & on le délivre, comme nous l'avons dit ci-deffus.

ARTICLE III.

DANS le troifiéme cas, lorfque le femme eft attaquée de quelque perte violente, que cette perte eft occafionnée par la féparation du *Placenta* d'avec la matrice, foit que cette féparation foit entiére, ou d'une partie feulement, pendant le cours des quatre derniers mois de la groffeffe ; & que l'on a effayé inutilement toutes fortes de moyens pour diminuer & arrêter cette évacuation, felon les moyens que nous avons indiqués, Livre 11. Chap. 3. Sect. 3. l'Accoucheur doit avertir les parens du danger que court la malade, les informer que fi l'on ne travaille promptement à la délivrer, la mere & l'enfant font tous les deux en danger de périr, & leur faire obferver qu'en la délivrant tout de fuite, on peut au contraire les fauver tous les deux ; il eft encore de fa prudence, d'appeller en confultation & à fon fecours, quelque habile Praticien dont la capacité soit connue, ce qu'il doit également à la satisfaction des parens & à sa réputation. Lorsque la femme n'a aucunes douleurs & que l'orifice de la matrice n'est point dilaté ; il est quelquefois fort difficile de la délivrer, particuliérement encore si l'orifice interne n'est pas un peu relâché, & qu'au contraire, il paroisse tendu.

Lorsque l'orifice de la matrice est si fort resserré qu'on ne peut pas y introduire le doigt ; quelques Auteurs veulent qu'on se serve d'un *dilatateur*, au moyen duquel on ouvre & on dilate par dégrés cet orifice au point de pouvoir y introduire un doigt ou deux. Il survient quelquefois sans doute des cas où cette méthode peut être nécessaire ; néanmoins, dans tous ceux qui sont venus à ma connoissance, toutes les fois qu'il a été absolument question de forcer l'Accouchement, j'ai toujours trouvé l'orifice de la matrice assez ouvert pour recevoir le bout de mon doigt, de maniere que par des efforts gradués, je suis venu à bout d'obtenir une dilatation suffisante : or il est sûr qu'il y a beaucoup moins de danger à dilater les parties avec les doigts & les mains, qu'avec un Instrument quelconque. Si l'on occasionne des douleurs en travaillant à dilater l'orifice interne, il faut continuer doucement, & les exciter. Lorsque l'orifice de la matrice est ouvert, si la tête se présente & que les douleurs soient fortes, on diminuera les pertes en rompant les membranes; mais si les pertes sont si considérables que la mere soit en danger de sa vie, & que la dilatation n'avance point le travail, ou au moins qu'elle ne l'avance pas assez pour une pareille circonstance, il faut tout de suite travailler à l'Accoucher de la maniere suivante. Mais avant que d'y procéder, l'Accoucheur ne doit pas manquer d'informer la famille du danger qui menace la malade, il ne doit pas non plus garantir de sauver ni la mere, ni l'enfant : car j'ai vû mourir une femme quelques minutes après son Accouchement, quoique selon toutes les apparences, elle parût en état de supporter l'opération, & l'enfant a péri, parce que sa tête étoit engagée & retenue dans le bassin. J'en ai vû d'autres qui paroissoient beaucoup plus foibles & plus épuisées qui en ont échappé, & dont on a sauvé les enfans.

Lorsque l'Accoucheur a duëment instruit les parens de la situation présente de la malade, il doit commencer par ouvrir doucement l'orifice externe, pour cet effet il introduit ses doigts par degrés qu'il tourne autour de l'orifice en les poussant toujours en avant; il les rassemble ensuite en forme de coin ou

de cône, & continue de dilater doucement
& par intervalles jusqu'à ce qu'il ait avancé sa main dans le vagin ; lorsqu'il y est
entré, il reprend la même méthode, & avec
autant de précaution, il insinue d'abord un
doigt , puis l'autre dans l'orifice interne
qu'il dilate par leur moyen au point de pouvoir y insinuer les deux autres doigts & le
pouce, réunis comme la premiere fois en
forme du cône; par ce moyen, il se fait insensiblement jour pour glisser sa main entre
la surface externe des membranes & les parois intérieurs de la matrice : il se com-
porte ensuite selon la méthode indiquée dans le second cas. Si par hazard, en
glissant sa main sur la surface externe des
membranes , il s'apperçoit que le *Placenta*
soit adhérent à ce côté de la matrice, il doit
retirer cette main & introduire l'autre du
côté opposé, ou bien rompre les membranes au bord inférieur du *Placenta*.

Le plus grand danger qu'il y ait à appréhender en pareil cas, vient le plus souvent
de l'évacuation subite de la matrice & du
bas-ventre; parce que quand l'Accouchement se termine de lui - même, ou qu'on le
conduit méthodiquement, lorsque les membranes sont rompues les pertes diminuent
insensiblement & les douleurs expulsent

premiérement l'enfant, ensuite le *Placenta*, de maniere que la compression ou la résistance qui agit sur le bas-ventre & sur la matrice de la femme n'est pas détruite tout d'un coup, & leur laisse le tems de se contracter par degrés ; par conséquent il ne doit point arriver de ces foiblesses ni de ces accès convulsifs, qui ne sont occasionnés pour l'ordinaire que par la cessation subite de cette compression, qui agissoit sur le cours de la circulation.

Pour prévenir ces funestes symptômes, je recommande à un assistant (quelquefois avec assez de succès) d'appuyer avec ses mains sur le ventre de la femme pendant que la matrice se vuide ; ou bien après avoir rompu les membranes , retourné la tête vers le fond de la matrice, & fait descendre les jambes & les cuisses , je retire un peu mon bras pour laisser sortir les eaux, sans cependant retirer tout-à-fait ma main que je laisse encore pendant quelque tems dans la matrice & sans délivrer les jambes , jusqu'à ce que je m'apperçoive que la matrice s'est étroitement resserrée sur l'enfant. fant. Bien plus, dans certains cas où les pertes étoient arrêtées , ou du moins que l'écoulement étoit diminué, j'ai laissé l'enfant dans la matrice , quelquefois pendant dix ou quinze minutes, après quoi je le délivrois , & lors-

que l'hémorragie étoit arrêtée, j'abandon-
nois l'expulfion du *Placenta* aux foins de la
nature. Quoiqu'il en foit, au refte, toutes
les fois que les pertes font confidérables,
il faut procéder à l'Accouchement fans y
perdre de tems; en obfervant toujours de
faire appuyer fur le ventre de la femme,
parce qu'elle eft pour l'ordinaire dans une
fi grande foibleffe, que quoique l'on pût
terminer l'Accouchement, elle n'auroit pas
affez de force pour y réfifter.

Moins la femme eft avancée dans fa groffeffe, plus on a de peine à ouvrir l'orifice
interne ; cette difficulté fera encore plus
grande, à proportion, fi la femme eft groffe
de fon premier enfant, particuliérement fi
elle a paffé l'âge de trente-cinq ans.

On ne doit jamais différer d'accoucher
dans des cas auffi dangereux, quand même
la malade fembleroit prête à expirer ; parce
qu'auffi-tôt après l'Accouchement la matrice
fe contracte, & les orifices des vaiffeaux fe
refferrent ; de maniere que les pertes ceffent,
& que la femme peut fe rétablir pourvu qu'elle furvive cinq ou fix heures après l'opération, & qu'on la puiffe foutenir en lui faifant prendre de tems à autre & fouvent, quelques cuillerées de bouillon, de gelée, ou
de quelque potion ftomacale, légerement
cordiale & anodine, qui puiffent entrete-

nir le cours de la circulation , & remplir par degrés le vuide de ſes vaiſſeaux.

Lorſqu'une femme eſt priſe de douleurs d'enfantement pendant le cours de ſes pertes, ou lorſqu'en eſſayant de tems à autre de dilater l'orifice interne avec ſes doigts, on excite le travail, au moyen de quoi les membranes ou la tête de l'enfant ſont pouſſées en bas & ouvrent l'orifice interne , il faut rompre les membranes afin qu'une partie des eaux étant évacuées , la matrice puiſſe ſe contracter & expulſer le *fœtus*. On peut pratiquer cette méthode de meilleure heure dans les femmes qui ont déja eu des enfans, que dans celles qui n'ont encore jamais accouché. Malgré cet expédient, ſi les pertes continuent , & qu'il n'y ait point d'apparence de délivrer bien-tôt l'enfant, il faut le retourner tout de ſuite, ou ſi la tête eſt enclavée dans le baſſin , le délivrer avec les Forceps ; & ſi ces deux méthodes ſont également infructueuſes , ſoit à cauſe de l'étroiteſſe du baſſin , ou à cauſe de la groſſeur de la tête , il faut l'ouvrir & la délivrer avec le crochet ; dans tous ces cas , il faut dilater les parties doucement & par intervalles , de peur de les déchirer.

SECTION IV.

TROISIÉME CLASSE D'ACCOU-CHEMENS CONTRE-NATURE.

NOUS avons déja obfervé que la plus grande difficulté qu'il y a à retourner les enfans & à les délivrer par les pieds, vient du refferrement de la matrice & de la mauvaife pofition du *fœtus*. Lorfque l'enfant eft replié fur lui-même en forme de peloton, foit qu'il ait le devant tourné vers l'orifice interne ou vers le fond de la matrice, on peut pour l'ordinaire le remuer avec la main, de maniere à pouvoir lui tourner la tête & les épaules en haut, & les feffes & les jambes en bas ; mais lorfqu'il eft étendu dans toute fa longueur, que la matrice s'eft exactement refferrée fur lui, enfin qu'elle l'enveloppe en forme de gaîne, il eft plus difficile d'en venir à bout ; particuliérement fi la tête & les épaules de l'enfant font en bas à la partie inférieure de la matrice, & qu'il ait les jambes & les feffes en haut au fond de ce vifcére.

Avant d'en venir à la maniere d'accoucher cher dans les cas fuivans, je dois avertir qu'il faut faire coucher la femme fur le dos, les fef-

ſes ſur le bord ou ſur les pieds du lit ; & avoir
ſoin de faire mettre un couſſin ou un oreiller
par-deſſous le lit de plume ou le matelas,
afin de le hauſſer de maniere que la malade
ait les feſſes plus élevées que les épaules.
Pendant le cours de l'Opération, il faut faire
placer un aſſiſtant de chaque côté de la malade pour lui ſupporter les jambes & les cuiſſes,
comme nous l'avons dit, Chap. 2. Sect. 1. &
Chap. 3. Sect. 3. & en faire auſſi placer un
ou deux autres derriere elle ou de chaque
côté, pour lui appuyer les épaules & la
tenir ferme dans cette poſition. L'Accoucheur doit ſur-tout éviter juſqu'à la moindre
affectation, ſoit pour ménager ſes habits ou
pour ſe mettre plus à ſa commodité, & ne
jamais ſe promener dans la chambre avec un
tablier, ou les manches retrouſſées ; parce
que cet appareil qui peut être néceſſaire
dans un Hôpital, n'eſt point décent dans
une maiſon particuliére, où il donne toujours des idées effrayantes à la malade & à
tous les aſſiſtans. L'habillement le plus commode en pareilles occaſions ſeroit une robe-
de-chambre fort ample, qu'un Accoucheur
peut avoir toujours prête à mettre lorſqu'il eſt
mandé pour l'exercice de ſa profeſſion ; il ne
doit point y avoir de manches à ſa veſte, afin
d'avoir les bras plus libres & de s'en ſervir
plus commodément par-deſſous les couver-

tures ; pour plus de commodité, il doit rouler
la manche de fa chemife jufqu'au haut du bras,
& l'attacher avec une épingle à l'emmanchu-
re de fa vefte. Dans les Accouchemens naturels, le drap qu'il a eu foin de faire mettre au-
devant du lit, fuffit pour le garantir & empêcher qu'il ne foit gâté, en l'étendant fur
fes genoux ; mais dans d'autres cas où il eft
obligé de changer de pofture, il doit fe faire
attacher une ferviette au - devant de lui,
ou mettre un tablier ; encore doit - il attendre à être prêt de fe mettre en ouvrage.
Lorfque la malade eft couchée fur un lit
bas, & qu'il a deffein d'introduire fa main
droite, la pofition la plus ferme & la plus
commode eft à genoux, le genou gauche
fur un couffin, & le droit élevé pour fupporter fon bras ; fi c'eft de la main gauche
qu'il doit fe fervir, il fe mettra dans une
fituation contraire. Lorfque le lit où la
couche eft haute, il lui eft plus commode
de refter débout, obfervant toujours de
tenir fon coude appuyé fur fon genou.
Ces fortes d'avis pourroient bien n'être pas
du goût de ceux qui font verfés dans la
Pratique ; au refte je ne les donne que pour
de jeunes Praticiens qui pourront en tirer
parti.

Lorfque l'Accoucheur a introduit fa main
dans la matrice, s'il trouve les feffes de
l'enfant au - deffous, c'eft-à-dire, plus baffes

que la tête & les épaules, il doit chercher les pieds pour les amener au passage ; mais si les fesses sont plus hautes que les parties supérieures, ou de niveau avec elles, il doit essayer de retourner la tête & les épaules vers le fond, & de lui attirer les fesses en bas, ce qu'il pourra faire en attirant ces parties & en repoussant les autres ; après quoi il continuera l'Accouchement, comme nous l'avons dit ci-dessus. On en vient à bout ordinairement avec assez de facilité, pourvu qu'il soit encore resté quelque portion des eaux dans la matrice ; mais si la femme est en travail depuis un tems considérable, & que toutes les eaux soient évacuées, la contraction de la matrice peut être si forte qu'il n'y ait pas moyen de retourner l'enfant sans y employer une grande force que, l'on est encore assez souvent obligé de réitérer. Dans ce cas, il n'y a point de meilleur expédient pour la malade & pour l'Accoucheur, que d'insinuer sa main par degrés du côté que les jambes & les cuisses sont tournées ; sitôt qu'il les a trouvées, si elles ne sont pas fort hautes, il doit avancer sa main jusqu'au fond de la matrice, par ce moyen il remédiera au plus grand obstacle, en augmentant la capacité de la matrice, de maniere à pouvoir trouver & amener les jambes avec plus de facilité : on peut enfuite pouffer & attirer, comme nous l'avons dit ci - deffus; mais fi la tête & les épaules continuent toujours de retenir les feffes & le corps, & que l'on ne puiffe pas amener les pieds jufqu'au dehors de l'orifice externe, il faut profiter du tems qu'ils font encore dans le vagin, pour appliquer un lacq fur un, ou fur tous les deux; car à moins que l'enfant ne foit fi petit qu'il y ait moyen de le retourner en faififfant le corps, lorfque l'on a repouffé la tête & les épaules & que l'on tâche d'attirer les autres parties, les pieds reprendront leur place & retarderont l'Accouchement: au lieu que fi on les faifit bien avec le lacq que l'on a appliqué à la cheville du pied, foit en dehors de l orifice externe ou dans le vagin, on peut avec fon autre main repouffer la tête & les épau'es, & par cette méthode trouver moyen d'attirer les feffes.

Il faut continuer cette manœuvre, c'eft-à-dire, pouffer & repouffer jufqu'à ce que l'on ait élevé la tête & les épaules jufqu'au fond de la matrice; parce que fi l'on ceffoit trop-tôt & que l'on retirât fa main, quoique l'enfant foit forti jufqu'aux hanches, la tête eft quelquefois fi fortement pouffée en bas, & fi bien engagée dans le paffage avec le corps, qu'il n'y auroit plus moyen de le délivrer fans l'emporter par lambeaux avec le crochet. En effet, les hanches & une partie du corps peuvent fermer le paſſage ſi exactement, qu'il ne reſte plus de place pour introduire la main afin de relever la tête.

Dans tous les cas où l'Accoucheur prévoit qu'il ſera beſoin d'employer beaucoup de violence, il doit menager ſes forces autant qu'il eſt poſſible, y aller doucement d'abord, & repoſer ſa main par intervalles, pendant qu'il travaille à repouſſer & à retourner l'enfant dans la matrice : parce que s'il ſe précipite beaucoup dans le commencement & qu'il épuiſe ſes forces tout d'un coup, ſes mains s'engourdiſſent & s'affoibliſſent tellement qu'il eſt obligé de diſcontinuer tout-à-fait & de prendre un peu de relâche, & pour-lors il peut quelquefois ſe paſſer long-tems ſans qu'il ſoit en état de s'en ſervir, encore ſeront-elles ſi fort affoiblies, qu'à peine ſera-t'il en état de continuer l'Accouchement, qui par toutes ces raiſons devient néceſſairement plus long & plus difficile.

Ce ſont ordinairement des cas fort aiſés lorſque l'enfant préſente le devant, qu'il eſt replié ſous une forme ronde ou ovale, & ſitué diagonalement ou en travers de la matrice ; lorſqu'il a la tête ou les feſſes au-deſſus du pubis, & que ſes jambes, ſes bras & le cordon

ombilical, ou feulement une de ces parties fe
trouve à la partie fupérieure ou inférieure du
vagin, ou en dehors de l'orifice externe. Au
contraire, quoique l'enfant foit replié fous la
même forme, le cas eft plus difficile lorfqu'il a le dos, les épaules, le ventre ou la
poitrine de l'autre côté ou en dedans de
l'orifice interne; parce que fi l'on ne peut
pas retourner l'enfant de maniere à pouvoir
lui remettre la tête au fond de la matrice,
on a beaucoup plus de peine à amener les
jambes au paffage que dans le premier cas.
Mais le cas eft encore beaucoup plus difficile lorfque l'enfant préfente l'épaule, la
poitrine, le col, une oreille, la face ou la
couronne de la tête, & qu'il a les jambes &
les feffes en haut au fond de la matrice; parce que dans les circonftances précédentes,
la matrice eft contractée circulairement,
de forte qu'on a moins de peine à corriger la mauvaife pofition de l'enfant, que
dans ce dernier cas où elle eft contractée
longitudinalement en forme de gaîne, &
où il faut quelquefois employer beaucoup
de force pour la dilater au point que l'on
puiffe avoir la liberté de repouffer la tête
au fond, & d'amener les jambes & les feffes
au paffage.

La plus mauvaife fituation de toutes,
c'eft celle où l'enfant préfente la couronne

de la tête, parce que dans ce cas, les jambes & les cuisses sont les plus hautes, & qu'alors la matrice a une forme plus longue que dans toute autre position.

La plus mauvaise posture après celle-ci, c'est celle où l'enfant présente la face ; mais lorsqu'il présente le col, une épaule, le dos ou la poitrine, il a la tête tournée en haut, & tient la partie inférieure de la matrice distendue, de maniere qu'en dilatant la partie supérieure de cet organe, on a moins de peine à repousser la tête de l'enfant dans son fond.

ARTICLE PREMIER.

LORSQUE l'enfant présente le devant, si les pieds, les mains & le cordon ombilical ne sont point retenus au-dessus de l'orifice de la matrice ; toutes ou seulement quelques-unes de ces parties descendent dans le vagin, ou se montrent au-dehors de l'orifice externe. Lorsqu'il se présente ainsi une ou quelques-unes de ces parties, que l'enfant est replié en forme de peloton & situé en travers dans la matrice, l'Accoucheur doit introduire sa main entre ces parties & l'os *sacrum*, comme nous l'avons dit, Sect. 3. lorsqu'il aura introduit sa main jusqu'en dedans de l'orifice interne, il s'arrêtera un peu & tâtera avec ſes doigts pour s'aſſurer de la poſition de l'enfant. Si la tête & les épaules ſont plus élevées que les feſſes, il prendra les jambes & les amenera au-dehors de l'orifice externe. Si les hanches s'accrochent au-deſſus du bord du baſſin, il gliſſera ſa main à plat le long des feſſes, & attirera les jambes avec ſon autre main ; par cette manœuvre il dégagera les hanches, & les amenera dans le milieu du baſſin.

Dans la plûpart des cas où l'enfant eſt reſſerré ſous une forme ovale, lorſqu'il ne préſente ni la tête, ni les feſſes, pour l'ordinaire la tête eſt à un côté de la matrice & les feſſes à l'autre ; parce que, comme nous l'avons obſervé ci-devant, ce viſcére a plus de diamétre d'un côté à l'autre, qu'il n'en a de devant en arriére, & lorſqu'il y a une de ces parties ſur les os pubis, l'autre eſt tournée de côté. Pour les mêmes raiſons, on a moins de peine à relever la tête ou les épaules le long des côtés, qu'à la partie poſtérieure ou antérieure de la matrice, lorſqu'on ſe propoſe de les repouſſer au fond de ce viſcére.

Lorſque la tête & les épaules ſont deſcendues ſi bas qu'elles empêchent les feſſes de ſortir, & qu'on ne puiſſe délivrer les jambes ; il faut repouſſer la tête & les épaules au fond de la matrice, & attirer les jambes ;

on essayera ensuite, comme nous l'avons dit ci-deffus, de dégager les hanches ; & si elles reftent toujours engagées, parce que la tête & les épaules font comprimées de plus en plus par le refferrement de la matrice, il faut faifir d'une main les jambes qui font en dehors de l'orifice externe, gliffer l'autre dans la matrice, repouffer de nouveau la tête & les épaules au fond de ce vifcére, & pendant ce tems-là attirer les pieds, les jambes & les feffes. Si l'on ne peut faire defcendre les jambes que jufques dans le vagin, parce que les hanches font trop haut, il faut paffer un lacq autour de la cheville du pied, comme nous l'avons obfervé ci-devant, au moyen duquel on puiffe attirer d'une main les parties inférieures pendant que l'on travaille à repouffer avec l'autre, comme on a fait auparavant. Par cette double manœuvre, on peut venir à bout de retourner l'enfant, même dans les cas les plus difficiles ; mais il faut bien prendre garde en tirant, de tirailler trop les ligamens des articulations.

Si l'on peut venir à bout de faire defcendre les jambes jufqu'au dehors de l'orifice externe, il faut les envelopper d'un linge que l'on aura la précaution de chauffer auparavant, afin de les tenir plus ferme ; mais lorfqu'on ne peut les amener qu'au col de la matrice

ou dans le vagin , on pourra se servir d’un
des lacqs dont nous allons parler.

Il faut prendre une lisiére ou ruban de
fil, assez forte , mais douce, molette, à moitié usée, longue d’environ une aulne & demie & d’une largeur convenable ; si elle est
assez forte , on la redoublera d’environ deux
pouces par un de ses bouts, on passera l’autre extrêmité dans celle-ci pour faire le lacq
que l’on assujettira sur le pouce & sur les
doigts, pour l’introduire & le glisser autour
du pied de l’enfant jusqu’à la cheville ; lorsqu’on l’a appliqué , il faut tirer dessus avec
son autre main.

Si l’enfant a les pieds si glissans que l’on
ne puisse pas en même-tems les tenir avec
ses doigts & y appliquer le lacq , il faut se
retirer , l’accommoder autour de sa main
ou de son poignet, & introduire de nouveau
cette même main avec laquelle on saisira les
deux pieds. S’ils sont descendus jusques
dans le vagin, on pourra se servir des doigts
de son autre main , pour glisser le lacq le
long de la main & des doigts qui tiennent
les pieds, & l’assujettir autour de la cheville ; mais si le pied & la main sont dans la
matrice, les doigts de l’autre main ne pourront pas pousser le lacq assez haut pour le
faire glisser par - dessus la cheville du pied ;
en ce cas, on est obligé de se servir d’un

conducteur semblable à celui dont on se sert pour les polypes, sur lequel on accommodera le lacq qu'il conduira par-dessus la main & les doigts qui tiennent le pied. Lorsque l'on a conduit ainsi le lacq de dessus la main & les doigts sur la cheville, il faut tirer l'extrêmité du filet que l'on a passé dans le trou qui est à l'extrêmité supérieure du directeur, fermer cet Instrument & le retirer.

Quelques-uns se servent de petits Forceps dont ils saisissent la cheville du pied, & par-dessus lesquels ils glissent un lacq; d'autres se servent d'un ruban, à un des bouts duquel il y a un nœud que l'on passe dans un tube pour l'introduire & le glisser par-dessus les chevilles du pied; après quoi on le serre en tirant l'autre extrêmité de ce lacq au travers de la cavité du tube. Mais il est rare que l'on ait besoin d'aucun de ses Instrumens, parce que l'on peut, pour l'ordinaire, amener les pieds jusques dans le vagin.

Si le ruban que l'on prend pour faire ces fortes de lacqs est trop étroit ou trop mince, il faut le replier en double, & pour faire le lacq, passer les deux extrêmités dans le repli de l'autre.

Lorsque l'enfant présente le ventre, & qu'il a la tête, les épaules, les fesses, les cuiſſes & les jambes tournées en haut du côté du dos de la mere, au fond de la matrice ; lorſqu'il préſente le dos & que toutes ces parties ſont tournées en haut ; lorſqu'il préſente le côté, & qu'il a la tête, les épaules, les feſſes, les cuiſſes & les jambes tournées vers le côté, en derriere ou en devant de la matrice ; dans tous ces cas, s'il eſt replié ſous une forme ronde ou ovale, (ce qui eſt plus ordinaire,) on peut le plus ſouvent le faire pirouetter, en introduiſant une main dans la matrice, repouſſer la tête & les épaules au fond, & amener les jambes & les cuiſſes à l'orifice interne ; & une fois qu'on les a conduites juſques-là, il eſt aiſé de les faire avancer davantage. Il y a cependant plus ou moins de difficulté dans cette opération, ſelon que les pieds ſont ou plus haut ou plus bas, puiſqu'il ne s'agit que de les faire deſcendre.

Lorſque la poitrine, les épaules, le col, les oreilles ou la face ſe préſentent à l'orifice interne, que les feſſes, les cuiſſes & les jambes ſont au fond de la matrice, que l'enfant a le devant tourné vers un des côtés, vers le dos ou vers le ventre de ſa mere, enfin qu'il eſt étendu en long, & que la matrice eſt contractée & exactement appliquée aûtour de tout ſon corps qu'elle enveloppe en forme de gaîne ; l'Accoucheur doit intro-

duire fa main dans le vagin, & dilater l'o-
rifice interne en infinuant fes doigts & fa
main à plat, entre les parties qui s'offrent
au paffage & la furface interne des membranes; lorfqu'il fera ainfi entré, il reftera
dans cette fituation jufqu'à ce qu'il ait bien
diftingué de quelle façon l'enfant eft fitué,
& qu'il ait mûrement réfléchi fur la maniere
de le retourner & de le délivrer : Parce
que s'il ne péfe pas bien toutes ces circonftances, il fe mettra dans le cas de commencer
un ouvrage fans fçavoir comment le continuer & le finir, il fe fatiguera beaucoup,
tourmentera beaucoup la malade, & aura
beaucoup de peine à retourner & à délivrer
l'enfant.

Si l'enfant a les pieds & les jambes vers
le derriere, vers les côtés ou au fond de la
matrice, il faut faire coucher la femme fur
le dos, lui élever les feffes & les amener un
peu fur le bord du lit, comme nous l'avons
obfervé ci - deffus ; parce qu'on a moins de
peine à trouver les pieds lorfqu'elle eft ainfi
placée, que fi elle étoit dans toute autre
pofture.

Si ces mêmes parties, les pieds, font
tournées vers le devant de la matrice, particuliérement lorfque le ventre fait la pointe, il faut faire coucher la femme fur le côté ; parce que fi elle étoit fituée autrement,

on auroit fouvent trop de peine à tourner fa main vers la partie antérieure de la matrice ; au lieu que quand elle eft couchée fur le côté gauche, on peut introduire fa main droite par la partie inférieure & latérale gauche du bord du baffin, où eft fon plus grand diamétre, & la gliffer enfuite le long des parois antérieurs de la matrice, c'eft - là le moyen le plus aifé pour aller chercher les pieds. Si l'Accoucheur trouve plus de commodité à fe fervir de fa main gauche, il peut faire coucher la femme fur le côté droit. Le feul inconvénient qui réfulte de cette pofition, c'eft que la femme n'eft pas fi bien affujettie, ni fi ferme, & qu'en conféquence elle peut fuir & même fe fouftraire des mains de l'Accoucheur ; d'un autre côté, on peut avoir befoin de la faire remettre fur le dos après que l'on a délivré le corps, avant que de pouvoir débarraffer la tête, particuliérement lorfqu'elle eft groffe , ou que le baffin eft étroit.

Lorfque l'on eft affuré de la fituation de l'enfant, & que l'on a pourvu à tout ce qui concerne la pofition de la mere, il faut introduire celle des deux mains dont on fe propofe de fe fervir, & dans le premier effort que l'on fait, effayer toujours de repouffer les parties qui fe préfentent au fond de la matrice, foit le long de fes côtés, foit

le long de ſes parois poſtérieures ou antérieures, ſelon que l'on trouve plus de facilité de l'une ou de l'autre façon. Si cette tentative réuſſit, & que par ce moyen l'on vienne à bout de faire deſcendre les feſſes, les
cuiſſes ou les jambes, on délivrera aiſément
le corps ; mais ſi c'eſt la tête, les épaules, la
poitrine, ou le col qui ſe préſente, que
les autres parties du corps ſoient étendues
de ſuite dans leur longueur, & que la matrice ſoit ſi contractée & ſi exactement appliquée autour du corps de l'enfant, qu'il
n'y ait pas moyen de repouſſer les parties
qui ſe préſentent, ou quand bien même on
pourroit les repouſſer, que ces parties reprennent tout de ſuite leur premiere poſition avant que l'on puiſſe ſaiſir les jambes
ou les amener au paſſage ; en ce cas, l'O-
pérateur doit pouſſer ſa main doucement &
par degrés entre les parois de la matrice &
l'enfant ; s'il y trouve trop de réſiſtance, il
doit ſe repoſer de tems à autre afin de menager ſes forces, & de ne point s'expoſer
à s'engourdir la main & le bras, comme
nous l'avons dit ci-deſſus ; enfin il réitérera
ſes efforts juſqu'à ce que ſa main ſoit arrivée aux pieds ; parce que plus il avancera ſa
main, plus il dilatera la matrice, & par conſéquent plus il gagnera d'eſpace pour amener les jambes ; & en cas qu'en pouſſant ſa

main, ses doigts se trouvent embarrassés dans le cordon ombilical, ou par un des bras, il se retirera un peu pour avancer de nouveau à côté de ce qui lui fait obstacle.

Lorsqu'il a conduit sa main jusqu'au fond de la matrice il se repose un peu, ensuite il examine la situation des fesses, & glisse ses doigts le long des cuisses, afin de trouver les jambes & les pieds qu'il doit empoigner à pleine main s'il lui est possible, pour les amener soit en droite ligne, soit en leur faisant faire un demi tour, Et en cas que la contraction de la matrice fût si forte qu'il ne lui fût pas possible de les empoigner de cette maniere, il prendra entre ses doigts une des chevilles de pied, ou toutes les deux & les attirera à lui ; mais s'il ne peut pas les amener jusqu'à la partie inférieure de la matrice, où il auroit plus de commodité pour y appliquer un lacq, il doit essayer de nouveau de repousser le corps, afin de dilater davantage la matrice, & d'avoir par ce moyen plus de liberté pour les faire descendre plus bas. Il peut ensuite appliquer son lacq & retourner l'enfant, comme nous l'avons dit cidessus, de maniere qu'il lui éleve la tête & les épaules au fond de la matrice, pour délivrer ensuite les jambes & les cuisses.

Lorsque l'on a retourné l'enfant, si l'on ne peut faire descendre qu'une jambe, &

que cette partie foit dégagée de l'orifice externe, il faut infinuer une main pour aller chercher l'autre ; mais fi l'on ne réuffit point par cet expédient, il faut appuyer un doigt extérieurement fur l'aîne à côté de la cuiffe qui eft reftée & repliée le long du corps, & procéder à l'extraction de cette feffe, comme dans le cas où ce font ces parties qui fe préfentent, en appuyant toujours fur l'autre jambe avec fon autre main. Lorfque le corps eft ainfi avancé, il faut continuer l'Accouchement, comme nous l'avons dit ci-devant.

Lorfque l'épaule fe préfente & que le bras eft replié en double dans le vagin, il faut les repouffer tous les deux ; mais s'il n'y a pas moyen d'en venir à bout, & que la main trouve quelque obftacle à rentrer, il faut dégager le bras & le tenir d'une main, pendant que l'on introduit l'autre ; alors on travaille à repouffer l'épaule, & à mefure que l'on retourne l'enfant & que l'on fait defcendre les pieds, il arrive pour l'ordinaire, que le bras rentre dans la matrice. Mais fi par hazard le bras qui eft au paffage étoit fi gonflé qu'il ne fût pas poffible d'introduire fa main de maniere à pouvoir retourner & délivrer l'enfant, il faudroit néceffairement l'emporter dans fon articuticulation avec l'épaule, s'il étoit defcendu affez pour avoir la liberté de le faire ; ou dans l'articulation du coude s'il n'y avoit pas moyen d'atteindre plus haut. Si ce membre étoit beaucoup mortifié, on pourroit le tordre, autrement on peut le couper avec des cizeaux.

Lorfque par imprudence, par ignorance ou faute d'expérience, on attire l'épaule de façon à l'engager dans le vagin, dans l'efpérance de délivrer de cette maniere, & même que l'on en voit une partie au - dehors de l'orifice externe, il faut employer beaucoup de force pour faire rentrer cette portion dans la matrice ; parce qu'alors, l'épaule, une partie des côtes, la poitrine & le côté font déja fortis de la matrice, & que l'on eft obligé de la dilater non - feulement affez pour les recevoir de nouveau ; mais encore pour permettre l'introduction de la main & du bras de l'Accoucheur. Lorfque l'on ne peut pas venir à bout de faire une dilatation fuffifante, il faut glisser fes doigts jufqu'au col de l'enfant, & avec des cizeaux détacher la tête de deffus les épaules ; on commence enfuite par délivrer la tête ainfi féparée, ou bien on tire fur les bras pour avoir le corps ; ou fi le cas le demande, on fe fert d'un crochet : Et après avoir délivré le corps, on procéde à l'extraction de la tête, felon les régles que nous donnerons dans la Section V.

Lorſque l'enfant préſente le front, la face ou une oreille, & que la main ne ſuffit pas pour lui faire prendre une meilleure poſture; ou que la tête n'eſt pas deſcendue aſſez près de l'orifice externe pour qu'on puiſſe la délivrer avec les Forceps, il faut la retourner & délivrer l'enfant par les pieds; mais ſi l'on ne peut pas non plus en venir à bout & que la femme paroiſſe en trop grand danger, il faut avoir recours au crochet.

Lorſque le cordon ombilical deſcend avec la tête, & que l'on ſent la pulſation des artéres, il faut abſolument retourner l'enfant tout de ſuite, & même au plus vîte; parce que la circulation ne manqueroit pas de s'arrêter dans ces vaiſſeaux, & par conſéquent que l'enfant périroit infailliblement, à moins que la tête ne deſcendît précipitamment & que l'Accouchement ne fût très prompt. En pareil cas, lorſque la tête eſt avancée aſſez bas dans le baſſin, on peut ſe ſervir des Forceps quelquefois avec aſſez de ſuccès.

On imagine bien ſans doute, que ſi le baſſin étoit trop étroit, ou la tête trop groſſe, il ne faudroit pas s'amuſer à la retourner. Il eſt plus à propos, ou plûtôt on doit en pareil cas eſſayer de repouſſer la tête s'il eſt poſſible, du moins autant qu'il le faut pour faire rentrer le cordon ombilical, après quoi on abandonne le travail à la nature ; mais fi toutes les eaux font écoulées, & qu'il foit defcendu une portion confidérable du cordon, il eft impoffible de le relever affez pour qu'il fe maintienne en place , quand même on pourroit aifément relever la tête, parce qu'à mefure que l'on repouffe avec fes doigts une partie du cordon, l'autre retombe & échappe à la réduction qu'on en veut faire. Or il feroit inutile de le repouffer au côté de la tête, fi l'on ne venoit pas à bout de le faire paffer & de le maintenir au - deffus : lorfqu'il n'y en a qu'une petite portion feulement qui s'eft gliffée au côté de la tête, on réuffit pour l'ordinaire affez heureufement.

Les Anciens, & quelques - uns encore des Modernes, font d'avis que dans tous les cas où l'enfant préfente les parties fupérieures, comme les épaules, la poitrine, le col, le vifage ou une oreille, il faut le repouffer & attirer la tête, comme dans l'Accouchement naturel ; fur quoi ils obfervent qu'il ne faut jamais délivrer le *fœtus* par les pieds , à moins qu'il n'ait les parties inférieures plus à la portée du paffage, comme quand il préfente le bas du dos, le ventre , le côté, les cuiffes ou les jambes. S'il étoit toujours poffible de rétablir la

tête dans fa fituation naturelle , l'Accoucheur s'épargneroit par cette opération
beaucoup de fatigue , il épargneroit auffi beaucoup de douleur à la malade , & il
fauveroit l'enfant d'un grand danger. C'eſt
pourquoi il eſt bon d'effayer cette méthode
qui peut effectivement réuffir, lorfque l'on
eſt appellé avant que les membranes foient
rompues, & que l'on reconnoît au toucher
que c'eſt le vifage , une oreille ou quelqu'autre partie fupérieure qui occupe le
paffage. En pareil cas , il faut profiter de
chaque douleur, pendant lefquelles on dilatera doucement l'orifice externe ; & lorfque la defcente des eaux & des membranes aura dilaté fuffifamment l'orifice interne , on introduira fa main dans la matrice ,
comme nous l'avons dit Sect. 3. entre
les parois de ce vifcére & les membranes qu'il faudra déchirer. Si la tête paroît fi
groffe , ou le baffin fi étroit que l'on ait lieu
de craindre qu'il n'en réfulte quelque obftacle à la délivrance de l'enfant ; pourvu
que la femme ait bon courage & qu'elle
ait encore de fortes douleurs, on pourra
fans beaucoup de difficulté venir à bout
de faire defcendre la couronne de la tête,
enfuite on retire fa main , & pour peu que
les douleurs reviennent & ne difcontinuent
point , on a tout lieu d'efpérer de deli-

vrer l'enfant en vie. D'un autre côté, quand
même les membranes feroient rompues,
pourvu que la partie qui fe préfente ait
bouché l'orifice interne fi exactement qu'il
fe foit encore confervé quelque portion des
eaux, (circonftance dont il eft aifé de s'affurer, en repouffant pour cet effet les parties
qui font au paffage,) il faut infinuer fa main
le plus promptement qu'il eft poffible, afin
de n'en laiffer échapper que le moins que l'on
peut, puis travailler comme ci-deffus. Mais fi
l'enfant eft petit, & que le baffin ne foit point
trop étroit, on auroit à fe reprocher de n'avoir
pas retourné l'enfant pour le délivrer par les
pieds, pendant que l'on avoit fa main dans
la matrice ; parce qu'en pareil cas, on eft
prefque affuré de le fauver. D'un autre côté,
après que l'on a rétabli la tête dans fa pofition
naturelle, fi les douleurs viennent à ceffer
tout-à-fait, (comme il arrive affez fouvent)
ou qu'il furvienne une perte, en conféquence de la force que l'on a employée, on aura
beaucoup de peine à retourner l'enfant
après que les eaux feront évacuées : parce
qu'il eft plus difficile de le tourner lorfqu'il
préfente le *vertex*, que lorfqu'il eft dans
toute autre pofture : Au contraire, lorfque la
tête eft groffe ou que le baffin eft étroit, pourvu que la tête foit chaffée en bas par la force
expulfive des douleurs, quand même elle n'a-

vanceroit pas davantage, on pourroit fauver
l'enfant avec les Forceps; enfin quand même
les douleurs n'auroient pas affez de force pour
pouffer la tête en bas de maniere qu'on pût
la délivrer, foit avec les Forceps ou par la
voye naturelle, on pourroit du moins l'ouvrir & en faire l'extraction avec le crochet
qui eft la derniere reffource.

Mais on fe trouve rarement dans le cas
d'en venir à une pareille extrêmité, parce
que pour l'ordinaire on ne fe détermine à
appeller un Accoucheur que long - tems
après que les membranes font rompues,
que les eaux font évacuées, & que la matrice s'eft refferrée exactement fur toute la
furface de l'enfant qu'elle enveloppe, & fur
lequel elle fe moule, pour ainfi - dire ;
pour cette raifon j'ai fouvent effayé envain de rétablir la tête dans fa pofition
naturelle ; parce qu'on n'en peut venir à
bout fans avoir auparavant repouffé les parties qui fe préfentent, ce qui demande beaucoup de force ; or comme on ne peut introduire qu'une main à la fois, lorfque l'on effaye de rétablir la tête, on eft obligé de perdre fur la force impulfive ce que l'on en employe pour l'attractive & les parties qui em-
pêchoient la tête de fe préfenter, fe trouvent
repouffées de nouveau. D'un autre côté, la

A a iv

tête est si grosse & si glissante qu'on ne peut la saisir. Il est vrai qu'on pourroit introduire un doigt dans la bouche pour accrocher la mâchoire inférieure, & amener la face par ce moyen si l'épaule se présentoit ; mais cette position ne seroit pas plus avantageuse, au contraire, elle ne seroit que plus mauvaise, à moins que l'enfant ne fut fort petit. D'un autre côté, quand même il seroit possible de rétablir la tête dans sa position naturelle, la force qu'il faudroit employer pour en venir à bout, ne manqueroit pas d'occasionner une hémorragie ; accident qui ne peut qu'affoiblir la malade, & qui pour l'ordinaire détruit les douleurs expulsives ; après quoi on a bien moins d'avantage à retourner l'enfant : or si l'on ne peut pas en venir à bout parce que la tête est enclavée dans le passage, il faut avoir recours aux moyens extrêmes & les plus desavantageux : au lieu que lorsqu'il se présente toute autre partie, on peut toujours retourner l'enfant & le délivrer par les pieds, ce qu'on ne peut pas se promettre lorsque la tête est descendue au passage. Enfin, une fois que l'Opérateur a introduit sa main dans la matrice, il ne doit point s'exposer à un pareil danger.

Dans les premiers tems que je commençois à pratiquer, je tâchois le plus souvent d'ajuster la tête de cette maniere ; mais comme je trouvois toujours dans cette méthode les difficultés infurmontables dont je viens de parler , je me fuis attaché à l'autre qui m'a paru plus fûre & plus avantageufe. Je me fuis auffi fervi du *Repouffoir* d'Albucafis , pour affujettir les épaules ou le corps pendant que j'amenois la tête au paffage ; mais la contraction étoit fouvent fi grande qu'elle faifoit gliffer l'Inftrument , ce qui me faifoit appréhender qu'il ne bleffât la matrice. J'avoue que dans des cas où l'enfant préfentoit l'oreille , le front ou la fontanelle , il m'eft arrivé de retablir la tête dans fa pofition naturelle en la repouffant : de même , lorfque le front étoit tourné du côté de l'aîne ou vers un des côtés du baffin , je l'ai porté plus en arriére , au moyen de quoi j'avois moins de peine à appliquer les Forceps ; mais il m'eft bien plus fouvent arrivé de ne pas réuffir , lorfque je voulois rétablir la tête dans fa premiere fituation.

L'enfant eft fouvent en danger & quelquefois même il périt , lorfqu'il préfente les feffes & qu'il eft defcendu au fond du baffin , particuliérement fi les cuiffes font fi comprimées contre le ventre & le cordon ombilical , qu'elles y interceptent la circulation ; il n'eft pas moins en danger lorfque la tête refte engagée après que le corps eft délivré. Dans l'une & dans l'autre de ces extrêmités, il faut prévenir les accidens par un prompt Accouchement ; & si le corps est embarrassé par les circonvolutions du cordon, il faut l'en dégager du mieux qu'il est possible , particuliérement lorsque le cordon se trouve entre les cuisses. D'Anciens Praticiens , accoutumés à introduire les Forceps sans aucune méthode préliminaire, qui saisissent la tête de quelque maniere qu'ils la peuvent attraper pour la délivrer avec violence , enfin qui dans les Accouchemens contre - nature introduisent brusquement leur main dans la matrice,& qui sans s'embarrasser de la position de l'enfant , cherchent les pieds , les amenent au passage & delivrent à la hâte ; de tels Praticiens, dis-je , pourroient fort bien ne pas faire grand cas de ces sortes d'avis, sur ce qui regarde les Accouchemens laborieux & contre-nature, comme je l'ai observé ci-dessus ; Quelques – uns même ne manqueront pas de les traiter de bagatelles ; j'avoue que leur Pratique peut quelquefois réussir ; mais il leur arrive bien plus souvent de faire périr l'enfant, de déchirer & de meurtrir les parties de la mere, & même assez fréquemment de l'exposer au danger d'y perdre la vie.

SECTION V.

Lorsque l'on a amené les jambes & les cuiſſes de l'enfant au paſſage, qu'il a le corps bien tourné, le devant vers le dos de ſa mere, l'Accoucheur doit eſſayer de le délivrer; mais s'il ſe trouve arrêté par la groſſeur du ventre, ſoit qu'il l'ait gonflé d'air ou rempli d'eau; (accident qui ſe rencontre aſſez communément lorſque l'enfant eſt mort depuis pluſieurs jours) il faut ouvrir cette cavité avec la pointe des cizeaux, ou bien encore le déchirer avec la pointe d'un crochet.

Lorſque l'on a délivré le corps de l'enfant, qu'on lui a dégagé les bras, & que l'on a employé inutilement tous les moyens que nous avons preſcrits juſqu'ici pour l'extraction de la tête qui reſte engagée, parce qu'elle eſt naturellement trop groſſe, qu'elle eſt tout-à-fait oſſifiée ou hydropique, ou à cauſe de l'étroiteſſe & de la mauvaiſe conformation du baſſin; Si l'on n'a point été obligé de lui ouvrir le ventre, & que l'on reconnoiſſe, ſoit par le battement du cœur ou par la pulſation des artéres du cordon, qu'il eſt encore en vie, il faut eſſayer de le délivrer avec les Forceps; mais lorſque l'on prévoit qu'il n'y a pas moyen de délivrer la tête d'une maniere à pouvoir fauver la vie de l'enfant, quelques-uns confeillent d'enfoncer la pointe des cizeaux dans la partie inférieure de l'occipital ou dans le grand trou de ce même os, d'en ouvrir enfuite les branches, afin de dilater davantage l'ouverture & de pouvoir par ce moyen y introduire un crochet-mouffe ou pointu. Cette opération réuffit rarement lorfque la tête eft tout-à-fait offifiée ; mais elle peut avoir plus davantages lorfque les os font encore affez mous pour prêter & s'affaiffer, ou bien dans le cas d'une hydrocephale ; en effet, dans le premier cas on peut quelquefois augmenter l'ouverture ; dans le fecond, les eaux s'évacueront au point de diminuer le volume de la tête, qui par conféquent pourra fortir avec plus de facilité.

D'autres veulent qu'on perce le crâne avec un Inftrument à deux pointes recourbées & jointes enfembles, que l'on écarte lorfqu'on les a introduites dans le grand trou, pour avoir prife intérieurement ; mais on parvient au même but avec les cizeaux, & en introduifant enfuite le crochet-mouffe, comme nous l'avons dit ci-deffus ; il eft donc inutile de multiplier les Inftrumens, d'autant plus encore que cette méthode n'eft pas fi fûre que celle que nous allons indiquer.

Lorſque l'on n'a pû réuſſir par aucun des moyens que nous avons indiqués pour avoir la tête, il faut couler ſa main le long de la tête & inſinuer ſes doigts dans l'orifice de la matrice, puis gliſſer un des crochets courbes le long de l'oreille entre ſa main & la tête de l'enfant, afin de l'enfoncer à ſa partie ſupérieure, après quoi on retire ſa main, on empoigne d'une main le manche de l'Inſtrument, dont on tourne la courbure par-deſſus le front, & de l'autre on ſaiſit le col & les épaules que l'on attire à ſoi. Le crochet ainſi placé à la partie ſupérieure de la tête, où les os ſont minces & cédent facilement, fait une large ouverture qui donne iſſue à tout ce qu'il y a dans le crâne, le crâne s'affaiſſe enſuite & devient par conſéquent plus aiſé à délivrer ; quant à l'Inſtrument, il trouve aſſez de priſe lorſqu'il vient à s'accrocher ſur le coronal, ſur les os des tempes & ſur la baſe du crâne.

Lorſque l'on introduit le crochet, il faut ſe rappeller toutes les précautions que nous avons indiquées dans le Chap. 3. Sect. 5ᵉ. il ne faut point commencer à tirer que l'on ne ſoit bien aſſuré que la pointe de l'Inſtrument eſt bien engagée dans le *vertex*, & conduire autant qu'il eſt poſſible ſon manche en arriére vers le périnée.

L'invention de Menard a plus d'avantage

en ce cas - ci, que lorſque la tête ſe préſen=
te; parce que la courbure du crochet facilite l'application de ſa pointe ſur la partie ſupérieure du crâne qu'il faut déchirer;& qu'en
tirant, les matiéres contenues dans le crâne
s'évacuent, & la tête perd de ſon volume.
On prévient par ce moyen le plus grand
embarras; au contraire le crochet droit a ſi
peu de priſe & gliſſe ſi ſouvent, que je me
ſuis quelquefois trouvé bien fatigué avant
que de pouvoir terminer l'Accouchement;
& j'ai toujours réuſſi à mon gré, depuis
que je me ſers de ceux de la premiere eſpéce.

Si l'on s'apperçoit que ce ne ſoit point
aſſez d'un crochet, il faut en introduire un
ſecond de la même maniere, du côté oppoſé, le fermer avec l'autre, & les joindre enſemble pour tirer la tête à ſoi, en la remuant de façon qu'elle s'accommode à la
figure du baſſin; cette méthode manque
rarement de répondre au but que l'on ſe
propoſe, quoiqu'il faille pour cela y employer quelquefois une grande force. En
pareil cas, il faut tirer peu à peu & avec
beaucoup de précaution.

Mais ſi tous ces expédiens ne réuſſiſſent
point, ſoit à cauſe de l'oſſification extraordinaire, ſoit à cauſe du trop grand volume
de la tête, ou bien enfin à cauſe de l'étroi-

teffe & de la mauvaife conformation du
baffin, lorfque l'on s'eft fervi du crochet
fans aucun avantage, il faut féparer la tête du
tronc avec un biftouri ou avec une paire de
cizeaux ; on repouffe enfuite la tête dans la
matrice pour lui tourner la face vers le
fond, & le *vertex* en bas vers l'orifice interne & les bords du baffin : On recommande à un des affiftans d'appuyer avec fes
deux mains fur le bas-ventre, afin d'affujettir fermement la matrice & la tête dans
cette pofition ; puis on ouvre le crâne
avec des cizeaux, on détruit la ftructure du
cerveau & on le tire avec des crochets,
comme nous l'avons dit, Chap. 3. Sect. 5.

La tête refte fouvent dans la matrice par
la mauvaife manœuvre de certains Praticiens, qui ne fçachant pas comment il faut
s'y prendre pour tourner le devant & la face de l'enfant vers le derriere de la matrice,
ou qui ignorant la maniere de le délivrer,
quoiqu'il fe préfente dans cette pofition,
tirent inconfidérément de toutes leurs forces,
de maniere qu'ils tiraillent le col & féparent
enfin le tronc d'avec la tête qui refte derriere.
Cet accident peut arriver également à un habile Accoucheur, lorfque l'enfant eft mort
depuis plufieurs jours & que le corps eft
beaucoup mortifié, quand même il mettroit

en ufage toutes les précautions néceffaires pour le prévenir.

En pareil cas, pourvu que la tête ne foit point par trop groffe, ou que le baffin ne foit point trop étroit, & que le front foit tourné du côté de l'os *facrum*, il faut gliffer fa main le long de la partie poftérieure du baffin, paffer enfuite deux doigts dans la bouche, & le pouce au-deffous du menton, puis effayer d'amener le front dans la concavité que forme l'os *facrum* : s'il s'accroche fur la faillie rentrante que forme cet os, il faut tâcher de le mouvoir premiérement d'un côté & enfuite de l'autre. Si la tête eft petite on la tirera aifément ; s'il refte quelque fragment du col, ou quelque portion de la peau, on peut la faifir & en procurer la fortie en l'attirant avec fon autre main. Si la tête eft defcendue affez bas, on peut la délivrer avec les Forceps.

Lorfqu'on ne peut réuffir par aucun de ces moyens, il faut gliffer une main à côté de la tête, jufqu'au-de-là de l'orifice interne, & avec fon autre main, introduire un des crochets courbes, pour l'appliquer fur la partie fupérieure de la tête ; on retire enfuite la main que l'on avoit introduite d'abord, avec cette même main on faifit l'Inftrument, & on pouffe les doigts de l'autre dans la bouche de l'enfant, pour tirer avec
toutes

toutes les deux, comme nous l'avons dit ci-
devant. Lorsque la tête n'est pas entiérement
ossifiée, le crochet déchire toute la boëte
osseuse du crâne, qui perdant par ce moyen
de son volume peut ensuite sortir tout entiére, quand même le bassin seroit étroit:
Mais si malgré cet expédient on ne peut
venir à bout de remuer la tête, il faut introduire l'autre crochet le long de l'autre
côté de la tête, l'appliquer sur le crâne & les
fermer tous deux ensemble; après quoi l'on
attire & l'on tourne en même-tems le front
dans la cavité de l'os *sacrum*, & l'on fait l'extraction au moyen d'un demi tour en haut,
comme quand on délivre avec les Forceps.

Si le front est tourné du côté du pubis,
& qu'il n'y ait pas moyen de le rétablir
dans sa situation naturelle, il faut avec sa
main repousser la tête dans la matrice, &
lui tourner le front de la partie antérieure
vers la partie latérale ou postérieure, pour
essayer d'en faire l'extraction, comme
nous l'avons dit ci - devant. S'il y a
long - tems que l'enfant est mort & qu'il
soit beaucoup mortifié, il ne faut appuyer qu'avec précaution sur la mâchoire inférieure; parce que si elle venoit à
manquer, on n'auroit plus par où prendre
la tête, soit pour l'attirer ou pour l'assu-

jettir, en cas que l'on voulût essayer d'en faire l'extraction avec le crochet.

Lorsque la tête est si considérable, ou que le bassin est si étroit que l'on ne peut réussir par aucun de ces moyens, il faut la repousser & la renverser le haut en bas; recommander à un des assistans d'appuyer avec ses deux mains sur le ventre de la femme, de les porter d'un côté à l'autre, & de presser dans une direction qui puisse chasser la tête vers l'orifice interne, & la maintenir fermement dans cette position; après quoi on l'ouvre pour en faire l'extraction de la maniere que nous avons indiquée, Chap. 3. Sect. 7. Art. 2.

Quoiqu'il me soit arrivé de réussir de cette façon dans quelques cas de cette espéce, qui se sont rencontrés dans ma Pratique; cependant, comme on peut avoir de plus grands obstacles à vaincre, soit à cause de l'inflammation des parties, soit à cause de la contraction de la matrice, soit à cause de la lubricité & de la grosseur de la tête, ou bien encore à cause de l'étroitesse du bassin, il me paroît à propos de communiquer quelques autres moyens qui me paroissent de quelque utilité, particuliérement dans certains cas où les parties peuvent être fort resserrées & enflammées. En pareille circonstance, il faut introduire la main dans le vagin, & s'il n'y a pas moyen de l'infinuer jufques dans la matrice, on tâche du moins d'y avancer les doigts de façon qu'ils puiffent atteindre juf-qu'à la tête, la remuer, repouffer la face & le menton dans le fond de l'utérus, retour-ner le *vertex* du côté de l'orifice interne, & placer le front vers un des côtés de l'os *facrum*. Après cette opération l'Accou-cheur doit gliffer le long de l'oreille, une branche du long Forceps qui a une cour-bure fur le côté ; il change enfuite de main pour infinuer de même l'autre branche du côté oppofé ; lorfqu'il les a bien placées, il les ferme & en attache les manches avec un ruban, puis il tire deffus pour amener la tête auffi bas qu'elle peut defcendre ; alors il les confie à un affiftant auquel il recommande de les bien tenir, & toujours dans la même pofition, pendant ce tems-là il fait au crâne une grande ouverture avec fes cizeaux, après quoi il preffe la tête le plus qu'il peut, pour en faire enfuite l'extraction doucement & par degrés.

Nous avons un ancien Inftrument à deux branches qui tourne fur un pivot, dont on fe fervoit autrefois en pareil cas. M. Levret qui l'appelle Tire - tête, l'a perfectionné de-puis & y en a ajouté une troifiéme ; mais je trouve cette machine trop compofée, &

fes branches me paroiffent trop affujet-
ties au mouvement circulaire, ce qui m'a
fait chercher les moyens de la rendre plus
fimple, plus commode & moins couteufe.
Lorfque l'on a renverfé le *vertex*, comme
nous l'avons dit ci-deffus, il faut introduire
le long de fa main, les trois branches
de cet Inftrument jointes enfemble, jufqu'à
la partie fupérieure de la tête, enfuite avec
l'autre main, on ouvre les branches de
l'Inftrument de maniere qu'elles puiffent
embraffer la tête ; on les remue légerement & d'une maniere aifée, circulairement & en long, afin qu'elles puiffent paffer
par-deffus les inégalités qui fe rencontrent
autour de la tête, & de leur faire éviter la
réfiftance qu'elles rencontrent, foit de la
part de la tête ou de celle de la matrice ;
lorfqu'on les a bien appliquées à une égale
diftance les unes des autres, il faut retirer fa
main, joindre leurs manches, les attacher
enfemble avec un lacet, puis tirer, dilater &
faire l'extraction de la maniere indiquée ci-
devant. Il eft bon d'obferver que plus on
peut avancer fa main dans la matrice, moins
on a de peine à conduire les branches de
cet Inftrument.

Lorfque le baffin eft large, ou que la tête
eft petite, (cas où il eft rare de fe voir réduit à une pareille extrêmité) on pourroit

fans doute réuffir avec la fronde de Mauriceau s'il étoit poffible de l'appliquer commodément; mais dans l'effai que j'en ai fait,
je me fuis trouvé la main fi engourdie à
caufe de la contraction de la matrice, &
j'ai rencontré tant d'obftacles du côté de la
tête, dont la lubricité m'empêchoit toujours de l'y appliquer d'une maniere à gagner une prife fuffifante, qu'après plufieurs
tentatives également infructueufes, j'ai enfin été obligé de recourir aux cizeaux &
aux crochets, comme je l'ai dit ci - devant.

La coëffe de M. Amand a les mêmes
inconvéniens, ou plûtôt elle en a de plus
grands, d'autant qu'elle eft plus compofée;
en effet, lorfqu'elle eft montée fur la main
de l'Accoucheur, il eft prefque impoffible
de paffer par - deffus la tête, le petit lacet
dont on fe fert pour l'attirer, parce qu'il
échappe ordinairement, foit d'un côté ou
de l'autre.

Lorfque le *Placenta* eft attaché à la matrice, il faut commencer par faire l'extraction de la tête; s'il en eft féparé & qu'il fe
préfente le premier au paffage, il faut le
délivrer avant que d'entreprendre de délivrer la tête.

Lorfque la tête eft petite, ou que le baffin
eft affez large, on peut dilater le grand

trou de l'occipital avec des cizeaux, & y
introduire un crochet-mouſſe, & cela avec
quelque ſorte davantage, ſoit que par ce
moyen l'on ſe propoſe d'attirer tout-à-fait
la tête, ou ſeulement de l'aſſujettir pendant
que l'on y applique les Forceps, le crochet
courbe ou le Tire-tête de M. Levret.

CHAPITRE V.

Des Jumeaux.

SECTION PREMIÈRE.

NOUS avons ſuppoſé que les Jumeaux
ſont le fruit d'une double conception
dans un ſeul coït, c'eſt-à-dire, qu'en pareil
cas il ſe trouve pluſieurs œufs vivifiés chacun
par un petit animalcule. Ces œufs détachés
des ovaires, parvenus au travers des trompes
de Fallope dans le fond de la matrice, la
rempliſſent à meſure qu'ils ſe développent,
s'approchent les uns des autres, & ſe trouvent ſi preſſés qu'ils forment enſemble une
maſſe ronde, qui par ſon développe-
ment donne à la matrice la même forme
qu'elle prend ordinairement dans la groſſeſſe, quoiqu'elle ne ſoit diſtendue que

par un feul œuf; cette reffemblance dure pendant tout le tems de la groffefie ,
de maniere qu'il eft impoffible de s'affurer
fi une femme porte plufieurs enfans, ou fi
elle n'eft groffe que d'un feul , foit que l'on
confidére la figure & le volume de la matrice, ou que l'on en juge par le mouvement des différens *fœtus* ; en effet , quoiqu'il n'y ait qu'un enfant, s'il eft gros &
qu'il foit environné d'une grande quantité
d'eaux , il éleve le ventre de fa mere fouvent autant, & quelquefois même davantage qu'il ne l'eft ordinairement lorfqu'elle
porte des Jumeaux. Enfin lorfqu'il n'y a
qu'un feul enfant , s'il vient à remuer fes
jambes, fes bras & les autres parties de fon
corps contre différentes parties de la matrice, foit dans le même inftant ou par intervalles, il occafionne à fa mere la même fenfation qu'elle auroit à fouffrir fi elle
étoit groffe de deux ou de plufieurs enfans ;
parce que quand ce font des Jumeaux , ils
exercent une partie de leur mouvement l'un
contre l'autre , également que contre les
parois de la matrice.

Il n'y a donc aucune régle certaine fur
laquelle on puiffe ftatuer en pareil cas, jufqu'à ce que le premier enfant foit délivré
& que l'Accoucheur ait examiné fi le *Pla-*
centa vient. Lorfqu'il fort de lui-même, &

qu'après qu'il est délivré l'on s'apperçoit que l'orifice de la matrice se contracte, si l'on ne veut pas fatiguer inutilement la malade en introduisant la main dans la matrice, il faut la lui appliquer sur le bas - ventre, & s'il ne reste plus rien dans la matrice, on la sent ordinairement immédiatement au - dessus du pubis, resserrée en forme de peloton de la grosseur de la tête d'un enfant, ou quelque peu moins ; mais lorsqu'elle contient un autre enfant, elle est d'un volume beaucoup plus considérable. Lorsque le *Placenta* ne vient point avant le second enfant, comme il arrive ordinairement, si l'on y fait attention on trouve communément les membranes & les eaux descendues dans l'orifice de la matrice ; ou si elles sont rompues, on doit y trouver la tête ou quelque autre partie du corps de l'enfant. Lorsque les choses sont ainsi, si la femme a de fortes douleurs, & qu'il n'y ait ni pertes ni foiblesses à craindre, pourvu que la tête se présente bien & qu'elle paroisse disposée à sortir, elle se délivrera encore de ce second de la maniere naturelle.

Lorsque les membranes ne sont point rompues, que la tête ne suit point immédiatement, ou que l'enfant se présente de travers, il faut le retourner tout de suite & le délivrer par les pieds, afin d'épargner à la femme la fatigue d'un second travail qui pourroit être long, & quelquefois d'autant plus dangereux qu'il l'affoiblit davantage : d'un autre côté, comme les parties font encore tout ouvertes par le premier Accouchement, il eft plus aifé d'y introduire la main ; enfin comme les membranes font le plus fouvent encore entiéres, on peut conferver les eaux & tourner facilement le *fœtus*, comme nous l'avons dit, Chap. 4. Sect. 2. Mais fi le baffin eft étroit, que la femme foit forte & que la tête fe préfente, il faut tout abandonner aux foins de la nature.

Lorfqu'un premier enfant fe préfente mal, & qu'en le retournant on en fent un autre, il faut prendre bien garde de rompre les membranes de l'un, pendant que l'on travaille à délivrer l'autre ; mais fi par hazard on les avoit déchirées, & que les jambes des deux fuffent confondues enfemble (quoique cela arrive rarement, parce qu'ils font ordinairement féparés chacun dans leurs membranes) lorfque l'on tiendroit deux jambes, il faudroit glisser fa main jufqu'aux feffes, pour s'affurer fi ce font celles du même corps ; enfin après avoir délivré un de ces enfans, il faut travailler à tourner le fecond & le délivrer de la même maniere que le premier. Si par hazard il s'en trouve un plus grand nombre, il faut suivre la même méthode & les délivrer ainsi l'un après l'autre.

Dans les Accouchemens où il y a plusieurs enfans, il est assez rare que le *Placenta* du premier vienne auparavant que le second enfant soit délivré; mais comme cette régle n'est pas tout-à-fait constante, il est bon, comme nous l'avons dit ci-devant, de s'assurer par soi-même qu'il ne reste rien dans la matrice, quand même le *Placenta* seroit sorti tout seul. Lorsqu'on a délivré les deux enfans, il faut faire l'extraction des deux *Placentas* s'ils ne viennent pas d'eux-mêmes : & s'ils forment chacun un gâteau en particulier, il faut en délivrer un d'a-bord, & travailler ensuite à dégager l'autre; mais s'ils sont joints ensemble & que tous les deux ne forment qu'une seule masse, on peut les délivrer tout à la fois, comme nous l'avons dit Chap. 2. Sect. 7.

Lorsqu'une femme est grosse de trois ou quatre enfans, ce qui est plus rare, leur *Placenta* sont quelquefois séparés les uns des autres; quelquefois ils sont tous joints ensemble & paroissent ne former qu'un seul gâteau; si on les met à macerer pendant quelque tems dans de l'eau, on pourra les séparer tous les uns des autres, chacun avec leurs membranes, parce que le plus fouvent ils ne font fi bien joints enfemble, qu'à caufe de la longue compreffion qu'ils ont foufferts dans la matrice ; il eft même affez rare qu'il fe trouve entr'eux aucune communication de vaiffeaux ; j'ai cependant vû un exemple d'une pareille communication, que j'ai eu depuis peu occafion d'obferver. *Voyez* Liv. 1. Chap. 3. Sect. 5.

Pour l'ordinaire, les Jumeaux font placés diagonalement dans la matrice l'un par-deffus l'autre, de maniere qu'il eft rare que l'un empêche l'autre de fe bien préfenter à l'orifice de la matrice.

Section II.

Des Monftres.

On appelle Monftres, deux enfans joints enfemble par leur ventre, (ce qui eft le cas le plus ordinaire des enfans monftrueux) ou par les côtés, ou dont le ventre de l'un eft attaché fur le dos de l'autre ; n'ayant ordinairement qu'un feul cordon pour tous les deux. On fuppofe que ces Monftres viennent de l'union de deux petits animalcules reçus dans le même œuf, dans lequel ils croiffent enfemble, & où ils font nourris par un feul cordon qui appartient originairement à l'ar-

riére-faix, parce que les vaiſſeaux qui appartiennent aux tuniques de la veine & des artéres , ne s'anaſtomoſent point avec les
vaiſſeaux du *fœtus*.

Dans un cas ſemblable où les enfans
étoient petits, on a vû cette adhéſion céder en en tirant un par les pieds, au moyen
de quoi on le délivra, on procéda enſuite
de la même maniere à l'extraction de l'autre,
ſans être obligé de les ſéparer.

Lorſqu'un Accoucheur ſe voit appellé
pour un cas de cette nature, ſi les enfans
ſont gros, & que la femme ait couru tout le
terme de ſa groſſeſſe, il faut eſſayer d'a-
bord de la délivrer de la même maniere;
mais lorſqu'on a amené les jambes & une
partie du corps du premier, ſi le reſte ne
vient pas, il faut introduire ſa main pour
examiner avec ſes doigts de quelle nature
eſt cette adhéſion. Enſuite on porte des cizeaux entre ſa main & le corps du *fœtus*,
& on tâche de les partager en paſſant cet
Inſtrument le plus vîte qu'il eſt poſſible dans
l'endroit de leur jonction. Si cet expédient
ne réuſſit point, il faut diminuer le volume
de la maniere que l'on juge la meilleure ,
& amener le corps du premier par morceaux , ſoit qu'on l'arrache ou qu'on le
coupe à meſure qu'on l'attire avec le crochet.

On ne peut établir de régles positives pour ces sortes de cas qui se rencontrent rarement. Il est donc plus à propos de s'en rapporter au jugement & à la sagacité de l'Opérateur qui doit régler sa conduite sur la nature des circonstances, & sur les précautions que l'on exige de lui, lorsque le bassin est étroit & que ces enfans sont d'une grosseur excessive.

En pareil cas, on se servoit autrefois de couteaux droits & courbes, montés sur de longs manches, & on les introduisoit dans la matrice à la faveur de la main, afin de couper & de partager les corps de ces enfans pour les tirer ensuite par morceaux. On suivoit cette cruelle méthode, même dans certains cas que l'on peut aujourd'hui terminer aisément & sans danger, en retournant & en délivrant le *fœtus* par les pieds. Mais il est constant qu'il s'en rencontre quelquefois dans lesquels il est impossible de sauver ni de délivrer les enfans sans le secours des Instrumens : dans une pareille extrêmité, il est plus sûr de se servir de cizeaux que de couteaux, avec lesquels l'Opérateur est toujours en danger de blesser la matrice & de se couper lui - même : au lieu qu'il n'a rien de semblable à craindre avec les cizeaux, qui ne coupe jamais que ce qui se trouve entre leurs pointes.

Section III.

De l'Opération Céfarienne.

Lorsqu'on ne peut venir à bout de délivrer une femme par aucun des moyens que nous avons décrits & recommandés ci - deffus, en parlant des Accouchemens laborieux & contre - nature ; foit à caufe de l'étroiteffe ou de la mauvaife conformation du baffin, dans lequel il eft quelquefois impoffible d'introduire fa main ; foit à caufe de quelque farcôme confidérable ou de quelque engorgement dans les glandes, qui remplit le vagin, & qu'on ne peut détruire ; ou bien encore à caufe de quelque grande cicatrice ou de quelques adhérences dans ces parties & à l'orifice de la matrice, que l'on ne peut féparer ; dans de pareilles extrêmités, fi la femme eft forte & d'un bon tempérament, on peut certainement prefcrire l'Opération Céfarienne, on doit même l'entreprendre, parce qu'il n'y a pas d'autre moyen pour fauver la mere & l'enfant, & qu'il vaut mieux recourir à une opération qui a quelquefois réuffi, que de les abandonner l'un & l'autre à une mort certaine ; cependant, lorfque la femme eft foible, qu'elle eft épuifée par un travail infructueux, par quelques pertes violentes ou par toute autre évacuation qui donne lieu de douter qu'elle puisse y survivre, quand même on pourroit la délivrer par les voyes naturelles ; dans tous ces cas il y auroit de la témérité à entreprendre une opération de cette nature, qu'il vaut mieux ou plûtôt que l'on doit différer jusqu'à ce que la femme soit expirée ; après quoi l'on y procéde tout de suite, dans l'espérance de sauver l'enfant.

On a fait cette opération dans le dernier siécle & dans celui - ci , quelquefois avec tant de succès, que l'on a sauvé la vie de la mere & celle de l'enfant. Les précautions préliminaires qui doivent précéder cette opération , sont de fortifier la malade en cas qu'on la trouve foible, de la fortifier, dis-je, avec des bouillons nourrissans & quelques cordiaux ; d'évacuer les excrémens endurcis, par de fréquens lavemens ; & en cas que la vessie soit embarrassée d'urines, d'en procurer l'évacuation avec le catheter. Ces précautions prises, il faut la faire coucher sur le dos , sur une couche ou sur un lit, & lui élever le côté où l'on doit faire l'incision avec des oreillers que l'on place dessous. On peut faire l'opération indifféremment d'un côté ou de l'autre, cependant on préfére ordinairement le côté gauche au droit, parce que de celui-ci le foie s'étend plus bas ; l'appareil consiste dans un bistouri, une sonde, des cizeaux, de larges éguilles enfilées, des éponges, de l'eau chaude, des linges imbibées de quelques eaux appropriées, une grande tente, des compresses & un bandage du ventre.

Lorsque le tems est froid, il faut avoir l'attention de tenir la malade bien chaudement, & ne lui découvrir aucune partie du ventre que celle où l'on doit faire l'incision. Si cette entreprise tombe entre les mains d'un jeune Praticien, il peut en marquer la place en tirant une ligne d'environ six à sept pouces de long, dans l'espace qui se trouve entre le nombril & l'os des îles, à commencer depuis l'ombilic jusques vers l'aîne gauche.

L'endroit de son incision ainsi déterminé, avec le doigt *indice* & le pouce d'une main, il saisit les tégumens du bas-ventre, & avec son autre main armée d'un bistouri, il fait une incision longitudinale à la peau qu'il coupe jusqu'à la membrane adipeuse, arrivé sur cette membrane, il la disséque & la divise de même que les muscles, avec beaucoup d'attention jusqu'à ce qu'il trouve le péritoine qu'il faut ouvrir aussi ; mais avec beaucoup de ménagement, de crainte de blesser

blesser les intestins qui se soulevent très-souvent sur les côtés, particuliérement lorsque les membranes sont rompues, que les eaux sont évacuées & que la matrice est contractée.

Lorsque l'on a découvert le péritoine, on peut le pincer avec ses doigts ou le disséquer doucement avec un bistouri, jusqu'à ce que l'on y ait fait une ouverture assez grande pour recevoir le doigt *index*, que l'on y introduit & qui sert à conduire le bistouri ou les cizeaux pour faire une plus grande ouverture. Si les intestins veulent sortir, il faut les repousser & les contenir de façon que la matrice puisse se présenter sous la playe que l'on vient de faire. Lorsque la matrice est encore distendue par les eaux, & que par ce moyen ses parois sont éloignés de l'enfant, on peut y faire tout d'un coup une incision longitudinale ; mais si les eaux sont écoulées, que la matrice soit contractée, & qu'elle soit appliquée exactement sur le corps de l'enfant, il faut la pincer, l'ouvrir doucement, & dilater l'ouverture avec autant de précaution que l'on a dû en prendre pour le péritoine, & beaucoup d'attention sur-tout à ne point blesser les trompes de Fallope, les ligamens & la vessie : ensuite on y introduit sa main pour en tirer l'enfant & l'arriére - faix. Quand la femme eſt forte, la matrice ſe reſſerre tout de ſuite de maniere que l'ouverture qui d'abord avoit ſix à ſept pouces de longueur, ſe réduit à deux & même quelquefois à moins; au moyen de cette contraction, ſes vaiſſeaux ſe reſſerrent de façon qu'il ne peut ſe faire une grande effuſion de ſang.

On tire tout de ſuite tous les caillots de ſang que l'on trouve dans la matrice, & avec une éponge on abſorbe tout ce qu'elle contient de fluide, après quoi l'on fait la ſuture entrecoupée pour réunir la playe que l'on a faite au bas – ventre, en obſervant de laiſſer un eſpace ſuffiſant, du dernier point à l'extrêmité inférieure de cette playe, afin de ménager par - là un égoût aux humeurs & aux fluides épanchés. On peut panſer cette playe avec des plumaceaux ſecs ou imbibés de quelque beaume liquide, que l'on recouvre de compreſſes trempées dans du vin, par-deſſus leſquelles on applique un bandage propre à maintenir l'appareil & à ſoutenir le ventre. Quelques Auteurs obſervent qu'il ne faut comprendre dans cette ſuture que la peau & les muſcles ſeulement, de crainte qu'il n'arrivât quelque mauvais ſimptôme ſi l'on y joignoit auſſi le péritoine.

On obſerve enſuite de tenir la femme dans ſon lit, le plus tranquillement qu'il eſt possible, & on lui fait administrer tout ce qui peut provoquer l'évacuation des lochies, favoriser la transpiration & exciter le sommeil, au moyen de quoi l'on prévient la fiévre & les autres simptômes qui pouroient lui être de quelque danger. Si elle a perdu une grande quantité de sang par les playes faites au bas-ventre & à la matrice, & que cette perte l'ait affoiblie au point de la mettre en danger, il faut lui faire prendre en petite quantité à la fois, mais souvent, de bon bouillon & de quelque liqueur propre à la fortifier. Le Quinquina donné en poudre, en décoction ou en extrait, est souvent d'un grand secours en pareil cas. Si l'on veut quelque chose de plus instructif sur cette matiére, on peut consulter *Rousset*, les Mémoires de l'Académie de Chirurgie, & la Chirurgie d'*Heister*.

LIVRE QUATRIÉME.

CHAPITRE PREMIER.

De la maniere de gouverner les femmes depuis le tems de leur Accouchement jusqu'à la fin du mois : & des différentes maladies auxquelles elles font fujettes pendant cet intervalle.

SECTION PREMIERE.

Des Remédes extérieurs.

LORSQUE la femme eft délivrée de l'enfant & de fon arriére - faix, il faut faire chauffer une ferviette un peu ufée pour qu'elle foit pl s molette, & la lui appliquer fur les parties extérieures qu'il fera bon d'oindre de quelque pomade, en cas qu'elle fe plaigne d'y fentir quelques douleurs. On aura foin d'ôter de deffous elle

les linges que l'on y avoit mis pour recevoir
tout ce qu'elle pourroit évacuer , & d'y en
fubftituer de nouveaux qui foient propres,
fecs & bien chauffés. On la fera coucher
fur le dos , les jambes étendues & ferrées
l'une contre l'autre; on pourra néanmoins
lui permettre de fe coucher fur le côté jufqu'à ce qu'elle foit un peu revenue de fa
fatigue, fi elle s'imagine être plus à fon aife
dans cette fituation. Si elle étoit trop affoiblie, il faudroit lui faire prendre un peu de
vin chaud , ou de quelqu'autre cordial de
cette efpéce, ou felon la coutume ordinaire, un peu de fucre & de mufcade en poudre & mêlés enfemble dans une cuilliére :
le but principal que l'on fe propofe dans
l'adminiftration de ce cordial , à quoi les
comméres ne manquent guéres , eft de fuppléer au défaut de quelque potion cordiale
lorfqu'elles croyent la malade trop foible
pour qu'on puiffe la foulever , ou parce
qu'elles s'imaginent qu'elle pourroit rejetter
pour peu qu'on lui chargeât l'eftomach.
Lorfqu'elle a repris un peu de force, &
qu'elle a recouvert fes efprits , il faut lui
changer les linges que l'on avoit appliqués
fur les parties extérieures, & y en fubftituer de nouveaux en leur place; il faut auffi
lui changer les linges que l'on a placés
fous elle, s'il s'eft fait quelque évacuation

confidérable de la matrice, de crainte qu’elle ne fût par-là en danger de s’enrhumer.

Lorfque la malade tombe en défaillance ou en fyncope, il ne faut pas la tirer de deffus fon lit ni même la foulever pour avoir la facilité de la changer, jufqu’à ce qu’elle foit un peu revenue, autrement on l’expoferoit à de fréquentes fyncopes, accompagnées de convulfions, qui font quelquefois fuivies de la mort. Pour prévenir de fi fâcheux accidens, il faut détacher fes juppes & fa chemife, les tirer par en bas, y en fubftituer d’autres bien chauffés, & lui paffer une ventriére que l’on gliffe au-deffus des cuiffes & des hanches : il faut lui appliquer fur le bas - ventre une ferviette chaude pliée en double, que l’on y maintient au moyen de la ventriére attachée avec des épingles, médiocrement ferrée, de maniere qu’elle comprime les vifcéres & les parois du bas - ventre plus ou moins, felon que la malade eft en état de le fouffrir. Par ce moyen on affujettit la matrice dans la partie inférieure de l’abdomen, & on l’empêche de flotter d’un côté à l’autre, l’orfqu’il prend fantaifie à la femme de fe retourner. Cependant le principal but que l’on fe propofe par cette compreffion, eft d’empêcher le fang de fe porter en trop grande quantité dans les vaisseaux relâchés des viscéres du bas - ventre; particuliérement lorsque la matrice s'est vuidée tout d'un coup par un prompt Accouchement. La compression cessant tout à la fois, la tête se trouve immédiatement privée de la proportion de sang qui avoit coutume de s'y distribuer, & cette révulsion subite précipite la malade dans des *lypothymies* dangereuses.

C'est pour cette raison qu'il faut enjoindre à un des assistans d'appuyer ferme avec ses mains sur le ventre de la femme, jusqu'à ce qu'on y ait appliqué le bandage ; ou bien que l'on y substitue une bande ou une frette dont on se sert pour y faire une compression convenable. Au reste on se sert de différens moyens pour remplir les mêmes vûes, selon les différens usages particuliers à chaque Pays, ou bien encore selon les différentes circonstances où se trouve la malade. On doit aussi avoir la précaution de lui faire changer de coëffure, d'autant plus qu'elle est sujette à emplir de sueur celles qui lui servent pendant son travail, ce qui les rend dégoûtantes & desagréables. Elle peut encore avoir besoin de plusieurs autres choses qu'il faut appliquer extérieurement , lorsque les parties externes ou internes sont déchirées ou enflammées ; accident qui se rencontre affez communément dans les Accouchemens laborieux & contre - nature.

Les précautions qui concernent la préparation du petit lit deftiné pour le tems du travail, & les applications qu'il convient de faire après l'Accouchement, font abfolument néceffaires à fçavoir aux jeunes Praticiens, d'autant plus qu'elles font toutes pour la fûreté, pour la commodité & le bien-être de la malade, lorfqu'elle n'a pas avec elle des perfonnes au fait d'y pourvoir.

Article Premier.

Il furvient des inflammations aux grandes lévres, au *rectum*, à l'urétre, au vagin & à la matrice, principalement lorfque la tête, les épaules, les feffes ou toute autre partie du *fœtus* a été pouffée dans le baffin, où elle eft reftée long - tems dans la même fituation, de maniere que l'Accouchement n'ait pû fe terminer qu'après un grand nombre de vives douleurs, ou même fans avoir auparavant employé beaucoup de force & de violence pour retourner & arracher l'enfant. Lorfque ces inflammations ne font pas confidérables, elles cédent ordinairement à une évacuation copieufe des lochies, au repos & aux grandes fueurs ; mais

quand elles font violentes, il eft quelquefois néceffaire d'en venir à la faignée, d'y
faire des fomentations chaudes, d'y appliquer des catap'afmes, & de faire donner à
la malade des lavemens émolliens; on doit
néanmoins n'ufer de tous ces remédes qu'a-
vec beaucoup de précaution.

Si la compreffion a été fi grande qu'elle
ait entiérement intercepté la circulation du
fang dans ces parties, elles peuvent tomber
en mortification; & cette mortification peut
être entiére, alors elle ne tardera pas à
emporter la femme; ou feulement partielle,
ç'eft-à-dire, lorfque les parties gangrénées
fe féparent & tombent par lambeaux; en
ce cas, il faut fe fervir de digeftifs, & fuivre la méthode ufi'ée dans des affections
de cette nature; elle pourra réuffir pourvu
que la malade foit d'un bon tempérament.
Mais fi les parties oppofées font pareillement affectées, & au même dégré, &
qu'elles s'affaiffent l'une contre l'autre,
comme il peut arriver dans la matrice, à
fon orifice interne, dans le vagin ou à l'o-
rifice externe; ou fi la membrane interne
qui fe communique fur toute la furface interne de ces organes vient à s'enlever, on
doit craindre que ces parties ne fe colent &
ne fe joignent enfemble, parce qu'il pourroit s'y former enfuite des callofités, & que

ces callosités, si elles se formoient à l'orifice interne, dans le vagin ou à l'orifice externe , ne manqueroient pas d'occasionner
des Accouchemens difficiles & dangereux
s'il survenoit une autre grossesse ; si elles se
formoient dans la substance de la matrice,
(ces callosités) elles empêcheroient tout-à-
fait la conception, ce qui n'arrive guéres, à
cause du desséchement continuel des super-
fluosités qui s'évacuent de ce viscére. Pour
prévenir de pareils accidens, il faut faire &
réitérer souvent des injections émollientes
dans la matrice, & appliquer dans le vagin
& à l'orifice externe des tentes ou des plumaceaux trempés dans quelque baume vul-
néraire.

A R T I C L E II.

LORSQU'A la suite des longues com-
pressions de la tête de l'enfant sur cet endroit du vagin, par lequel sa surface externe
est attachée à la partie postérieure & inférieure du col de la vessie, la mortification
se communique aux membranes de ce viscére (la vessie) également qu'à celles du vagin; si ces membranes viennent à s'exfolier,
l'urine se formera une issue par cette voye
& empêchera l'ouverture de se refermer,
pour peu qu'elle soit considérable. On ne

peut affez exprimer la trifte fituation où les
femmes fe trouvent réduites par un pareil
accident, non-feulement à caufe de la mauvaife odeur, mais encore à caufe de l'incommodité d'avoir leurs habits continuellement mouillés. Le vagin & la veffie peuvent encore être déchirés par les Forceps,
par les crochets, ou par tout autre Inftrument, s'il n'eft pas dirigé à propos ; mais en
pareil cas, l'urine fort immédiatement par
la playe, au lieu que lorfqu'il y a mortification, elle fort par les voyes naturelles, jufqu'à ce que les membranes commencent à
fe féparer & à leur faire jour.

Si-tôt que l'on eft affuré de cet accident,
il faut travailler à le guérir. Cette cure, felon quelques-uns, confifte à porter toujours
un cathéter pliant dans la veffie, afin de
folliciter continuellement les urines à fortir
par l'urétre plûtôt que par le vagin : mais fi
l'on a négligé cette précaution, & que les
bords de l'ulcére foient devenus calleux,
la bonne Pratique demande que l'on emporte ces callofités avec un biftouri courbe
garni d'un bouton à fa pointe, ou q' 'on
les confume avec la pierre infernale ; fi
verture eft confidérable il faut en rap,
les lévres & les maintenir par de
de futute, en prefcrivant de por
jours le cathéter fléxible dans l.

jufqu'à ce que la playe foit bien confolidée: Mais je crains bien qu'il n'y ait fouvent pas moyen de pratiquer cette opération

Article III.

L'orifice externe eft fouvent déchiré, particuliérement du côté du périnée ; quelquefois même la lacération s'étend jufqu'à l'anus. Il peut encore arriver (mais ceci eft plus rare) que le vagin & le *rectum* fe déchirent tous les deux jufqu'à l'étendue de deux ou trois pouces , & qu'ils ne forment enfemble inférieurement qu'une feule ouverture. Lorfque cet accident arrive, il vient pour l'ordinaire , de la groffeur exceffive de la tête de l'enfant ; de la rigidité des fibres dans les femmes , lorfqu'elles accouchent de leurs premiers enfans vers l'âge de quarante ans ; de la négligence de l'Accoucheur, s'il n'a pas eu la précaution de faire glisser le périnée par-deffus la tête lorfqu'elle eft pouffée par la violence des douleurs , ou s'il n'a pas eu foin de foutenir la tête avec fa main pour l'empêcher de defcendre trop brufquement ; de la trop grande violence qu'il faut quelquefois employer dans les Accouchemens laborieux & contre-nature ; & du défaut d'attention de l'Accoucheur , lorfqu'il lui faut introduire fa main dans la matrice.

Si la lacération n'eſt que ſuperficielle
& de peu d'étendue, les parties ſe retabliſ-
ſent bien-tót, & le ſeul inconvénient qui
réſulte de ces ſortes de playes, ſe borne à un
ſentiment de cuiſſon plus ou moins vif, qui
ſurvient après l'évacuation des urines ; ſi
elle eſt plus conſidérable, qu'elle ſe communique juſqu'au bord du ſphincter de l'a-
nus ou même au de-là, le mal eſt à proportion plus ſenſible & plus incommode, d'autant plus encore qu'il augmente au moindre
mouvement, pour peu que les lévres ſe
froiſſent l'une contre l'autre. Pour prévenir
ce froiſſement également gênant & déſa-
vantageux, quelques Auteurs conſeillent
de faire deux points de ſuture bien profonds,
afin qu'ils puiſſent mieux aſſujettir & maintenir enſemble les lévres de cette playe ;
mais en pareil cas, on a bien de la peine à
en obtenir la cure, à cauſe des humeurs qui
y paſſent continuellement ; ſçavoir, les lochies & les urines qui abreuvent la playe ;
d'un autre côté les lévres ſont déchirées, &
l'on n'a que très-peu de priſe.

Dans le troiſiéme cas, on ſuppoſe qu'il
faut abſolument & le plûtôt qu'il eſt poſſible, faire deux, trois, & quelquefois quatre
points de ſuture bien profonds, au travers de
la ſubſtance déchirée du vagin & du *rectum* ;
en attacher les nœuds dans le vagin, & faire

deux autres points de futur au périnée, afin d'aider la réunion des parties ; parce que si le fphincter de l'anus eft entiérement déchiré & qu'il demeure dans cet état, la malade ne peut guéres retenir fes excrémens, du moins pendant long-tems. Lorfque l'on ne s'eft pas apperçu d'abord de cet accident, ou que la trop grande foibleffe de la femme a empêché d'y remédier auparavant que les lévres de la playe foient devenues calleufes, il faut emporter ces callofités avec des cizeaux ; ou s'il n'y a pas moyen d'en venir à bout, les fcarifier avec la pointe d'une lancette ou d'un biftouri, pour y faire enfuite des points de futur, comme nous l'avons dit ci-deffus. Mais il faut obferver de faire cette futur bien profonde, fans quoi elle ne tiendroit pas, parce qu'il n'y a que très-peu de fibres charnues dans le vagin & dans le *rectum* : on doit encore obferver auparavant d'évacuer les matiéres contenues dans le colon, & avoir attention que la malade ne prenne que très-peu ou point du tout d'alimens folides, de crainte que les points de futur ne fuffent trop tiraillés lorfqu'elle auroit befoin d'aller à la felle. Lorfque les parties font déchirées fi haut qu'il n'eft plus au pouvoir de la femme de retenir fes excrémens, il faut fans doute, recourir à cette méthode ; mais ce ne doit être que dans ce cas, parce que l'opération réuffit très-.rarement.

Lorfque l'orifice interne eft déchiré par les mêmes caufes, tout ce qu'on peut faire de mieux, eft d'affujettir ftri&ement la malade au régime que nous avons prefcrit pour les femmes après leurs couches, & de lui bien recommander de ne fe remuer que le moins qu'elle pourra, pendant les trois pre-mieres femaines.

Les lacérations qui furviennent à la matrice ont des fuites beaucoup plus fâcheufes, ou plûtôt elles font ordinairement mortelles, c'eft pourquoi elles demandent tout le foin & toute l'attention poffible dans quelque circonftance que ce foit. Si la malade eft pléthorique, il faut la faire faigner pour prévenir la fiévre, à moins qu'elle n'ait perdu beaucoup de fang par la matrice : il faut lui recommander beaucoup de tranquillité, lui prefcrire de ne remuer & de ne fe tourner que le moins qu'elle pourra; lui ordonner un régime léger & même encore en petite quantité, & pour toute boiffon quelque liqueur délayante, telle que l'eau d'orge, & des bouillons très-foibles.

SECTION II.

De l'air, du régime, du sommeil, de la veille, du mouvement & du repos, des rétentions & excrétions & des passions de l'ame.

QUOIQU'IL ne soit pas possible de transporter une nouvelle accouchée dans un autre climat, immédiatement après qu'elle est délivrée de son enfant, on peut néanmoins corriger l'air de maniere à le rendre plus convenable & plus salutaire, soit qu'il faille l'échauffer ou le rafraîchir, le rendre plus sec ou plus humide, selon les circonstances & le besoin qui se présente. Quant au régime, pendant tout le tems que dure le travail, & même encore jusqu'au neuviéme jour après, il ne faut permettre aux femmes que très-peu d'alimens solides, & point du tout pendant les cinq ou six premiers jours ; rien n'empêche au contraire, de leur faire boire beaucoup de quelque liqueur chaude & délayante, telle que l'eau d'orge, de gruau, de poulet & du thé. On leur prépare encore ordinairement dans cette circonstance, une boisson composée d'eau de gruau que l'on fait cuire avec du macis & de la canelle, on la passe ensuite, & on y ajoute

un

un tiers ou un quart de vin blanc, plus ou moins, selon l'ufage que la malade en fait, on édulcore le tout avec plus ou moins de fucre, felon le goût des femmes; on fe fert quelquefois de bierre au lieu de vin pour la compofition de cette boiffon, & de cette différence d'ingrédiens, vient celle de fa dénomination de blanche ou de brune, relativement à la couleur particuliére de ces différentes liqueurs. Dans quelque Pays on met encore des œufs dans l'une & dans l'autre; mais au moyen de cette addition, on ne donne ni viande ni bouillon à la malade, qu'elle n'ait paffé le cinquiéme ou même le feptiéme jour : dans celui-ci, (à Londres) comme on ne fe fert point d'œufs, on n'attend pas fi long-tems à lui donner quelques bouillons foibles, & quelquefois même à lui permettre de manger un peu de poulet bouilli. Au refte toutes ces différentes préparations demandent du plus ou du moins, relativement à la qualité des épices, du vin ou de la bierre, à la différente conftitution & à l'état actuel de chaque malade; en effet, lorfqu'une femme eft affoiblie ou exténuée, en conféquence de quelque évacuation extraordinaire de quelque nature qu'elle puiffe être, foit qu'elle ait précédé ou qu'elle foit furvenue à la fuite de fon Accouchement; ou bien encore, fi

D d

le tems est froid, sa boisson & ses bouillons
peuvent être faits plus forts ; mais lorsqu'au contraire elle est en bon état , &
qu'elle a quelque disposition à la fiévre, ou
que le tems est excessivement chaud, ces
sortes de boissons doivent être très-foibles,
pour ne pas dire qu'il vaut mieux réduire la
malade à l'usage du thé, de l'eau de gruau,
d'orge & de poulet , & varier selon que
les circonstances le demandent.

Quant aux alimens solides, ils doivent
être légers & faciles à digérer, tels que de la
panade, du biscuit trempé, &c. Lorsqu'elle a
passé le cinquiéme ou le septiéme jour , on
peut lui accorder un peu de poulet bouilli
ou de quelqu'autre viande de jeunes animaux, mais qui soit de même fort légere ;
encore doit-on observer de lui en permettre l'usage plûtôt ou plus tard , selon son
état & le besoin qu'elle peut en avoir. Par
rapport au régime, soit du côté des alimens
solides ou de celui des liquides , il vaut
mieux pêcher par défaut, que de permettre
à une nouvelle accouchée de trop manger,
ou de boire des liqueurs fortes & fermen-
tées , quand même elles seroient plus de son
goût, parce que l'expérience nous apprend
que leur usage augmente & occasionne la
fiévre , & qu'il n'y a point de régime plus
nourrissant, & en même-tems plus salutaire

que celui que nous avons prescrit ci-dessus.
Tout ce qui est difficile à digérer ou qui
peut accélerer la circulation des fluides, doit
nécessairement exciter la fiévre; accident qui
intercepte le cours des évacuations ordinaires, & qui met par conséquent la vie de
la malade en danger.

Pour ce qui est du sommeil & des veilles,
il faut autant qu'on le peut, garantir la malade de tout bruit ; pour l'empêcher on
doit étendre sur les planchers quelques ta-
pis, linges ou autre chose semblable, graisser
les loquets & vérouils des portes, en arrêter les marteaux, détourner le son des clo-
ches, & si la chambre de la malade est à la
portée de quelque rue trop passagere, faire
étendre de la paille sur le pavé pour amortir
le bruit des charettes & des carrosses : malgré toutes ces précautions, si la malade se
plaint encore, il faut lui boucher les oreilles
avec un peu de coton, & lui faire prendre
quelques opiâtes pour l'exciter à dormir ;
parce que les veilles la troublent, empêchent qu'elle ne transpire & lui occasionnent souvent la fiévre.

Le mouvement & le repos font aussi
partie des choses non naturelles, & demandent de même une attention particuliére. Si
la malade s'agite, se tourne, se tourmente,
qu'elle se leve de son lit, ou qu'elle y reste

trop long-tems affise, la tranfpiration peut
fe ralentir, ou peut-être s'arrêter tout-à-fait ;
bien plus, dans cette attitude (affise) la
matrice qui n'eft pas encore tout-à-fait contractée s'abaiffe, tiraille fes ligamens, occafionne par - là un certain fentiment de
douleur, quelquefois accompagné de friffons & affez fouvent de fiévre. Pour prévenir tous ces mauvais fymptômes, il faut
faire refter la malade tranquille dans fon
lit, du moins pendant quatre ou cinq jours :
au bout de ce tems, on peut la foulever
doucement avec les draps que l'on doit
avoir attention de foutenir de façon qu'elle
y foit dans la même pofture que fi elle étoit
couchée dans fon lit, jufqu'à ce qu'il foit
fait, pour l'y remettre tout de fuite, &
le lui faire garder conftamment, pendant neuf jours. Ces neuf jours expi-
rés, les femmes ne font plus auffi fujettes à la fiévre qu'elles peuvent l'être immédiatement après leur Accouchement. Il
s'en trouve néanmoins quelques - unes qui,
foit par rapport à la nature de leur tempérament ou par quelques accidens particuliers, ont beaucoup plus de peine à fe rétablir & n'y parviennent même que fort
lentement : celles - là demandent un traitement auffi bien menagé après ; comme auparavant le neuyiéme jour, fur quoi l'on

doit bien obferver les indications qui fe préfentent ; il y en a d'autres au contraire qui fe levent, marchent, fe promenent, agiffent, & fe rétabliffent enfin en beaucoup moins de tems ; mais malgré leur bon tempérament, on doit toujours craindre que tôt ou tard elles ne payent cher de pareilles bravades, qui peuvent fort bien leur occafionner une fiévre dangereufe : d'où je conclus qu'il vaut quelquefois mieux pêcher par trop de précaution que de s'expofer à aucun hazard.

Les rétentions & les excrétions font encore partie des chofes non naturelles & demandent ici notre attention. Nous avons obfervé ci-devant que dans le tems du travail, avant que la tête de l'enfant foit enclavée dans le baffin, fi la femme n'a pas eu le ventre libre ce jour-là, il faut lui faire donner un lavement pour procurer l'évacuation des matiéres contenues dans le *rectum* & dans le *colon*. Par ce moyen on aide le travail, on prévient la fortie des excrémens avant la tête de l'enfant, ce qui eft toujours défagréable, & on met la malade en état de paffer deux ou trois jours après, fans avoir befoin d'aller à la felle. Cependant fi l'on n'avoit point eu cette précaution, & que la malade fût fort conftipée après fon Accouchement, il ne faudroit pas s'aviser de lui donner aucun lavement stimulant, ni de lui faire prendre aucun cathartique violent, de crainte qu'ils ne lui procuraſſent une trop grande liberté du ventre, qui pourroit quelquefois avoir de très - mauvaiſes ſuites, ſi l'on ne pouvoit pas ſe rendre maître d'un pareil accident : en effet cet accident qui très ſouvent n'eſt dû qu'à cette Pratique, peut intercepter la tranſpiration & les lochies, & épuiſer la femme au point de la faire mourir tout d'un coup. C'eſt pourquoi, lorſqu'il eſt à propos de débarraſſer les inteſtins, il ne faut pour cela, preſcrire rien autre choſe que des lavemens émolliens, ou quelque purgatif doux, tel que la manne, ou quelque électuaire lénitif. Quant à la rétention d'urine qui ſurvient quelquefois après l'Accouchement, nous avons déja preſcrit le moyen d'y remédier dans le Liv. 2ᵉ. Chap. 2ᵉ. Sect. 3ᵉ. Mais de toutes les évacuations il n'y en a point d'une plus grande conſéquence pour le rétabliſſement de la malade qu'une tranſpiration libre ; celle - ci lui eſt ſi abſolument néceſſaire, qu'à moins qu'elle ne ſoit continuellement moite par toute la ſurface de ſon corps pendant quelques jours après ſon Accouchement, elle ſe rétablit rarement d'une maniere avantageuſe. Le rétabliſſement de ſa ſanté dépend donc en plus grande partie d'un repos tranquille, d'une tranfpiration conftante & bien réglée, capable de prévenir la fiévre en détruifant la tenfion & de procurer une évacuation uniforme des lochies ; & fi par hazard elles viennent à s'arrêter, & qu'il furvienne une fiévre accompagnée de douleur & d'infomnie, rien ne peut foulager la malade avec autant d'efficacité que le repos & les fueurs copieufes, qu'on peut lui procurer en lui faifant prendre quelques opiâtes & quelques fudorifiques au commencement de l'accès ; on doit cependant être plus refervé fur l'ufage de ces derniers lorfque le tems eft fort chaud, que lorfqu'il fait grand froid.

Il nous refte encore à parler des paffions de l'ame, que l'on range auffi parmi les chofes non naturelles, & qui méritent de même une attention particuliére. En effet on doit avoir grand foin de ne point troubler l'imagination de la malade, par la nouvelle imprévue d'aucun accident extraordinaire furvenu dans fa famille, à quelqu'un de fes parens ou de fes amis. On a fouvent vû de pareilles nouvelles faire ceffer tout d'un coup les douleurs du travail, dans le tems qu'elles promettoient le mieux du monde, & la femme être obligée de fuccomber à l'abbattement qu'elles lui occafionnoient. Souvent même après l'Accouchement de fâ-

cheufes nouvelles jettent les femmes dans
de telles inquiétudes , que toutes les évacuations en font interceptées , & qu'en
conféquence il leur furvient des fiévres violentes, accompagnées de convulfions qui
ne finiffent qu'à la mort.

SECTION III.

Des Pertes de fang.

LORSQUE le *Placenta* vient à fe décoler &
après qu'il eft délivré, toutes les nouvelles accouchées perdent plus ou moins de fang rouge , depuis environ une demi-livre , jufqu'à
une livre & quelquefois jufqu'à deux ; mais fi
cette évacuation va plus loin & qu'elle continue de couler fans diminution, la malade fe
voit menacée d'un danger évident pour fa
vie : on reconnoît cette fatale hémorragie par
la violence de l'évacuation qui pénétre les
linges auffi vîte qu'on peut les changer ; par
le pouls de la malade, qui tombe & s'affoiblit de plus en plus , & par la couleur de
fon vifage qui devient pâle : alors fes extrêmités fe refroidiffent , elle tombe en foibleffe , & fi l'on n'arrête pas promptement cette évacuation, ou qu'on ne trouve
pas moyen de la diminuer , elle tombe dans
des convulfions qui fouvent fe terminent par
la mort.

Ces dangereuses pertes viennent de tout ce qui peut empêcher la matrice de se contraĉter, comme les grandes foiblesses & la fatigue à la suite des pertes successives qui ont pû précéder l'Accouchement ; de l'évacuation subite de ce qui étoit contenu dans la matrice ; quelquefois, quoique rarement, elles viennent de ce qu'il est resté une partie du *Placenta* dans la matrice ; elles peuvent survenir de même lorsqu'il y a encore un ou plusieurs autres enfans à délivrer ; lorsque la matrice est maintenue en dilatation par une grande quantité de sang caillé & coagulé, ou lorsqu'on l'a renversée en tirant avec trop de force sur le *Placenta*. *Voyez* Liv. 11. Chap. 3. Sect. 3.

En pareil cas, comme il n'y a point de tems à perdre, & que les remédes intérieurs ne peuvent pas opérer assez vîte pour remplir les indications qu'on se propose, il faut recourir tout de suite à l'usage des topiques. Lorsque cet accident vient de foiblesse, que cette foiblesse empêche la matrice de se contraĉter, de maniere que les orifices des vaisseaux demeurent ouverts ; ou quand même la matrice seroit un peu contraĉtée, si elle ne l'est pas assez pour empêcher l'évacuation de la partie tenue du sang ; ou lorsqu'en détachant le *Placenta*, l'Accoucheur a écorché ou déchiré la surface interne ou la membrane intérieure de la matrice : dans tous ces cas, il faut se servir de moyens propres à aider la force contractile de la matrice, & à empêcher le sang de s'y porter avec tant de rapidité, de même que dans les vaisseaux voisins. Pour cet effet, on peut appliquer sur le ventre & sur le dos de la femme, quelques linges trempés dans une liqueur froide & astringente, telle que l'oxicrat ou le vin rouge. Quelques-uns conseillent de tirer cinq ou six onces de sang du bras, dans l'intention de procurer par ce moyen une révulsion. Cette évacuation peut être de quelque utilité lorsque la malade a le pouls fort, autrement la saignée feroit plus de mal que de bien. D'autres veulent que l'on se serve de ligatures pour arrêter le retour du sang dans les veines des jarrets, des bras & du col, & retenir par ce moyen le plus de sang qu'il est possible dans les extrêmités & dans la tête. Outre ces remédes extérieurs, on peut garnir le vagin de bourdonnets trempés dans quelqu'une des liqueurs mentionnées ci-dessus, dans laquelle on aura fait dissoudre un peu d'alun ou de sucre de saturne ; il y a même des Praticiens qui se servent d'esprits tout purs en injection, ou qui en abreuvent des linges ou des éponges qu'ils introduisent & qu'ils expriment dans la matrice, afin de resserrer les vaisseaux.

Lorſque les pertes viennent de la préſence d'un autre enfant, de celle du *Placenta*
ou de quelques caillots de ſang retenus dans
la matrice, il faut tout de ſuite en faire
l'extraction, & ſi la matrice eſt renverſée,
il faut travailler promptement à la réduire.
Si par ces moyens on vient à bout de diminuer un peu l'hémorragie, ſans cependant
avoir pû l'arrêter tout-à-fait, & qu'elle
coule toujours, mais pas en aſſez grande quantité pour que l'on ait lieu de
craindre une mort ſubite, il faut preſcrire
à la malade un peu de vin rouge & de gelée, dont on lui fera prendre ſouvent &
peu à la fois : il faut ſur-tout lui donner des
bouillons de poulet ou de mouton avec la
même précaution, de crainte de charger
ſon eſtomach qui eſt foible ; ces bouillons
réiterés ſouvent & en petite quantité à la
fois, rempliront par degrés ſes vaiſſeaux af-
faiſlés, & maintiendront le cours de la circulation. Si le pouls conſerve ſa force, on
pourra lui faire prendre quelques verres de
ptiſane faite avec de l'orge, aiguiſée avec
quelques gouttes d'eſprit de vitriol ; mais ſi
la circulation eſt foible & languiſſante, il
ſera plus à propos de lui faire prendre un
peu d'extrait de quinquina délayé dans de
l'eau de canelle, qu'on lui donnera par cueil-
lerée ou de telle autre maniere que l'on ju-
gera à propos ; on doit en même-tems

recourir aux opiates qu'on lui fera prendre
pour la difpofer à dormir. Lorfque la premiere violence des pertes eft paffée , ces
fortes de remédes adminiftrés à tems & à
propos, ont ordinairement plus de fuccès
que tous les autres.

SECTION IV.

Des tranchées qui furviennent après l'Accou-chement.

Les nouvelles accouchées ont ordinairement des tranchées , lorfque la partie fibreufe du fang eft retenue dans la matrice ou dans le vagin , où elle forme de
gros caillots qui y font retenus par la contraction fubite de l'orifice interne & externe, après que le *Placenta* eft délivré : ou
bien, fi l'on a eu foin d'en faire l'extraction,
il s'y en amaffe quelquefois de nouveaux,
quoiqu'ils ne foient pas fi confidérables que
les premiers, parce que la cavité de la matrice tend toujours à fe rétreffir après l'Accouchement. La matrice en fe contractant,
chaffe ces caillots vers l'orifice interne, qui
étant de nouveau tiraillé par degrés, effuye
une forte de douleur qui vient de l'irritation de fes fibres : pour calmer cette douleur, l'accouchée fe comprime la matrice

de même qu'elle le faifoit dans le tems de fon travail ; à mefure qu'elle pouffe avec plus de force, elle vient à bout d'évacuer ces caillots, & lorfqu'elle en eft débarraffée, elle recouvre fa tranquillité. Plus il fe trouve de fang caillé, plus les douleurs font vives ; leur durée dépend auffi de cette quantité.

Il eft rare que les femmes fe plaignent de ces fortes de tranchées dans leur premiere couche, parce qu'après l'Accouchement la matrice fe contracte, & expulfe les caillots avec beaucoup plus de force à la fuite de fon premier travail qu'après tous les autres. Les tranchées peuvent encore venir de quelque obftruction dans les vaiffeaux ou de quelqu'irritation à l'orifice interne. Pour prévenir & pour remédier à ces fortes de douleurs, fitôt que l'on a détaché le *Placenta* & que l'on en a fait l'extraction, il faut introduire fa main dans la matrice & la nétoyer de tous les grumeaux de fang qui peuvent s'y être amaffés. Lorfque l'on reconnoît au travers des tégumens du bas-ventre que la matrice eft plus groffe qu'elle ne doit l'être, on peut compter qu'il y a un autre enfant, ou bien qu'il s'eft fait un amas confidérable de ce fang caillé; quoiqu'il en foit, il faut néceffairement en faire l'extraction. Si le *Placenta* fort de lui-même & que les tranchées foient violentes , on-

pourra les adoucir & y remédier au moyen
de quelque somnifére ; en effet, le sommeil
& les sueurs copieuses détruisent l'irritation,
augmentent les évacuations , relâchent insensiblement l'orifice de la matrice , & procurent par ce moyen une évacuation libre
de tous les grumeaux de sang qui peuvent
y être amassés. Lorsque les lochies coulent
en petite quantité, si les tranchées sont sup-
portables , il ne faut pas chercher à les affoiblir davantage; parce que la compression
qu'elles occasionnent excite cette autre évacuation qui est nécessaire pour le rétablissement de l'accouchée. Les tranchées peuvent encore venir de quelqu'obstruction
dans quelques-uns des vaisseaux, qui occasionne une légere inflammation de l'orifice
interne & des ligamens. La compression
qui en résulte peut, non-seulement servir à
ranimer le cours du fluide qui est embarrassé dans ces vaisseaux; mais encore (pourvu qu'elles ne soient point trop violentes)
contribuer aux évacuations naturelles.

SECTION V.

Des Lochies.

NOUS avons déja observé que la délivrance de l'enfant & du *Placenta* est suivie

d'un écoulement de sang, plus ou moins considérable ; cet écoulement vient de la matrice, qui par l'évacuation immédiate des gros
vaisseaux, acquiere la facilité de se contracter
avec plus de liberté, sans courir les risques
d'une inflammation qui accompagneroit
probablement sa contraction, si les gros vaif-
seaux ne se vuidoient pas en même-tems ;
mais comme les fluides répandus dans les petits vaisseaux ne peuvent pas s'évacuer si vîte,
ni reprendre leur route vers la veine-cave,
il est nécessaire qu'après que la grande évacuation est diminuée, il s'en fasse par continuation une légere, qui va toujours en dé-
croissant, jusqu'à ce que la matrice se soit
contractée au point de n'avoir plus que le
même volume qu'elle avoit avant la grof-
fesse ; elle revient à ce période environ le
dix-huitiéme ou le vingtiéme jour après
l'Accouchement, cela varie cependant dans
différentes femmes.

Lorsque les gros vaisseaux se font vuidés
immédiatement après l'Acccouchement,
l'évacuation cesse très-souvent pendant plusieurs heures, jusqu'à ce que les fluides dif-
tribués dans les petits vaisseaux ayent eu le
tems de se rendre dans les gros, après quoi
l'écoulement recommence de nouveau,
d'une couleur pâle.

Les lochies conservent ordinairement

une couleur rouge ju'qu'au cinquiéme jour;
elles dégénérent cependant de plus en
plus en férofité dès le commencement;
mais vers le cinquiéme jour l'écoulement
eft d'une couleur claire , ou quelquefois
(quoique rarement) il prend une légere
teinture verdâtre; parce que les petites bouches des vaiffeaux fe rétreciffant par degrés
à mefure que la matrice fe contracte, ils ne
laiffent paffer à la fin que la partie féreufe
feulement; quant à cette couleur verdâtre ,
on a imaginé qu'elle pouvoit venir de la diffolution de la membrane cellulaire , ou du
Mucus qui recouvre la furface du *Placenta*
& du *Chorion* , dont une partie , reftée par
hazard dans la matrice , y devient livide ,
s'y pourrit , & à mefure qu'elle tombe en
diffolution , fe mêle & communique fa
couleur à l'écoulement qui fort de ce vifcére.

Quoique l'écoulement des lochies dure ordinairement jufqu'au dix-huitiéme ou au vingtiéme jour, comme nous l'avons déja obfervé , cependant il va tous les jours en dé-
croiffant , & fe tarit plûtôt chez les femmes
qui allaitent leurs enfans, ou qui ont effuyé
d'abord une évacuation copieufe ; au refte
fa couleur, fa quantité & fa durée varie dans
prefque toutes les femmes : en effet, il fe
trouve des nouvelles accouchées dans lefquelles

quelles la couleur rouge s'altére & disparoît
dès le premier ou le second jour ; dans d'autres, quoique rarement, elle subsiste plus ou
moins foncée, jusqu'à la fin du mois. Dans
quelques-unes cette évacuation est fort légé-
re;dans d'autres,elle va à l'excès;enfin il s'en
trouve dans lesquelles elle cesse de très-bonne heure,& d'autres où elle continue jusqu'à
la fin du mois. Au reste,malgré toutes ces variétés, les femmes peuvent se bien porter.

Quelques-uns disent que cette évacuation qui sort de la matrice, est de la même
nature que celle qui suinte d'une playe
dont la surface est grande ; mais il est plus
raisonnable de croire que le changement
de couleur & la diminution de sa quantité
vient de la contraction graduée de vaisseaux ; parce qu'avant qu'il se forme du pus
dans quelqu'endroit, il faut qu'il y ait eu
lacération ou abscès ; or dans les femmes
qui meurent subitement après leurs couches, on n'apperçoit ni excoriation ni abscès sur la surface interne de la matrice , qui
se trouve quelquefois tout-à-fait lisse ; d'autrefois raboteuse & inégale dans l'endroit
où le *Placenta* y étoit attaché. L'espace que
cette masse occupoit avant l'Accouchement, qui a quelquefois six pouces de diamétre ou 18 de circonférence , se réduit
bien-tôt après la naissance au tiers ou au
quart de ces dimensions.   E e

SECTION VI.

De la Fiévre de lait.

VERS le quatriéme jour, la nouvelle accouchée sent ordinairement ses mammelles se gonfler & devenir douloureuses. Nous avons observé ci - devant que pendant la grossesse, les mammelles augmentent par degrés dans la plûpart des femmes jusqu'au terme de leur Accouchement : elles deviennent plus molles à mesure qu'elles grosissent ; parce que de plus en plus leurs vaisseaux se remplissent de fluides ; par cette distension graduée elles se disposent à séparer le lait du sang après l'Accouchement. Pendant les deux ou trois premiers jours qui suivent l'Accouchement, particuliérement lorsque l'accouchée a évacué en grande quantité, on a quelquefois vû les mammelles s'affaisser & devenir flasques, & ensuite, vers le troisiéme ou le quatriéme jour, lorsque les lochies commencent à décroître, elles reprennent de nouveau leur ancienne grosseur & se dilatent de plus en plus jusqu'à ce que la sécrétion étant faite, on présente le teton à l'enfant pour le sucer, ou que le lait coule de lui - même par le mammelon.

La plûpart des maux qui surviennent aux femmes après leur Accouchement, vien-

nent de l'obſtruction des lochies dans la matrice, ou de celle du lait dans leurs mammelles, accident qui vient lui - même de
tout ce qui peut leur occaſionner la fiévre;
comme le froid, un travail long rude, & pénible, manger quelque choſe trop difficile
à digérer, uſer de quelque boiſſon capable
d'accélerer la circulation du ſang dans les
gros vaiſſeaux au moyen de quoi il ſe forme
des obſtructions dans les petits & dans tous
les canaux ſécréteurs & excréteurs.

L'évacuation des lochies étant ſujette à
d'auſſi grandes variétés qu'elle l'eſt dans chaque femme d'un tempérament différent, &
dépendant d'ailleurs en plus grande partie de
la maniere de gouverner l'accouchée, & de
ſa maniere particuliére de vivre, on ne peut
pas bien juger de ſa ſituation, par la couleur,
par la quantité, ni par la durée de cet écoulement; mais ſeulement par les autres ſymptômes qui l'accompagnent: ainſi quand on voit
que la femme eſt vigoureuſe & en bon train
de ſe rétablir, il ne faut rien lui faire dans
les vûes d'augmenter, ni de diminuer cette
évacuation. Si elle eſt plus grande qu'elle
ne la peut ſupporter, elle doit être accompagnée de tous les ſymptômes de l'inanition; mais comme il eſt rare que l'écoulement des lochies ſoit aſſez violent pour emporter tout d'un coup la malade, on peut la

soutenir par un régime convenable & bien nourrissant, aidé de quelques cordiaux & de remédes restaurans. On peut, par exemple, lui faire prendre de bons bouillons, quelques cuillerées de gelée, & lui faire boire du lait d'ânesse. Si elle a le pouls foible & languissant, on peut lui donner à plusieurs reprises quelques doses de confection cardiaque, composées avec un mêlange d'eaux cordiales & d'esprits volatils; les astringens légers & les narcotiques souvent réitérés sous différentes formes, avec le quinquina & de bon vin austére, sont d'un grand secours. Au contraire, lorsque cette évacuation n'est pas assez abondante ou qu'elle s'est arrêtée tout d'un coup, il en résulte des symptômes plus dangereux qui demandent un traitement tout opposé; en effet, il s'agit en pareil cas d'évacuer la trop grande plénitude des vaisseaux de la matrice & des parties circonvoisines, qui sont tiraillés, gonflés, douloureux, obstrués, & qui par conséquent ne permettent pas aux fluides de les traverser librement, ce qui produit un grand feu dans les parties, des insomnies, la fiévre, rend le pouls plein, dur, vîte, occasionne des douleurs de tête, au dos, des nausées, & une difficulté de respirer. Si l'on ne prévient pas ces accidens d'abord, ou qu'on ne puisse pa

y remédier par le repos & les fueurs copieufes, il faut avoir recours à la faignée &
fe fervir de remédes antiphlogiftiques.

Lorfque l'obftruction eft encore récente,
il faut faire refter la malade tranquille,& tâcher de lui procurer une tranfpiration abondante au moyen de quelque boiffon chaude & fouvent réitérée,mais foible & délayante, telle que l'eau de gruau, la ptifanne
d'orge, le thé ou de léger bouillon de poulet ; on peut encore lui faire prendre
de quelques opiates & des fudorifiques
fous différentes formes, felon qu'elles conviennent mieux à fon eftomach ; *la théria-
que d'Andromaque*, par exemple, depuis un
demi gros jufqu'à un gros, *le laudanum liquide*, depuis dix gouttes jufqu'à vingt, les
pilules de favon, depuis cinq grains jufqu'à
dix,ou le firop *de Meconio* depuis ℥ ß. jufqu'à
℥ j. On peut réitérer l'ufage de ces remédes
felon le befoin, avec quelques autres
narcotiques fous d'autres formes, & s'ils
ne procurent ni la fueur ni le repos, il faut
prefcrire à la malade les compofitions diaphoretiques fuivantes, fans aucun mêlange
d'opium.

℞ Poudre compofée de Contrayerva, demi gros ; poudre de *Caftoreum* de Ruffie,
Sel de Succin, *ana.* cinq grains ; Syrop de

Safran, autant qu'il en faut pour faire un bol que la Malade prendra sur le champ, & qu'on lui fera réïtérer trois fois au plus s'il le faut, de quatre ou de six heures en six heures, en lui faifant prendre à chaque fois un verre de la potion fuivante.

℞ Eau de Canelle fimple, une once & demie; Syrop de Safran, deux gros, ajoûtés quatre grains de Sel volatil de Corne de Cerf, & faites un mêlange.

Si l'ufage de ces remédes ne produit aucun bon effet, & que la malade, au lieu de fe trouver foulagée par le repos, par des fueurs copieufes ou par un débordement fuffifant de fes lochies, fe trouve accablée d'inquiétudes, qu'elle ait la peau féche & brûlante, le pouls vîte, dur & plein, il faut difcontinuer l'ufage des diaphoretiques chauds, parce que quand ils ne produifent pas l'effet que l'on en attend, ils ne manquent jamais d'augmenter la fiévre & l'embarras dans les vaiffeaux; pour y remédier il faut avoir recours à la faignée, du bras ou du pied, & la faire plus ou moins copieufe, felon le degré de la fiévre & de l'obftruction : on pourra même répéter cette évacuation felon le befoin qui s'en préfentera. Lorfque l'obftruction n'eft pas univerfelle, on préfume qu'il eft plus à propos

de faigner du pied que du bras ; au contraire,
lorfque les lochies font tout - à - fait fupprimées , la faignée du bras eft préférable.
On doit éguifer fa boiſſon ordinaire avec un
peu de nître , & lui faire uſer de la compoſition fuivante , ou de quelqu'autre de même
nature.

℞ Sel d'Abfynthe , un fcrupule ; Suc de
Limon , demie-once ; Eau de Canelle fimple , une once & demie ; poudre compofée
de Contrayerva , un gros ; Sucre blanc S. Q.
Faites une potion que l'on fera prendre tout
de fuite à la Malade , & qu'on lui fera réitérer de quatre ou de fix heures en fix heures.

Lorfqu'une nouvelle accouchée a le
ventre pareffeux , il faut lui prefcrire quelques lavemens émolliens & légerement purgatifs. Il faut auffi lui faire fomenter les
mammelles & les faire têter , foit avec la
bouche ou avec un tuyau de verre ; fi par
ce moyen on vient à bout de calmer la
fiévre & de rétablir le cours des évacuations
ordinaires , on peut efpérer qu'elle fe réta-
blira heureufement ; mais fi les accidens
fubfiftent toujours , il faut encore continuer
l'ufage des remédes antiphlogiftiques. Malgré toutes ces attentions, fi l'on ne peut diffi-
per ni faire paffer la fiévre par une évacuation fuffifante des lochies, en dégorgeant les

mammelles du lait qui les embarrasse, ou au moyen d'une évacuation critique par les sueurs, par les urines ou par les selles, & que de moment à autre la femme soit attaquée de frissons, il y a tout lieu de présumer qu'il se formera un ou plusieurs dépôts dans la matrice, dans les parties voisines ou dans les mammelles : quelquefois la matiere passera d'une partie dans une autre, & l'on en pourra connoître le siége par les violentes douleurs qui se feront sentir dans les parties affligées. Ces sortes de dépôts sont plus ou moins dangereux, selon la nature des parties qu'ils affectent, selon l'abondance de la suppuration & la bonne ou mauvaise constitution de la malade.

Lorsque la malade se plaint d'une violente douleur dans la région épigastrique, & que la fiévre a augmenté considérablement, si elle cesse tout d'un coup de se plaindre & de sentir aucune douleur, sans qu'il se soit fait auparavant aucune évacuation ou aucune éruption critique, on peut assurer hardiment que la mortification commence à se faire ; particuliérement encore si en même-tems le pouls s'affoiblit, s'il devient vîte, inégal & intermittent : lorsque le visage de la malade, de vermeil qu'il étoit, devient plombé & pâle, qu'en même-tems elle s'imagine être mieux & qu'elle le paroît de même à tous les affiſtans, on peut juger qu'elle ne tardera pas à tomber dans le délire, & qu'elle n'a plus que très-peu de tems à vivre.

Ce que nous venons de dire ſur ce ſujet, doit s'entendre de cette ſorte de fiévre qui vient de l'obſtruction des lochies, & dans laquelle la poitrine peut auſſi être affectée : la fiévre de lait, au contraire, vient originairement de l'embarras dans les mammelles, & peut ſurvenir, quoique les lochies continuent de couler en ſuffiſante quantité ; cependant elles s'excitent mutuellement l'une & l'autre, & toutes les deux demandent à être traitées de la maniere que nous l'avons détaillé, c'eſt-à-dire, qu'il faut commencer d'abord par l'uſage des narcotiques, des délayans & des diaphoretiques. Lorſque ces remédes n'opérent point avec aſſez d'efficacité, il faut combattre les obſtructions avec les antiphlogiſtiques décrits ci-deſſus. Lorſque la fiévre de lait eſt ſeule, ſans aucun embarras dans la matrice, elle n'eſt pas ſi dangereuſe & ſe guérit beaucoup plus aiſément. Les femmes d'un bon tempérament, qui allaitent leurs enfans, qui ont de bonnes mammelles, bien conditionnées & dont le lait ſort aiſément, ſont rarement, ou peut-être jamais ſujettes à cette maladie ;

celles au contraire qui ne les allaitent point, qui négligent de prévenir d'affez bonne heure la fecrétion du lait, ou qui, lorfque la fecrétion en eft faite, n'ont aucun foin de décharger leurs mammelles, celles - là, dis-je, y font beaucoup plus fujettes. Cette fiévre peut encore furvenir à celles qui fe font têter de trop bonne heure, & qui le fouffrent pendant trop long tems à la fois, ce qui peut fouvent occafionner une inflammation, un gonflement, & enfin une obftruction dans le mammelon, & par confé-quent dans les mammelles.

Pour prévenir le trop grand gonflement dans les vaiffeaux des mammelles, & pour empêcher la fecrétion du lait, lorfque les nouvelles accouchées n'ont point deffein d'allaiter leurs enfans, il eft à propos d'appliquer deffus quelque chofe dont la compreffion & la vertu repercuffive empêche le fang de fe porter trop abondamment vers ces parties, qui pour lors font plus difpofées à fe dilater que dans tout autre tems; pour cet effet, on peut recouvrir les mammelles d'un emplâtre de *minium*, de diapalme, ou de quelque autre emplâtre fimple étendu fur de la toile; ou bien tremper des compreffes dans quelques efprits camphrés & les appliquer fouvent fur ces mêmes parties, & même jufques sous les aisselles. On doit observer pendant ce tems-là. de ne rien donner à la malade, ni à manger ni à boire, qu'il ne soit très-léger & encore en petite quantité. Malgré toutes ces précautions il survient toujours un peu de gonflement vers le troisiéme jour; mais le repos, les sueurs légéres & l'usage de ces topiques, calment ordinairement la tension & la douleur vers le cinquiéme ou le sixiéme jour, particuliérement lorsque le lait s'écoule par le mammelon; néanmoins lorsque les femmes s'exposent au froid, qu'elles sont d'une constitution replette, & avec cela peu disposées à vivre de régime, la tension & la douleur augmentent & leur occasionnent des frissons qui sont bien-tôt suivis de fiévre; accident qui interrompt le cours des autres excrétions, également que de celle des mammelles.

En pareil cas, il faut se servir des sudorifiques que nous avons recommandés ci-dessus, & s'ils occasionnent une sueur abondante la malade sera soulagée; on aura soin pendant ce tems-là de faire vuider les mammelles, soit qu'on les tete immédiatement avec la bouche, ou que pour cet effet l'on se serve d'un chalumeau. Si ces remédes ne produisent point l'effet qu'on en attend, & que la fiévre augmente, il faut en venir à la saignée du bras, & au lieu des topiques dont on s'étoit servi jusqu'alors, il faut faire sur les mêmes parties des embrocations émollientes, & y appliquer des cataplasmes aussi émolliens, afin de les amollir & de les relâcher. Malgré toutes ces précautions, si la fiévre continue pendant quelques jours, la malade se trouve souvent soulagée par des sueurs critiques, par une évacuation copieuse de la matrice, par des éruptions miliaires, ou par un flux de ventre dont les matiéres sont mêlées de lait qui s'est caillé dans les intestins ; mais s'il ne survient aucune de ces évacuations, & que l'inflammation continue toujours avec·une nouvelle violence, il est à craindre qu'il ne se forme quelque dépôt, qu'il faudroit faire venir en maturité, & traiter de la même maniere que les autres tumeurs inflammatoires. Sur-tout, il ne faut se servir d'aucun topique astringent, de crainte qu'ils n'occasionnent quelque gonflement schirreux dans les glandes.

Comme la crise de cette sorte de fiévre, de même que de celle que nous venons de décrire, consiste le plus souvent dans des éruptions miliaires qui sortent de toute la surface du corps, mais particuliérement du col & de la poitrine, & qui emportent la fiévre, il est à propos de ne rien donner à la malade qui puisse accélerer ou ralentir trop le cours de la circulation, mais seulement des chofes propres à entretenir les éruptions. Malgré ces éruptions, fi la fiévre augmente au lieu de diminuer, il faudra néceffairement en calmer la violence, & ralentir fes progrès au moyen des évacuations dont nous avons parlé ci-deffus. Au contraire, fi le pouls vient à baiffer, que les éruptions fe difpofent à rentrer, & que l'on ait lieu d'appréhender qu'il ne fe faffe quelque dépôt de la matiére morbifique fur les vifcéres, il faut faire tous fes efforts pour les entretenir au-dehors, au moyen des opiates & des remédes fudorifiques que nous avons indiqués ci-deffus en parlant de l'obftruction des lochies. On peut confulter fur cette matiére les Ouvrages de *David Hamilton*, & ceux *d'Hoffman.*

Section VII.

De la chûte du Vagin, du Rectum, & de la Matrice.

Lorsque la tête de l'enfant refte long-tems engagée vers le milieu de la capacité du vagin, la partie inférieure de ce conduit fe gonfle quelquefois, & à mefure que la tête avance, fe trouve chaffée en avant jufqu'à l'orifice externe, où elle forme un nouvel obftacle à la délivrance de la femme. Quelquefois encore, la partie inférieure du *rectum* est poussée au travers du sphincter de l'anus, particuliérement lorsque la malade est sujette aux hémorroïdes internes ; le moyen de remédier à ces deux accidens consiste dans la réduction de la chûte. Lorsqu'on ne peut pas réduire tout de suite celle du *rectum*, à cause du gonflement des parties sorties, il faut y faire des fomentations émollientes & y appliquer quelques cataplasmes, afin de détruire l'inflammation. La réduction une fois faite, il faut faire garder le lit à la malade plus exactement qu'à l'ordinaire, & si ces parties retombent de nouveau, soit en urinant ou en faisant quelqu'effort pour aller à la selle, il faut les réduire de même à chaque fois, & à mesure que la malade reprendra ses forces, les parties reprendront si bien leur ressort que l'on n'aura plus à craindre un pareil danger ; sans quoi il faudroit en venir à l'usage des fumigations & des fomentations astringentes. Lorsque ce dérangement dure long-tems, il faut se servir de pessaires appropriés à la partie, soit le *vagin* ou le *rectum*.

Ces mêmes causes peuvent aussi donner lieu à une chûte de matrice ; accident qui peut encore venir de tout ce qui peut occasionner un trop grand relâchement des ligamens & du péritoine qui retient la matrice en situation ; tel est un écoulement invéteré des fleurs blanches, dont la longue durée & la grande évacuation affoibliffent la malade, & relâchent toutes ces parties.

Lorfque cet accident eft une fuite de ceux du travail, il ne fe manifefte qu'après l'Accouchement, & même après que la matrice s'eft tout-à-fait contractée & rétablie dans fon premier état; encore ne s'en apperçoit-on fouvent que plufieurs femaines & quelquefois même plufieurs mois après, lorfque par fon poids ce vifcére dilate par degrés l'orifice externe fuffifamment pour fe faire jour au travers : en pareil cas elle tombe enveloppée dans le vagin qui defcend avec elle & flotte entre les cuiffes ; quoiqu'on ne puiffe appercevoir que fon orifice interne à caufe du vagin dont elle eft recouverte, on en peut fort aifément diftinguer la figure & la maffe.

Comme cette chûte ne fe fait que par degrés, la malade peut le plus fouvent la réduire & rétablir les parties elle-même tant qu'elle eft au lit; mais fi elle fe leve & qu'elle fe promene, elles retomberont de nouveau. Lorfque l'accident eft recent, & que la matrice n'a pas encore tout-à-fait paffé l'orifice externe, on peut efpérer de guérir la malade avec des injections aftringentes ; & dans la prochaine groffeffe à mefure que le fond de la matrice fe diftendra, de maniere à remplir le baffin & à s'élever au-deffus de ſes bords, l'orifice interne remontera dans le vagin ; alors, pourvu que la femme garde le lit pendant 20 ou 30 jours après ſes couches les ligamens reprendront leur reſſort, de maniere à retenir la matrice en ſituation & à prévenir le retour d'une pareille chûte ; mais lorſque cet accident dure depuis long-tems ; lorſque la matrice & le vagin ont tout-à-fait dépaſſé l'orifice externe, & que par la friction occaſionnée en marchant ſur les linges dont on ſe ſert pour ſoutenir les parties, par le frottement du vagin contre les cuiſſes & l'orifice externe, il ſurvient une inflammation, quelque excoriation ou quelqu'ulcére qui détermine les fluides à ſe porter plus abondamment dans ces parties ; ces ſymptômes joints à un écoulement en blanc, provenant de l'intérieur de la matrice, détruiſent tout eſpérance d'une ſeconde groſſeſſe, & d'en obtenir la guériſon par les injections. Heureux lorſqu'on peut ſe promettre de pallier la maladie en réduiſant la matrice & en la maintenant en ſituation avec des peſſaires, au moyen de quoi, ſi la malade veut s'aſſujettir à les garder aſſez long-tems, peut-être pourra-t-on venir à bout de rétablir le reſſort des parties, & de guérir radicalement cette maladie.

Lorſqu'il eſt ſurvenu une ſi grande inflamma-

flammation à la matrice qu'il n'eſt pas poſſible de la réduire, il faut en venir à des évacuations générales qu'on tâchera de lui procurer moyennant l'uſage de quelque reméde convenable, & pendant ce tems-là faire
faire ſur les parties des embrocations, & y
appliquer des cataplaſmes propres à en faire
diminuer le volume afin qu'on puiſſe les
remettre en ſituation. On a inventé différentes ſortes de peſſaires pour cette maladie, on en trouve de ronds; d'autres qui
s'ouvrent par reſſort, comme on en voit la
deſcription dans les eſſais de Médecine de
la Société d'Edimbourg; mais les plus en
uſage ſont plats, percés d'un trou dans leur
milieu. On les fait de liége enduit de ciré,
d'yvoire, de buis, d'ébéne, &c. triangu-
laires, quatrés, ovales, ronds, &c. Les
ronds ſemblent mieux remplir l'indication
que l'on ſe propoſe, en ce qu'ils ſont plus aiſés
à introduire que de toute autre figure; ils
s'appliquent plus commodément dans le
vagin, & comme ils y hauſſent & baiſſent
toujours un peu, ils n'interceptent jamais le paſſage des urines, ni celui des
excrémens: on doit cependant obſerver ſoigneuſement de recommander ces ſortes
d'Inſtrumens plus ou moins grands, ſelon le
relâchement ou la tenſion des parties.

On a inventé depuis peu à Paris, une ſorte de peſſaire qui a un avantage par-deſſus tous les autres, en ce que la malade peut elle-même le placer le matin & le retirer le ſoir ; il eſt ſoutehu & fixé dans le vagin par une petite tige dont l'extrêmité inférieure forme une petite pelote qui ſe meut dans une douille garnié de lânieres de cuir attachées à une ceinture deſtinée à faire le tour du corps. Ce peſſaire eſt fort bien inventé pour les perſonnes riches & qui vivent à leur aiſe ; mais ceux de l'autre eſpéce conviennent mieux à celles qui ſont obligées de ſuivre des travaux pénibles, & qui n'ont ni le tems ni la commodité de le placer, & de fournir aux dépenſes qu'il en coûte pour l'entretenir en bon ordre.

Section VIII.

Des évacuations néceſſaires à la fin du mois après les Couches.

Les femmes dont les lochies ont été abondantes, qui ont beaucoup de lait & qui allaitent leurs enfans, ſe rétabliſſent ordinairement avec aſſez de facilité, elles ont même rarement beſoin d'aucune évacuation à la fin du mois ; parce qu'elles ſe déchargent par les mammelles de toutes les humeurs ſuperflues ; mais s'il leur ſurvient

quelque accident qui puisse faire soupçon-
ner qu'il y a plénitude, tel que des douleurs, des démangeaisons, après le vingtiéme jour, il faut en venir à une légere
saignée du bras & lui lâcher doucement le
ventre, soit par des lavemens souvent réitérés, ou par quelques doses de purgatifs
doux.

Lorsque l'accouchée s'est passablement
bien rétablie, qu'on lui a d'abord succé le
lait ou qu'on l'a évacué des mammelles, &
qu'ensuite on est venu à bout d'en procurer la résolution, il n'est pas besoin d'exciter aucune évacuation avant la troisiéme ou la quatriéme semaine; & quelquefois avant le premier retour des régles
qui paroissent ordinairement vers la cinquiéme semaine. Si elles ne reviennent point
au bout de ce terme, il faut lui procurer
quelques légeres évacuations, afin de dissi-
per la pléthore, & de rappeller l'écoulement du flux menstruel.

CHAPITRE II.

*De la maniere de gouverner les enfans nou-
veaux-nés, & des maladies auxquelles ils
font fujets.*

Section Premiere.

Maniere de laver & d'emmailloter l'Enfant.

LORSQUE l'enfant eſt au monde, qu'on a
lié & coupé le cordon, qu'on lui a garni
la tête avec quelque choſe de chaud, & qu'-
on lui a enveloppé tout le corps bien chaudement , on peut le donner à la Nourrice
ou à un aſſiſtant qui doit prendre ſoin
de le laver & de lui ôter toute cette craſ-
ſe qui s'eſt amaſſée ſur la ſurface de ſon
corps , particuliérement ſur le cuir chevelu , ſous les aiſſelles & aux aînes. On
le lave ordinairement avec de l'eau chaude
à laquelle on mêle un peu d'eau de la Reine de Hongrie, de vin ou de bierre, & dans
laquelle on a fait fondre un peu de pommade
ou de beurre frais. Cette compoſition net-
toye toute la ſurface, & les parties huileu-

ſes par leur mélange avec les parties muqueuſes, les attenuent & les diſpoſent à l'application du linge qui ſéche & emporte tout. Cependant le lait & l'eau, ou de l'eau ſeule chargée d'un peu de ſavon, eſt préférable à ce mélange.

Dans les Accouchemens laborieux & contre-nature, lorſque l'on a été obligé d'employer beaucoup de force pour délivrer l'enfant, il faut obſerver de lui examiner bien ſoigneuſement tout le corps. Si l'on apperçoit quelque meurtriſſure ou quelque contuſion ſur la tête, il ſuffira pour la faire diſparoître d'y faire quelque embrocation de pommade, ou ſeulement quelques légeres frictions avec ſa main. Si l'on trouve quelque membre luxé ou rompu, il faut en faire la réduction tout de ſuite. Quoiqu'il arrive rarement des luxations, elles ſe font plus fréquemment aux épaules qu'à toute autre partie; parce que l'*humerus* ſe diſloque plus aiſément; en récompenſe il eſt auſſi le plus aiſé à réduire. Les os des bras & des cuiſſes ſont plus ſujets à ſe rompre que ceux des autres extrêmités. La fracture des premiers ſe guérit aiſément; parce que l'on peut aſſujettir ce membre de maniere qu'il ne remue point; mais il eſt beaucoup plus difficile de réduire la fracture de l'os de la cuiſſe, parce qu'en outre qu'il eſt plus diffi-

cile d'assujettir cet os dans une situation
convenable, on a souvent besoin de le remuer pour changer l'enfant. En pareil cas,
la meilleure méthode est de tenir l'enfant
couché sur un côté, après avoir assujetti la
cuisse au moyen d'un bandage convenable,
de maniere que la Nourrice puisse le changer sans remuer aucune partie ; & de le
coucher sur des coussins ou sur des oreillers
élevés à une hauteur proportionnée à celle
de la Nourrice, afin qu'il puisse teter avec
plus de commodité. S'il se trouve quelqu'un
des os courbés, on peut lui rendre sa forme naturelle en le redressant d'une maniere douce & convenable.

Il faut envelopper le cordon ombilical
dans un morceau de linge mollet, le replier
sur le ventre & mettre par-dessus une compresse épaisse que l'on y assujettit médiocrement ferme au moyen d'un bandage appellé communément le bandage du ventre.
On doit continuer cette compression pendant un certain tems, afin de prévenir l'é-
xomphale ou la hernie ombilicale. On observe encore de la faire plus forte & plus
long-tems aux enfans qui sont sujets à
pleurer, qu'à ceux qui restent paisibles &
tranquilles. Cette compression ne doit cependant pas être si forte qu'elle gêne l'enfant; encore doit-on lâcher le bandage &

examiner la partie tous les deux jours.. Le cordon ombilical se retire, se desséche & se détache du ventre ordinairement le sixiéme ou le septiéme jour ; mais ce n'est pas dans l'endroit de la ligature, comme quelques-uns l'ont cru. Lorsqu'il est tombé, il faut appliquer un plumaceau sec sur l'ombilic & continuer l'usage de la compresse & du bandage pendant quelques semaines pour la même fin mentionnée ci - dessus.,

Pendant qu'on lave & qu'on emmaillotte l'enfant, il faut observer de l'entretenir dans une chaleur modérée ; particuliérement à la tête & à la poitrine, de crainte que l'air froid n'empêche la transpitation. On doit encore avoir attention de lui serrer médiocrement la tête & le corps dans ses langes., afin d'avoir moins de peine à le manier, & pour empêcher qu'il n'ait froid, particuliérement lorsqu'il . est foible ; mais lorsque l'enfant est vigoureux,& à mesure qu'il croit, on ne peut le laisser trop libre dans ses langes ; parce que le cerveau, la poitrine & le bas - ventre souffrent lorsqu'ils sont trop serrés. On doit aussi proportionner l'habillement des enfans nouveaux - nés à la saison de l'année & à la constitution du tems, & les garantir du trop grand froid, comme du trop grand chaud, qui leurs sont également

F f iv

nuisibles & dangereux. Au lieu des inventions superflues des Nourrices & des personnes qui habillent leurs enfans superbe-
ment & à grands frais, on devroit observer
toute la simplicité possible dans la forme de
leur ajustement. Lorsqu'on a lavé l'enfant,
que l'on a fait au cordon ombilical tout ce
que l'Art peut prescrire, & que l'on a garni la
tête d'une coëffe ou d'un bonnet, comme
nous l'avons dit ci-dessus, il faut lui passer
une chemise au corps, & par-dessus, une
camisolle de flanelle ouverte par-devant,
que l'on assujettit avec une frette, selon la
coutume, ou plûtôt on joint à la premiere
une autre camisolle ajustée de façon qu'on
les puisse passer toutes les deux à la fois. Il
est encore mieux de les attacher par-devant
avec des rubans qu'avec des épingles, &
au lieu de langes on peut mettre par-dessus
une robe de flanelle : on recouvre aussi la
tête avec une autre coëffe ou bonnet, orné
d'autant d'agrémens que les femmes à loi-
sir jugent à propos d'y en ajouter.

En un mot, tout ce que l'on doit se proposer sur ce point se réduit à tenir la tête &
le corps de l'enfant, ni trop serré ni trop
libre, ni trop chaud ni trop froid ; à ce qu'il
puisse être chaudement sans l'être trop,
& à son aise sans trop de liberté ; à ce que
la respiration soit libre & aisée, que le cer-

veau ne fouffre aucune compreſſion , &
que l'enfant ait les jambes libres lorſqu'il eſt
éveillé ; à avoir ſoin qu'il ne ſoit embarraſſé d'aucuns bourrelets , d'aucun ajuſté ,
ſoit à croiſer ou autrement qui puiſſe lui gêner le col ou le corps ; enfin de n'employer autour de lui que le moins d'épingles qu'il ſera poſſible , & d'apporter beaucoup de précaution à les placer , lorſqu'elles
ſont abſolument néceſſaires.

SECTION II.

*De ce qu'il faut faire lorſque quelqu'un des
Emonctoires de l'enfant eſt bouché, ou qu'il
a le filet.*

LORSQU'UN enfant nouveau - né ne
peut uriner, parce que le paſſage des urines
eſt rempli de *mucus* , après avoir eſſayé
envain tous les moyens ordinaires, qui con-
ſiſtent à lui chauffer le ventre , à frotter les
parties avec de l'huile de Ruë, &c. il faut introduire une ſonde ou un petit *catheter* , au
travers de l'urétre dans la veſſie : cette opération ſe pratique avec beaucoup plus de
facilité ſur les filles que ſur les garçons.

Dans les garçons on trouve quelquefois
le prépuce ſeulement imperforé ; en pareil
cas , il eſt aiſé d'y pratiquer une ouverture ;

mais lorſque le canal de l'urétre eſt imperforé, ou même qu'il n'y a point de paſſage dans
toute la longueur du gland, tout ce qu'on peut
faire eſt de pratiquer une ouverture avec
une lancette ou un biſtouri, près de l'orifice ou du ſphinĉter de la veſſie à la partie
inférieure de l'urétre : alors l'urine pouſſe
extérieurement les parties en forme de tumeur, dans l'endroit où elle ſe trouve arrêtée : ou lorſqu'il ne ſe forme point une
pareille tumeur, il faut percer la veſſie avec
un trois-quarts, au-deſſus du pubis; ce n'eſt
cependant là qu'un très-mauvais expédient,
& l'autre ne peut tout au plus que prolon-
ger une vie malheureuſe. Si l'anus n'eſt
point percé, & que les excrémens pouſſent
extérieurement les parties, ou s'il n'eſt bouché que par une membrane mince, & que
l'ón y remarque une tache bleuâtre ou livide, la ponĉtion & l'inciſion réuſſiſſent
aſſez ordinairement ; mais lorſqu'il n'y a
point de *reĉtum*, ou du moins que cet inteſtin eſt imperforé dans une eſpace conſidérable, le ſuccès de l'opération eſt fort
incertain : on doit cependant eſſayer de faire
un anus artificiel avec un biſtouri, ſur quoi
on doit obſerver de bien ſe rappeller la
ſituation du *reĉtum* & de ſon orifice, dans les
deux ſexes. Ceux qui ont beſoin de plus
grands aiclairciſſemens ſur cette matiere,

pourront confulter les Obfervations de *Mauriceau*, celles de *Saviard*, & les Mémoires de l'Académie de Chirurgie.

Dans les filles on trouve une membrane fort mince, en forme de croiffant, que l'on appelle *Hymen*, elle recouvre la partie inférieure de l'orifice du vagin & fe déchire au premier coït. Le milieu de cette membrane eſt quelquefois attaché à la partie inférieure du meat urinaire, & ne laiffe de chaque côté qu'une petite ouverture capable de laiffer paffer une fonde feulement, mais qui ne fuffit pas pour l'évacuation du flux menftruel. Les filles ainfi imperforées cachent ordinairement cette mauvaife conformation jufqu'à ce qu'elles viennent à fe marier ; cet accident eſt fouvent fatal à de pauvres femmes qui par excès de modeftie en font mal-à-propos un myſtére, & qui par la fuite fe plongent dans une mélancolie fi profonde qu'il leur en coûte la vie, plûtôt que d'en donner connoiffance & de fouffrir qu'on y apporte reméde, ce qui fe pratique très‑aifément en détruifant les adhérences avec des cizeaux. Pour prévenir de fi fâcheux inconvéniens, *Saviard* confeille à tous les Accoucheurs de bien examiner ces parties dans toutes les filles qu'ils auront occafion de délivrer, & d'y remédier dès l'enfance, en cas qu'ils y reconnoiffent

un pareil défaut ; ou lorfque cette membrane
ne bouche pas tout-à-fait l'entrée, d'y faire
une ouverture fuffifante, au moïen de laquelle on leur épargne de grandes douleurs &
une grande tenfion dans un âge plus avancé, où leurs régles ne trouvant point par
où s'évacuer, s'amafferoient chaque mois &
poufferoient ces parties & toutes les parties
circonvoifines en forme de groffe tumeur,
dont on ignoreroit la caufe jufqu'à ce que
l'on vînt à en faire l'ouverture.

On trouve quelquefois une membrane
mince qui part du fond de la bouche, &
s'étend prefque jufqu'à l'extrêmité de la
langue qu'elle lie de façon que l'enfant ne
peut ni faifir le mammelon ni le fuccer. On
remédie aifément à cet accident qu'on appelle le filet, en introduifant le doigt *index*
dans la bouche de l'enfant, afin de lui élever la langue & de couper cette bride avec
des cizeaux.

Lorfqu'au lieu d'une membrane mince la
langue eft arrêtée par une fubftance épaiffe,
charnue, la meilleure méthode eft de recommander à la Nourrice d'y paffer fon
doigt doucement & fouvent ; ou fi cette
fubftance paroît d'une nature fongueufe &
mollaffe, de la toucher fouvent & avec précaution avec la pierre infernale ou le vitriol Romain. Mais en pareil cas, on doit

avoir grand foin de ne s'en laiffer point im-
pofer par une inflammation qui furvient
quelquefois dans le tems de la naiffance,
lorfque pour avoir plus de prife & pour
mieux attirer la tête, l'Accoucheur a été
obligé d'introduire fon doigt dans la bouche
de l'enfant.

Section III.

De la mauvaife conformation de la tête, des contufions & excoriations.

LORSQUE l'Accouchement eft laborieux & qu'il traîne en longueur, la tête de
l'enfant refte quelquefois fi long-tems enclavée, & eft fi étroitement preffée par les
os du baffin, que les os qui forment la
partie fupérieure de la boëte du crâne s'affaiffent & fe déjettent les uns par-deffus les
autres en différens fens, felon la pofition
de la tête. Lorfque les pariétaux paffent
par-deffus le bord fupérieur du coronal, il
en réfulte un vice de conformation que l'on
appelle en Angleterre *Mould-Shot*, lorfqu'ils
fe déjettent par-deffus le bord correfpon-
dant de l'occipital, on l'appelle *Horfe-Shoe-
Mould.* Quand c'eft la fontanelle qui fe
préfente, (ce qui n'arrive pas ordinairement) & qu'elle eft chaffée en avant, la

tête s'allonge en s'applatiffant en forme de coin ; au lieu que dans le premier cas, c'eft le *vertex* ou la couronne de la tête qui fe préfente, & la tête au lieu de conferver fa figure ronde, en prend une fort longue. Lorfque la tête refte long-tems engagée dans le baffin, & que la compreffion du cerveau n'a pas été affez forte pour faire périr l'enfant, foit auparavant ou après fa naiffance ; elle conferve ordinairement la figure à laquelle elle a été forcée de s'accommoder dans une fituation fi génante ; elle la conferve, dis-je, plus ou moins long-tems, felon la force ou la foibleffe de l'enfant. Lorfque les os commencent ainfi à fe déjetter les uns par-deffus les autres, on fent le cuir chevelu fe relâcher & former des rides ; mais à la fuite d'une longue compreffion, lorfque le cours des fluides en a été intercepté pendant long-tems, il fe gonfle petit à petit, & forme infenfiblement une tumeur confidérable.

En pareil cas, lorfque l'enfant eft au monde & que l'on vient à couper le cordon, il faut lui laiffer dégorger une ou deux & quelquefois trois cuillerées de fang, fi l'enfant paroît vigoureux & qu'il foit tout-à-fait à terme ; on pourra encore l'agacer & l'irriter ; parce que plus il crie, mieux les os du crâne fe rétabliffent & reprennent plûtôt leur situation naturelle. Lorsque la tête n'a pas été long-tems comprimée & qu'elle n'est pas fort enflammée , on peut quelquefois la rétablir dans sa premiere forme avec les mains seules. Il faut aussi lui faire évacuer le *mœconium* le plûtôt qu'on peut , afin de procurer plus de liberté au cours des fluides dans *l'abdomen* , & de rappeller le sang du cerveau qui en a été surchargé &'comprimé. Pour cet effet, on pourra se servir de suppositoires , de lave-mens , lui faire prendre quelques doses d'huile d'amande douce mêlée avec la poudre de rhubarbe , ou d'*althéa* , ou le sirop de chicorée composé de rhubarbe.

Lorsqu'immédiatement après sa naissance , l'enfant est attaqué de convulsions à cause de cette compression , & que l'on n'a pas eu la précaution de laisser dégorger un peu les vaisseaux du cordon ombilical , il faut tout de suite ouvrir la veine jugulaire & en tirer une à deux onces de sang. Cette opération est très - aisée à pratiquer dans les jeunes enfans : Il faut procurer l'évacuation des urines & du *mœconium* , & lui appliquer entre les épaules un petit emplâtre vessicatoire. Si le cuir chevelu est meurtri , contus, enflammé ou gonflé , il faut y faire quelques embrocations avec un mélange d'huile de camomille , de vinaigre , d'esprit de vin camphré & du cérat, & appliquer quelques cataplasmes sur les parties.

Lorsque la tumeur est considérable, & que l'on sent une grande fluctuation de fluides extravasés qui ne peuvent pas être repompés par les vaisseaux absorbans, aidés des topiques prescrits ci-dessus; il faut ouvrir la tumeur; sur quoi l'on doit observer qu'il n'est pas besoin d'une grande incision, parce qu'après que la matiére qui est en fluctuation est une fois évacuée, pour peu que l'on fasse une douce compression., le péricrâne se rétablit plus aisément dans les enfans que dans les personnes plus avancées en âge.

Lorsque la tête est mal conformée, il ne faut ni la serrer ni la comprimer; au contraire, on doit la laisser libre & à son aise, de peur qu'en comprimant le cerveau, l'on ne donne occasion à quelques convulsions.

Les enfans nouvellement nés ont quelquefois le corps tout couvert de petites taches rouges; accident qui leur vient de ce qu'ils ont le ventre trop resserré, lorsque l'on n'a pas eu d'abord la précaution de les bien purger de leur *mœconium.* Il est bon d'observer à cette occasion, que comme tout le trajet de l'intestin *colon* est rempli de cette sorte d'excrémens visqueux, qui s'y sont accumulés peu à peu depuis un tems considérable; & que

comme

comme les inteſtins gréles, l’eſtomach & le goſier ſont tapiſſés intérieurement d’un fluide ou d’un *mucus* glaireux ; pour le délayer, on ne doit faire prendre à l’enfant aucune nourriture que de la bouillie auſſi claire que du petit lait pendant les deux premiers jours, ou plûtôt juſqu’à ce qu’il prenne le teton de ſa mere, qui commence à fournir vers le troiſiéme jour, & dont le premier lait eſt aſſez purgatif pour procurer l’évacuation de ces ſortes d’humeurs ; enfin qui remplit mieux cette indication que toutes les purgations artificielles que l’on pourroit lui adminiſtrer.

Lorſque la mere n’a point de lait, il faut recourir à celui d’une Nourrice nouvellement accouchée ; & ſi ſon lait n’a plus ſa qualité purgative, il faut lui faire prendre (à la Nourrice) quelques doſes de manne ou de quelque électuaire lénitif ; par ce moyen ſon lait reprendra ſes premieres qualités, & purgera ſuffiſamment l’enfant.

Lorſque l’on éleve un enfant à la cuilliére, ſes alimens doivent être, autant qu’il eſt poſſible, d’une nature approchante de celle du lait de ſa mere : on doit les lui préparer avec du pain & de l’eau, bouillis enſemble en forme de panade, mêlés avec une égale quantité de lait de vache ; & quelquefois avec du bouillon de volaille ou de mouton.

Si son ventre se resserre par trop, on pourra lui faire prendre deux gros de manne, ou de la rhubarbe depuis deux jusqu'à quatre grains : & lorsque ses selles seront verdâtres & caillées, il faudra lui donner quelques poudres absorbantes qui puissent se charger des acides prédominans , telles que celles d'écrevisses ou de coquilles d'huitres, depuis dix gr. jusqu'à un scrupule. On vante pour cet effet la magnesie blanche que l'on dit être tout à la fois absorbante & apéritive , on la donne depuis un gros jusqu'à deux par jour. Il peut encore survenir des rougeurs aux enfans à cause du trop grand soin des Nourrices , qui leur emportent le tuf dont ils ont la tête recouverte; lorsque c'est - là d'où provient le mal, il faut leur faire prendre des bains de lait chaud, & frotter les parties avec quelques pommades ; on peut se servir de ces sortes de bains, quand même cet accident dépendroit de la premiere cause, & leur tenir le ventre libre de même avec les remédes prescrits ci-dessus, auxquels on peut joindre quelques sirops, quelque teinture,ou la poudre de rhubarbe ; ou les lui faire prendre seuls lorsque ses selles sont d'une couleur verdâtre.

Quand aux écorchures qui leur surviennent derriere les oreilles, au col & aux aînes ; il eft fouvent bien difficile de les prévenir pour peu que les enfans foient gros & replets ; au refte elles ne viennent le plus fouvent que de la négligence de la Nourrice, qui n'obferve pas affez de tenir ces parties nettes & propres. Il eft cependant aifé de les guérir avec l'onguent blanc de cerufe, &c. Mais il faut être circonfpect dans l'ufage des remédes defficatifs lorfqu'on les applique derriere les oreilles, parce que les évacuations qui fe font dans ces parties, préviennent fouvent des maladies bien plus dangereufes.

Section IV,

Des Aphthes.

Les enfans nouvellement nés font fort fujets à cette maladie, qui leur eft fouvent dangereufe lorfqu'on la néglige dans fon commencement. Elle provient de la foibleffe & du relâchement des fibres de l'eftomach & des inteftins qui n'ont pas affez de force pour digérer les alimens acides ; & de quelque défaut dans la fécrétion de la bile qui doit fe mêler avec eux. Cet acide prédominant dans les premieres voyes leur donne des tranchées, & leur occafionne des déjections verdâtres, qui les affoibliffent de plus en plus, les empêchent de prendre ni nourriture ni repos, & leur procurent une fiévre qui eft également l'effet de l'inanition & de l'irritation. Les orifices des plus petits vaiffeaux excréteurs de la bouche, du gofier, de l'eftomach & des inteftins font obftrués & ulcérés, à caufe des matiéres acrimonieufes que l'enfant rejette par le vômiffement & par les felles, & il s'y forme de petits ulcéres fordides.

Ces fortes d'ulcéres fe manifeftent d'abord par de petits points blancs fur les lévres, fur la langue, dans tout l'intérieur de la bouche & au fondement: ils deviennent de jour en jour plus profonds & plus larges; ils prennent enfuite une couleur jaunâtre, qui dans le cours de la maladie devient noirâtre, les déjections aqueufes deviennent en même tems plus fréquentes. Lorfque la furface intérieure des inteftins eft ainfi obftruée & ulcérée, les vaiffeaux lactés ne peuvent plus recevoir aucune nourriture; de forte que la foibleffe & le mal augmentent, le lait & les bouillies dont on nourrit l'enfant paffent tout de fuite caillés & d'une couleur verdâtre, l'enfant s'affoiblit de plus en plus, & bien-tôt la couleur brune des aphthes annonce une mortification qui eft l'avant-coureur d'une mort prochaine. Quelquefois cependant les aphthes ne font pas accompagnées de déjec-

tions aqueuſes ; de même que celles-ci ſur-
viennent auſſi quelquefois ſans les aphthes.

Pour prévenir les ſuites dangereuſes de
cette ſorte de maladie, ſitôt que l'on en reconnoît quelque indice, il faut faire prendre à l'enfant quelques doſes de poudres
abſorbantes, propres à ſe charger de l'acide prédominant qui infecte les premieres
voyes, & à l'adoucir ; leur en donner deux
ou trois fois par jour dans leur bouillie à la
doſe de 10 à 20 grains, & de trois jours en
trois jours leur donner 4 à 5 grains de poudre de rhubarbe ; on peut auſſi leur faire
donner quelques lavemens huileux & anodins, & leur faire appliquer quelques épithé-
mes ſur l'eſtomach. Lorſque le mal réſiſte
à ces ſortes de remédes & à tous les autres
que l'on peut employer, ſi l'enfant n'eſt
point par trop affoibli, on vient quelquefois à
bout de le guérir au moyen de quelque doux
émétique, tel que l'ipécacuanha à la doſe
d'un grain donné dans une cuillerée de pti-
ſanne, répété deux ou trois fois de demie heure en demie heure : lorſqu'il eſt trop foible
pour le ſoumettre à l'action d'un pareil reméde, on ſe ſert quelquefois avec aſſez de ſuccès d'un *oleo - ſaccharum* préparé avec la canelle ou l'anis, mêlé dans ſa bouillie. Si le lait
de ſa Nourrice le relâche ou le reſſerre trop,
il faut la changer ou lui faire prendre (à la

Nourrice) des remédes propres à corriger
son lait. Ou si jusques-là on a élevé l'enfant
à la cuilliére, on peut en pareille circonftance lui faire prendre le lait de femme, &
quelques bouillons foibles ; & s'il ne peut
pas teter, on peut subftituer à celui - ci
le lait de vache ou d'ânefle, coupé avec
de la ptifanne.

SECTION V.

Des Dents.

Les enfans pouffent ordinairement leurs
premieres dents vers l'âge de sept mois,
quelquefois ils attendent jusqu'au neuviéme ; il s'en trouve même quelques - uns
chez lefquels elles paroiffent beaucoup
plus tard. Ceux qui font forts, d'un bon
tempérament & qui ont le ventre libre,
pouffent leurs dents avec beaucoup plus
de facilité que ceux qui font d'un tempérament contraire. Lorfque le noyau des
dents commence à fortir de fon alvéole, &
que fa pointe aigue commence à fe faire
jour au travers du périofte & des gencives,
il y furvient quelquefois de grandes douleurs & une inflammation confidérable :
pour peu que ces accidens durent, ils excitent la fiévre & occafionnent des convul-

fions dont les fuites font fouvent fort dangereufes. Pour prévenir ces fortes d'accidens, fi-tôt que l'on s'apperçoit que les
gencives font gonflées, il faut y faire une
incifion qui pénétre jufqu'aux dents, foit
avec un biftouri ou avec une lancette. Par
ce moyen on foulage fouvent tout d'un
coup le malade. Mais lorfque l'enfant eft
fort, qu'il a le pouls vîte, la peau chaude
& féche, il faut auffi lui ouvrir la jugulaire
& lui tenir le ventre libre au moyen de
quelques lavemens. Au contraire, lorfqu'il
eft foible & exténué, il faut lui faire prendre quelques dofes d'efprit de corne de
cerf ou autres chofes femblables, & lui
appliquer des vefficatoires entre les épaules
ou derriere les oreilles.

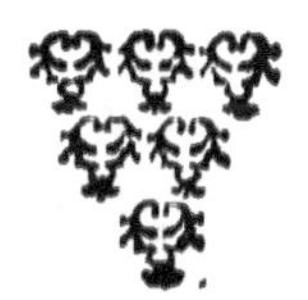

CHAPITRE III.

Des qualités requises à un Accoucheur, à une Sage-femme, aux personnes que l'on met à garder les femmes en couches, aux Nourrices & aux Gardiennes des enfans.

SECTION PREMIERE.

Des Accoucheurs.

CEUX qui se destinent à la Pratique de l'Art des Accouchemens, doivent commencer d'abord par acquérir une parfaite connoissance de l'Anatomie, & autant qu'il leur convient, de la Medécine & de la Chirurgie; & cela à cause du rapport intime qu'elles ont avec l'Art des Accouchemens, sinon toujours, du moins dans beaucoup de cas. Enfin ils doivent chercher les meilleures occasions de se bien instruire, & de pratiquer sous de bons Maîtres avant de s'ingérer tout seuls dans la Pratique.

Pour acquérir une connoissance plus parfaite de cet Art, on doit s'exercer d'abord sur des machines convenables, fabriquées

de façon à donner une jufte idée de tous
les obftacles qui peuvent fe rencontrer dans
chaque forte de travail ; par ce moyen, on
apprend à fe fervir avec plus de dextérité
des Crochets & des Forceps, on s'accou-
tume à retourner les enfans & l'on fe rend
par conféquent plus capable de bien remplir fes fonctions dans les différens cas
dangereux que l'on peut rencontrer dans le
cours de fa pratique : on doit faifir avec le
même empreffement toutes les occafions
poffibles d'affifter à de vrais travaux, & d'acquérir tous les talens néceffaires ou utiles
pour bien exercer fa profeffion. Aux qualités qui émanent d'une bonne éducation, un
Accoucheur doit joindre une fagacité naturelle, & beaucoup de fermeté & de prudence ; il doit encore être fort humain,
qualité qui fait tant d'honneur à celui qui
la poffède, & qui ne manque jamais de
plaire aux malades dans leur affliction. C'eft
cette vertu qui le difpofe à fecourir indifféremment les pauvres & les riches, & à fe
comporter toujours envers les uns & les
autres avec charité & compaffion. Il doit
agir & parler avec la derniere délicateffe
& la plus grande bien - féance, ne jamais
abufer de la confiance qu'on a en lui, &
fe bien garder fur - tout de concevoir le
moindre deffein deshonnête & contraire à

la modeftie. Enfin, il doit à tous égards fe comporter dune maniere digne de lui & de fa profeffion.

SECTION II.

Des Sages - femmes.

QUANT aux Sages-femmes, quoiqu'il ne faille pas en attendre les mêmes qualités que d'un Accoucheur; au moins doivent - elles avoir de la bien-féance & des fentimens, être d'un âge moyen & propre à la fatigue ; elles doivent de même avoir une parfaite connoiffance des os du baffin, de toutes les parties contenues dans cette cavité, & de toutes les autres qui ont rapport à la génération ; elles doivent être parfaitement inftruites de la maniere de toucher les femmes groffes, connoître les différens modes que fuit la matrice dans fa dilatation pendant le cours de la groffeffe , & en même-tems la fituation de tous les vifcéres du bas - ventre ; elles doivent être en état de porter un bon prognoftic lorfqu'elles font appellées à un Accouchement ; de bien diftinguer toutes les différentes fortes d'Accouchemens, foit naturels ou contre-nature, & pofféder parfaitement la maniere de délivrer le *Placenta* ; elles doivent vivre cordialement entr'elles, & ne vouloir l'emporter par - deſſus les autres que par des connoiſſances plus profondes, par plus de ſobrieté, d'exactitude & de patience; elles doivent encore éviter toutes ſortes de réfléxions ſur le compte des Accoucheurs, & avoir librement recours à eux lorſqu'elles ſe trouvent dans quelque cas embarraſſant. Les Accoucheurs de leur côté doivent exciter en elles beaucoup de confiance lorſqu'elles les appellent, & au lieu de blâmer ouvertement leur Pratique, en cas qu'elle ſoit repréhenſible, ils doivent avoir égard à la foibleſſe de leur ſexe, & réparer les dommages qu'elles ont pû occaſionner, ſans faire connoître leur ignorance. Une pareille conduite ſera auſſi avantageuſe à la malade, & aura autant d'effet que s'il s'obſtinoit à convaincre une Sage - femme de ſa mauvaiſe manœuvre ; & les Sages - femmes traitées avec autant de ménagement, auront beaucoup plus de confiance par la ſuite à appeller les Accoucheurs à leur ſecours, elles les reſpecteront & les regarderont comme des perſonnes ſur la protection deſquelles elles peuvent compter. C'eſt - là le moyen de prévenir ces calomnies mutuelles & les abus qui ne régnent que trop également parmi les Accoucheurs & parmi les Sages - femmes, & qui tournent toujours à la confu-

fion & au defavantage des uns & des autres. En effet, y a-t-il un Accoucheur affez
infaillible pour ne jamais fe tromper ? &
lorfque cela arrive, que ne doit - on pas
craindre de la vengeance d'une femme que
l'on a mortifiée, ou peut-être maltraitée ?

Section. III.

Des Gardiennes & des Nourrices.

Les Gardiennes de même que les Sages-
femmes, doivent être d'un âge médiocre,
propres à la fatigue, & à bien foutenir les
veilles, n'avoir aucune difformité apparente
ni aucune maladie, foit interne ou externe,
qui puiffe les rendre à charge & dégoûtantes ; fur-tout elles doivent être d'une grande fobriété, d'une patience à l'épreuve, &
d'une difcrétion incorruptible.

Article Premier.

Les Gardiennes auxquelles on confie
le foin des femmes en couche, doivent être
au fait de tenir prêt & en état tout ce dont
la malade, l'Accoucheur, la Sage - femme
& l'enfant peuvent avoir befoin ; par rapport à la femme, elles doivent toujours avoir
dans l'occafion des chemifes féches & bien

chauffées pour elle, & des draps pour son lit qu'elles doivent sçavoir accommoder lorsqu'il le faut ; elles doivent pareillement être munies de muscade, de sucre, d'esprit de corne de cerf, de vinaigre, d'eau de la Reine de Hongrie, de boisson telle qu'on l'a prescrit à la malade & d'une séringue bien garnie. Par rapport à l'Accoucheur, elles doivent avoir soin de tenir continuellement des linges propres autour du lit, de lui chauffer des chemises toutes prêtes, & avoir toujours provision de pommade, de fil, d'eau froide & chaude, & de plats. Par rapport à l'enfant, elles doivent tenir en état tout ce qu'il faut pour l'emmailloter. Après l'Accouchement, elles doivent prendre également soin de la mere & de l'enfant, & suivre exactement tout ce qu'on leur ordonne de faire, soit pour l'un ou pour l'autre.

Il vaudroit sûrement bien mieux pour le rétablissement de la mere & pour la santé de son enfant, qu'elle entreprît de l'alaiter elle-même ; mais lorsque cela lui est trop incommode, ou qu'elle ne le peut pas, soit par foiblesse ou pour toute autre raison quelconque, elle doit se prémunir d'une Nourrice, qui outre les qualités détaillées ci-dessus, ait encore celles dont nous allons parler.

Article II.

PLUS le lait d'une Nourrice eſt nouveau, mieux il convient à l'âge de l'enfant. On doit préférer une Nourrice accouchée de ſon deuxiéme enfant, à une autre qui n'en auroit eu qu'un ; parce qu'elle eſt mieux inſtruite & plus au fait de bien gouverner un enfant. Elle doit avoir de bonnes mammelles , qui paroiſſent diſpoſées à fournir une ſuffiſante quantité de lait. On peut aiſément reconnoître l'abondance ou le défaut de la ſécrétion du lait à la mine de l'enfant qu'elle a nourri ; quant à ſa qualité, on s'en aſſure par l'inſpection du lait en lui en faiſant tirer un peu dans un verre , environ deux ou trois heures après ſon repas, & après qu'elle a alaité ſon enfant. A meſure qu'elle le tire, s'il y tombe par gouttes ſur les parois du verre, & que chaque goutte s'écoule tout de ſuite, le lait eſt trop tenu ; Si ces gouttes s'attachent aux parois du verre en forme de petit globule, il eſt trop épais ; mais lorſqu'elles s'y applatiſſent, on doit eſtimer ce lait d'une bonne conſiſtence. En un mot , on peut tout de même en faire la diſtinction par ſon opacité ou par ſa tranſparence, lorſqu'on l'a fait ainſi réjaillir contre les parois du verre. Enfin il eſt d'une grande conséquence qu'il soit d'un bon goût, doux, & d'une couleur plûtôt bleuâtre, que tirant sur le jaune. On ne fait ordinairement pas grand cas des Nourrices qui ont les cheveux rouges, ou qui ont le teint clair & délicat ; néanmoins cette maxime n'est pas tout-à-fait sans exception : on peut consulter là-dessus les *Instituts* de Boerhaave, & les Commentaires de Haller.

Quoiqu'il soit naturel aux enfans de teter, on est quelquefois obligé de les élever à la cuilliére, c'est-à-dire, de les nourrir de bouillie ; parce qu'on ne rencontre pas toujours des Nourrices convenables & que l'on voit beaucoup d'enfans pâtir pour avoir teté des femmes indisposées. D'un autre côté, il y en a qu'on ne peut pas du tout faire teter, quoique l'on ne puisse appercevoir rien qui les en empêche. Enfin il y en a d'autres qui ne le peuvent pas, à cause de quelque tumeur ou de quelque mal qu'ils ont dans la bouche ou dans le gosier.

ARTICLE III.

EN pareil cas, on doit faire choix d'une femme un peu âgée ; mais qui ait toutes les qualités nécessaires pour bien s'acquitter d'une pareille charge, & qui soit bien verfée dans la maniere d'élever les enfans. Quant aux alimens dont il convient de les nourrir, nous avons déja obfervé qu'ils doivent être fimples & légers, enfin d'une nature autant qu'il eft poffible, approchante de celle du lait de la mere, tels que des panades, mêlées avec le lait de vache & édulcorées avec un peu de fucre ; lorfque l'enfant eft conftipé, au lieu de fucre on peut fe fervir de miel ou de manne. Si l'on avoit lieu d'appréhender qu'il n'y eut de l'alun dans la farine dont on fait le pain ou le bifcuit, comme on y en peut mettre pour lui donner une plus belle couleur, en pareil cas, il faudroit difcontinuer l'ufage des panades ordinaires, & y fubftituer le coulis de gruau, mêlé de même avec le lait & édulcoré comme ci-deffus.

Il fe trouve des enfans qui s'accommodent fort bien de cette forte de régime ; mais lorfqu'il n'eft point de leur goût, ou qu'il ne les nourrit pas affez, il faut abfolument lui chercher une Nourrice avant qu'il foit tout-à-fait exténué & épuifé ; & pour peu qu'il puiffe s'accoutumer à teter, on s'appercevra bien-tôt des bons effets du lait. Ceux qui voudront en fçavoir davantage fur cette matiére, pourront confulter la *Lettre* de M. Cadogan, *fur la maniere de nourrir les enfans.*

FIN.

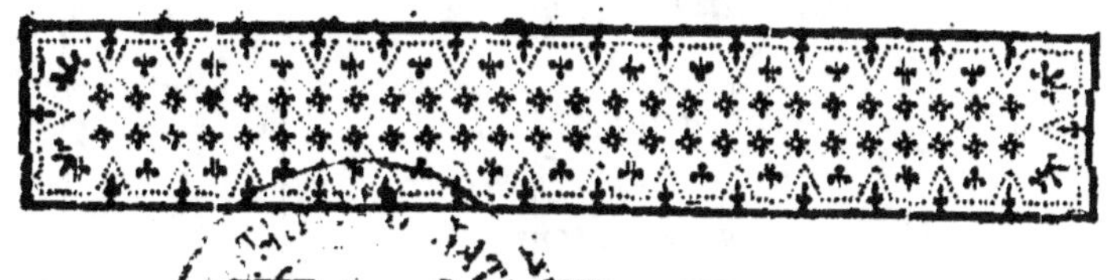

TABLE
DES CHAPITRES.

LIVRE SECOND.

LIVRE III.

H h ij

Fin de la Table.

PRIVILEGE DU ROY.

celles ; que l'impression dudit Ouvrage sera faite dans
notre Royaume & non ailleurs, en bon papier & beaux
caractéres conformément à la feuille imprimée attachée
pour modele sous le contre-scel des Présentes, que l'Im-
pétrant se conformera en tout aux Réglemens de la
Librairie, & notamment à celui du 10 Avril 1725.
qu'avant de l'exposer en vente, le Manuscrit qui aura
servi de copie à l'impression dudit Ouvrage, sera remis
dans le même état où l'approbation y aura été donnée,
ès mains de notre très-cher & féal Chevalier Chancelier
de France le Sieur de Lamoignon, & qu'il en sera
ensuite remis deux Exemplaires dans notre Bibliothéque
publique, un dans celle de notre Château du Louvre ;
un dans celle de notre très-cher & féal Chevalier,
Chancelier de France, le Sieur de Lamoignon, & un
dans celle de notre très-cher & féal Chevalier, Garde
des Sceaux de France, le Sieur de Machault Comman-
deur de nos Ordres, le tout à peine de nullité des Présentes. Du contenu desquelles vous mandons & enjoi-
gnons de faire jouir ledit Exposant & ses ayans causes,
pleinement & paisiblement, sans souffrir qu'il lui soit
fait aucun trouble ou empêchement. VOULONS que la
copie des Présentes qui sera imprimée tout au long au
commencement ou à la fin dudit Ouvrage, soit tenue
pour duement signifiée & qu'aux copies collationnées
par l'un de nos amés & féaux Conseillers-Secretaires, foi
soit ajoûtée comme à l'Original. COMMANDONS au
premier notre Huissier ou Sergent sur ce requis de
faire pour l'exécution d'icelles, tous actes requis &
nécessaires sans demander autre permission, & nonobs-
tant clameur de Haro, Charte Normande & Lettres à
ce contraires. CAR tel est notre plaisir. Donné à Ver-
sailles le vingt-septiéme jour du mois de Février, l'an
de grace mil sept cent cinquante-trois, & de notre
Regne le trente-huitiéme. Par le Roy en son Conseil.

SAINSON.

*Registré sur le Registre treize de la Chambre Royale des
Libraires & Imprimeurs de Paris, N°. 261. fol. 207. conformément aux anciens Reglemens confirmés par celui du 28 Février 1723. A Paris le 11 Décembre 1753.*

DIDOT, *Syndic.*

DÉCOUVERTE

DE L'INSTRUMENT

DE ROONHUISEN,

POUR LES ACCOUCHEMENS.

Es plus habiles Accoucheurs de l'Europe défiroient depuis longtems de conncître l'Inftrument dont Roonhuifen fe fervoit dans la pratique de fon Art, avec un fuccès qui lui avoit acquis la grande réputation dont il a joui. Perfonne ne doutoit que ce ne fût une efpéce particuliere de *Forceps* dont l'utilité n'eft plus conteftée que de ceux dont le fuffrage n'a aucun poids fur cette queftion. Sur la foi de M. Schlitting Médecin à Amfterdam, le célèbre M. Heifter a donné dans la derniere édition de fes Inftituts de Chirurgie, la defcription & la figure d'un Inftrument qu'on croyoit être celui de Roonhuifen ; mais MM. Jacques de Vifcher & Hugo Van-de-

A

Poll , Médecins de la Ville d'Amsterdam ; qui en sçavoient le secret , viennent de le révéler. Cet Instrument n'est pas comme les différens Forceps , de la nature des pinces ou tenettes ; c'est une machine bien plus simple , une espéce de levier avec lequel on déclave très-facilement la tête de l'Enfant engagée au passage ; persuadés des grands avantages qu'on tirera dans la pratique de la connoissance de cet Instrument , & convaincus des malheurs qui arrivent journellement faute de l'avoir connu , ils ont cru en vrais Citoyens , que la probité & la conscience leur prescrivoient comme un devoir indispensable , la révélation d'un moyen qui n'avoit été que trop long-tems tenu secret pour le bien de l'humanité. Ils ont donné une Histoire assez diffuse de cet Instrument , dans laquelle ils justifient leur conduite , & répondent aux objections que la jalousie leur pourroit susciter. Ces détails ne fournissant aucune instruction , l'on a cru devoir les passer sous silence , & qu'il suffisoit de parler de la chose en elle - même , & de ne rapporter que ce qui intéresse véritablement le Public.

L'Instrument de Roonhuisen est un morceau long & quarré de fer bien forgé de 10 ¼ pouces de long , & large d'un pouce. Son épaisseur , sans être garni , est de ⅛ de pouce, & étant garni de $\frac{3}{8}$ de pouce. Ce fer eſt droit au mileu de la longueur de 4 $\frac{1}{8}$ pouces , & ſe courbe inſenſiblement vers les extrémités. Ces courbures ſont à peu près ſemblables , & étant meſurées dans leur concavité elles ont 3 $\frac{1}{4}$ pouces de courbure , & environ $\frac{1}{8}$ de pouce de fond. Ce levier de fer doit être ſoigneuſement arrondi de tous côtés , & principalement aux quatre coins , afin qu'il ne puiſſe pas faire du mal lorſqu'on l'appuye. C'eſt pourquoi les extrémités des courbures, quoique bien arrondies, doivent être garnies d'un emplâtre de Diapalme étendu ſur du gros linge de la longueur d'un pouce en-dedans ; le morceau droit du milieu ſitué entre les deux courbures , & par lequel ſe fait la plus forte preſſion contre les Os pubis , doit être tout-à-fait garni de cet emplâtre & un peu plus fort au milieu. Il faut ſur-tout avoir l'attention que ces emplâtres ſoient appliqués fort également ſur le fer ſans le moindre pli. Après avoir garni le fer de ces emplâtres, on le garnit tout entier de peau de Chien mince & fort douce, & il faut obſerver que cette peau doit être appliquée fort unie, & que les coutures de la peau ſoient au-dehors, c'eſt-à-dire du côté convexe de l'Inſtrument. Voilà la véritable deſcription d'un Inſtrument, qui fait depuis tant d'années tant de

bruit, sur-tout parmi les Accoucheurs, &
sur lequel il s'est tenu tant de discours parmi des gens plus ou moins habiles, par envie, méchanceté, calomnie, &c. & qui
par conséquent ne méritent pas d'être rap-
portés ici. Ils sont si connus dans ce Pays
(en Hollande) qu'il est inutile d'en parler
d'avantage. Il suffit d'expliquer l'usage de
cet Instrument & la maniere dont il faut
s'en servir ; sans quoi les Accoucheurs mêmes ne sçauroient pas comment il faut opérer ; si bien que si sans les avoir instruits on
n'avoit fait que leur montrer la machine,
ils n'auroient jamais regardé cet Instrument
comme pouvant servir à quelqu'effet singu-
lier en fait de Chirurgie, puisque tous ceux
qui possédent le secret ont avoué qu'ils
avoient eu la même pensée à la premiere
vûe de l'Instrument.

Pour qu'un habile Accoucheur se forme
une idée complette de la maniere d'opérer
avec l'Instrument que nous venons de décrire, & qu'il sçache le diriger comme il
faut, & s'en servir dans le tems convenable,
il sera nécessaire, qu'il fasse attention aux
circonstances suivantes : *En premier lieu*,
à la maniere de placer la Femme, qu'il doit
délivrer. *En second lieu*, aux Femmes qui
doivent l'aider ; & *en troisiéme lieu*, à lui-
même, pour obtenir la fin importante qu'il
se propose.

(5)

La Femme est couchée dans un lit, ou
sur un lit de repos, selon qu'on le trouve
prêt ou le mieux placé, par le haut du corps;
le bas du corps restant suspendu du lit, en-
sorte que le Coccix soit tout-à-fait hors du
lit, pour ne pas être blessé. On pose ensuite les pieds de la Femme sur deux chauf-
ferettes, ou autres choses élevées, & assez
écartées, pour qu'il reste un passage libre
à l'Enfant, & afin que les pieds ne glissent
& ne nuisent par-là à la délivrance; on lui
fait soutenir les genoux par deux Femmes,
dont l'une qui est ordinairement à la gauche de l'Accoucheur, est la Sage-Femme;
on lui tient les jambes un peu écartées,
pour prévenir autant qu'il est possible tout
obstacle. Pour avoir tout sous la main, on
met un pot-de-chambre pour recevoir les
immondices, & une tasse avec de la pomade entre les jambes de la Femme, & un
peu en arriere. Ces préparatifs étant faits
avec autant de promptitude qu'il est possible,
l'Accoucheur s'aprête, & pour que rien ne
l'embarrasse, il ôte son habit, & retrousse
ses manches assez haut. Il met un tablier
qui lui sert pour poser son Instrument aussi-
bien que pour recevoir l'Enfant. Il se mu-
nit aussi d'une serviette pour essuyer ses
mains, qui sans cela seroient rendues inca-
pables de travailler à force d'être gluantes,

A iij

Il s'aſſit alors ſur une petite chaiſe baſſe entre les genoux de la Femme, comme la place la plus convenable pour ſon travail, &, comme la Femme doit être découverte par en-bas pour que rien n'empêche l'opé-ration, il fait étendre une couverture juſ-qu'au-deſſous des aiſſelles de la Femme, qu'il fait attacher par-derriere au dos de la Femme, & il ſe fait attacher l'autre bout de la couverture autour du col avec une épingle, tant par modeſtie, que pour cacher ſon Inſ-trument, comme on l'a toujours fait juſqu'à préſent. Etant aſſi ſainſi, il attire à lui la Fem-me, ſi le bas de ſon corps n'eſt pas encore aſſez avancé hors du lit, enſorte que le Coc-cix ſoit libre, afin qu'il puiſſe céder en ar-riére, & faciliter par-là l'Accouchement. Il touche alors la Femme pour reconnoître encore ſi la tête eſt enclavée ſous les os pubis. Si la veſſie ne pouvoit ſe vuider à raiſon de la compreſſion que fait ſur elle la tête de l'Enfant ; il faudroit préliminairement ſon-der la Femme. Cette précaution donne beaucoup de jeu pour la délivrance & pré-vient beaucoup d'accidens fâcheux.

Après tous ces préparatifs l'Accoucheur porte l'index de la main gauche bien en-duit de pomade dans le vagin du côté qui eſt contre l'anus, juſqu'au ſinciput nud de l'Enfant, qui a dans le cas en queſtion le viſage tourné vers l'anus. Il prend enſuite avec la main droite l'inſtrument (*) enduit auſſi de pomade, ſur-tout en-dedans, & le gliſſe le long de l'index de la main gauche, qui montre pour ainſi dire le chemin dans le même endroit contre le finciput nud de l'Enfant juſques dans l'orifice de la matrice, au cas qu'il ſoit encore ſi bas, ce qui n'é-tant preſque pas poſſible, arrive fort rare-ment, parce qu'il s'eſt ordinairement déja retiré derriere la tête. Quand l'Inſtrument eſt ainſi couché avec ſa partie concave con-tre le finciput de l'Enfant, il faut alors que l'Accoucheur prenne bien garde qu'il ne ſe trouve rien entre la tête de l'Enfant & ſon Inſtrument, ſoit la matrice, ce qui, com-me nous venons de dire, eſt preſqu'impoſſi-ble, ſoit une partie du cordon ombilical, ſoit quelqu'une des membranes dans leſquel-les l'Enfant a été enveloppé ; afin qu'il n'en arrive point de mal pour la Mere & l'Enfant ou du moins que rien n'embarraſſe l'opéra-tion. Après avoir obſervé cette précaution l'Accoucheur tourne ſon Inſtrument tantôt

(*) Nous avons trouvé une petite corde entortillée au-tour d'un des bouts de l'Inſtrument, dans l'endroit où la courbure eſt la plus grande, comme on le voit même dans la Figure, ce que nous croyons ne ſervir à autre choſe, ſinon pour marquer qu'on doit ſe ſervir de ce côté plutôt que de l'autre, ou pour meſurer l'approche de l'Inſtru-ment,

à gauche tantôt à droite , vers le côté de la tête de l'Enfant , en cherchant de quel côté il y a le plus de jour pour son Inſtrument , qui doit toucher avec ſa concavité auſſi l'occiput, & entourer , pour ainſi dire la calotte. On trouve ce jour tantôt plutôt tantôt plus tard ; mais, pour avancer cette découverte , il faut que l'Accoucheur lève un peu le dehors de l'Inſtrument. Par-là l'autre bout de l'Inſtrument qui eſt déja un peu avancé contre le ſinciput ou les côtés de la tête de l'Enfant , eſt déprimé vers le bas, en-redonnant par-là un peu plus de jour , de même que l'on opére avec un coin quand on veut l'avancer dans une fente étroite. Mais on comprend aiſément qu'il faut opé-rer avec douceur & légéreté. Par ce moyen l'Inſtrument avance , & il eſt aidé par la pomade & le gliſſant des voyes par où il paſ-ſe : la plûpart du tems il eſt conduit aſſez promptement d'un côté ou de l'autre juſqu'à l'occiput de l'Enfant. Il faut de même pren-dre garde ici, qu'il ne ſe trouve rien entre l'occiput & le côté concave de l'Inſtrument ni entre ſon côté convexe de dehors & les os pubis ; ce qui cauſeroit immanquable-ment de l'obſtacle, & peut-être du mal dans l'opération. Quand à force de tatonner on a avancé l'Inſtrument en - dedans juſqu'au point qu'il ait atteint l'occiput , alors en levant doucement le bout du dehors on le porte si avant que l'occiput soit couché dans la concavité de l'Instrument. Plus cette concavité est couchée fermement contre la tête, & plus elle s'y ajuste précisément, plus la délivrance est promte & meilleure ; à laquelle on continue de travailler comme il s'ensuit.

Quand l'Instrument est serré contre l'occiput, comme il est dit, qu'il s'y ajuste parfaitement bien, & que la tête est arrêtée immobile dans le bassin (car autrement l'Instrument s'échappe en glissant de la tête quand elle branle, & il n'est alors d'aucun usage étant plutôt capable de faire du mal ;) alors l'Accoucheur lève le dehors de l'Instrument lentement & uniformement, sans choc ni bond, & en même-tems en tirant ou en pressant un peu ; par ce mouvement il faut que le bout concave qui entoure la tête de l'Enfant, soit nécessairement pressé vers le bas du bassin, qui se dilate un peu, principalement dans les Accouchemens difficiles ; car la tête en perçant vers en-bas, & en se rappetissant par le mouvement latéral de ses os, fait sortir en-dehors le coccix. Les os des hanches semblent même en quelque façon se dilater dans les Accouchemens difficiles, selon le sentiment de quelques-uns, & principalement du Profeſſeur Ruiſch. En continuant ainſi à lever le bout de dehors de l'Inſtrument, & à preſſer vers en - bas ſon côté concave d'en-dedans, alors la tête deſcend dans l'orifice fort dilaté du vagin. (L'autre partie ſupérieure de la fente des parties honteuſes, qui eſt ſituée contre & ſur les pubis, ne s'ouvre pas d'avantage.) En continuant ainſi à lever en-dehors & à déprimer en-dedans l'Inſtrument, dont le côté concave, ou plutôt une partie du morceau droit ſitué au milieu entre les deux courbures, preſſe contre la marge & le dedans de l'union des os pubis, comme ſon point d'appui ; ſon côté concave qui comprend la tête la preſſe enfin ſi bien en-bas, qu'elle paſſe tout-à-fait le baſſin, & que par ce moyen la femme eſt délivrée ; ce qui ſe fait la plûpart du tems promptement & dans deux ou trois minutes. Quelquefois pour y parvenir il faut faire monter l'Inſtrument ſi haut, que le bout qui reſte dehors, approche tout contre le ventre de la Femme. Dans ce moment de paſſage, la Femme pouſſe ordinairement un ſeul cri, comme il arrive la plûpart du tems dans toutes les délivrances naturelles, lorſque la tête de l'Enfant paſſe ; ce qu'on doit regarder comme un moment fort heureux dans cet accouchement avec l'Inſtrument, parce que ce cri de la Femme marque que l'Enfant paſſe par le baſſin & qu'il vient au monde ; ce qui étant fait, il eſt aiſé d'arranger le reſté. Dans le moment que la tête paſſe il faut avoir attention dans cet accouchement & généralement dans tous les autres, de ſerrer le plat de la main gauche fermement contre l'anus & le périnée, juſqu'au vagin, en preſſant vers en-haut, & d'avancer doucement la machine en ſuivant la tête, comme ſi on le laiſſoit en repos : alors tout ſe dilate par la tête de l'Enfant comme naturellement & en juſte proportion, & la tête de l'Enfant paſſe alors aiſément ſur la main. Cette preſſion donne quelque fermeté au vagin qui eſt alors mince & tendu comme une corde autour de la tête, de même que le Périnée, qui ne mérite alors preſque pas de nom, qui, parce que la peau y eſt mince, eſt beaucoup garanti par cette preſſion contre le déchirement, non-ſeulement dans ce cas, mais même dans les accouchemens naturels ; ce que cependant on ne ſçauroit prévenir, ſi l'on vouloit alors continuer à preſſer toujours la tête vers en bas : c'eſt pourquoi il eſt fort néceſſaire qu'on ait un peu de patience, & qu'on ſe repoſe un peu. Auſſi pour faire approcher un peu plus les parties & pour diminuer la tenſion, on fait ſerrer les genoux à la Femme, ſi bien qu'on peut à peine faire uſage d'eſa

main : on continue pendant ce tems à preſſer
avec le plat de la main gauche l'anus vers
en-haut juſqu'aux lévres , & par ce moyen
l'Enfant paſſe doucement ſur la main ſans
cauſer aucune bleſſure. Quand une fois la
tête eſt ſortie , ce qui , comme il a été dit ,
arrive tantôt promptement , tantôt lentement , alors on n'a plus beſoin de l'Inſtrument ; on délivre l'Enfant de la maniere ordinaire qui eſt connue de tous les Accoucheurs , & on le traite quant au ſoin de lier
le cordon ombilical , de tirer l'arriere-faix ,
& de nétoyer l'Enfant , comme l'on fait
dans tous les autres cas. On a de même les
ſoins ordinaires pour la mere ; ce que nous
jugeons ſuperflu de décrire ici ; parce que
nous n'avons d'autre vûe dans ce Traité que
d'inſtruire le Public touchant la machine de
Rhoonhuiſen & touchant la maniere d'opérer ; & nous croyons avoir ſatisfait à ce but.

Nous ne doutons pas que tout le monde
ne ſoit obligé de convenir, que cet Inſtrument ſi ſimple eſt capable d'exécuter ce
grand ouvrage , ſans que la mere ni l'Enfant
en puiſſent reſſentir aucun mal , ſi en liſant
& reliſant cette Diſſertation & en réfléchiſ-
ſant bien ſur le contenu on s'eſt formé une
idée nette du cas en queſtion ; mais on
pourra encore mieux ſe convaincre de la
certitude de la choſe , ſi l'on met ſoi-même

la main à l'œuvre ; ce que cependant, quoique nous ayons tout bien décrit, nous ne
leur conseillons pas d'entreprendre trop-
tôt, s'ils n'entendent pas parfaitement tout
le reste de l'accouchement ; parce qu'il y a
à craindre qu'on ne se serve quelquefois à
tort de cet excellent Instrument, qui convient uniquement dans le cas nommé, & non
dans tout autre. C'est-pourquoi nous exhor-
tons encore chacun de ne pas s'imaginer
qu'il mérite le nom d'Accoucheur, s'il ne
sçait que cette invention : car il reste outre
ce cas un nombre infini d'observations &
de connoissances utiles, qu'un Accoucheur
doit parfaitement bien posséder, pour mériter le nom d'habile-homme.

Nous pourrions nous en tenir à ce qui
vient d'être dit comme ayant satisfait à notre but ; mais nous croyons qu'il ne sera pas
hors de propos d'y ajoûter encore quelques
remarques, qui ayent leur rapport tant sur
l'Instrument même que sur la maniere d'o-
pérer, & qui outre qu'elles serviront à éclair-
cir & à confirmer la vérité de ce qui a été
dit, contiendront en même-tems une courte
récapitulation de ce qui a été dit plus amplement ; tout cela servira pour former une
idée plus précise de cette chose si digne
d'être sçûe de ceux qui veulent s'acquitter
avec honneur du devoir d'Accoucheur.

Quant à l'Inſtrument même, nous remarquons en peu de mots à ce ſujet, que tous ceux qui ont quelque conception de l'uſage auquel il eſt deſtiné, conviendront de tout leur cœur, qu'il eſt ſatisfaiſant pour le cas en queſtion : car en jettant les yeux ſur la ſimplicité de ſa conſtruction, on doit convenir qu'il eſt exactement proportionné aux parties, dans & ſur leſquelles il doit opérer ; car il n'eſt ni trop long, ni trop large, ni trop épais. Ses courbures qui peuvent ſervir de deux côtés ont auſſi une juſte meſure. Il en eſt de même à l'égard de la partie droite du milieu ſituée entre les deux courbures, leur donnant une diſtance ſi bien convenable, que le point du mouvement, en preſſant contre la jonction des os pubis comme le point d'appui tombe à peu près dans le milieu de l'Inſtrument. Et afin que la Mere & l'Enfant ne ſoient bleſſés par la dureté de la matiere de l'Inſtrument, il eſt garni aux deux extrémités, dont l'une agit ſur l'occiput de l'Enfant & principalement ſur le cervix. L'Inſtrument eſt encore plus fortement garni au milieu, ce qui rend la pièce du milieu un peu élevée, d'où vient non-ſeulement que le contact n'eſt pas ſi rude, mais auſſi que les parties contre leſquelles on le preſſe ſont touchées en moins de points ; d'où il doit s'enſuivre auſſi que moins de parties souffrent. D'ailleurs quoique l'ufage de cet Inftrument exige principalement qu'on agiffe en preffant & tirant le bout courbe dans lequel la tête eft prife, il eft certain néanmoins qu'on ne peut opérer fans lever le bout de l'Inftrument qui eft en dehors. Mais quand même il feroit néceffaire dans l'un ou l'autre cas, ce qui cependant paroît prefqu'impoffible, de lever l'Inftrument jufques contre le ventre de la Femme; il faut alors convenir, que la Nature y a fi fagement difpofé les parties, qu'elles en fouffrent fort peu : car qui ne fçait pas que le monticulus veneris fe préfente comme un couffin rempli de graiffe, défendu outre cela de poil en-dehors? ainfi il peut fupporter une preffion affez forte fans être bleffé. Le clitoris, les nymphes & les lèvres de la vulve qui ne fouffrent aucun changement dans l'accouchement, n'en fouffrent pas plus de cette opération de l'Inftrument. On fera outre cela obligé de reconnoître que l'Inftrument doit refter fimple dans fa conftruction : car fi du côté qui refte dehors on vouloit ajoûter feulement le moindre manche, il formeroit obftacle au cas qu'il fallût lever ce bout jufques contre le ventre; au lieu que fa ftructure non-feulement prévient cet inconvénient, mais eft même fort utile, tant parce qu'on peut l'appliquer des deux côtés ; que parce qu'il ne doit pas gêner, quand même on le lèveroit fort haut. Pour la perfection de l'Instrument il convient que les coutures de la peau foient bien plates & placées du côté convexe, crainte d'une prellion inégale qui feroit du mal à la tête tendre de l'Enfant, & afin que le côté convexe avec fa couture ne bleffe pas la Mere, & que l'épaiffeur n'empêche le fer de glifer à côté de la tête. D'ailleurs la peau dont ce fer eft garni en facilite l'entrée, parce que la pomade dont on enduit cette partie de l'Inftrument fait plus d'effet fur la peau qu'elle ne feroit fur le fer nud, ne pouvant pas y pénétrer comme elle fait dans la peau. On voit par tout cela la perfection de l'Inftrument, qui paroît encore d'avantage lorfqu'on comprend avec conviction, qu'il eft en état de répondre au but pour lequel il eft fait ; ce que nous ferons voir encore en peu de mots.

. Les concavités de l'Inftrument de Roonhuifen font précifément de la dimenfion à pouvoir contenir l'occiput de l'Enfant, ce qui même doit être avec un des deux bouts, pour que l'effet s'enfuive heureufement, & mieux la couture ferre contre la tête, plus le fuccès eft prompt & infaillible. C'eft delà que cet Inftrument convient le mieux plus la tête eft arrêtée fixement dans le baffin de

la mere ; ce qui augmente confidérablement le mérite de l'Inftrument ; puifqu'il
eft impoffible dans ce cas à tous les autres
Inftrumens d'y réuffir. L'Inftrument doit
même en ce cas moins bleffer l'Enfant ,
quoiqu'étant prudemment manié il ne le
bleffe jamais : car , comme il preffe alors
également avec fa partie concave fur la convexité de la tête de l'Enfant , qui y eft prife
& pour ainfi dire en repos, quand on lève le
bout de dehors en preffant & tirant doucement vers en-bas , il ne bleffe rien & ne fait
principalement que tirer l'occiput pour le
délivrer de fa prifon ; ce qui s'accorde avec
la délivrance naturelle : car l'occiput a ordinairement franchi le paffage , quand le finciput paffe derriere , devant le périnée , &
la preffion de l'Inftrument exerce fa plus
grande force fur l'occiput de l'Enfant où
commence le cervix. Or dans cet endroit,
comme dans tout l'occiput , l'os eft le plus
dur & le cervix peut foutenir une force in-
croyable fans fe caffer, ni difloquer , dans
les Enfans vivans & nouvellement morts,
comme nous l'avons appris par plufieurs expériences. Ainfi cet Inftrument eft appliqué
à propos à l'endroit qui eft le mieux difpofé
pour cela par la Nature même; ce qui joint
à tout e refte , augmente confidérablement
la gloire des Inventeurs qui méritent toute

B

l'estime des Sçavans par rapport aux grandes connoissances qui brillent dans la simplicité & vérité de leur Instrument.

La nature de la Machine fait voir qu'elle est capable d'exercer une grande force ; car qui ne sçait pas de quelle force est le levier ? La preuve gît dans l'expérience ; car nous avons été témoins oculaires avec plusieurs autres, que le vieux Plaatman aussi-bien que Boom ont mis au monde dans cette Ville des Enfans avec des têtes hydropiques énormes (Hydrocéphales), sans les avoir blessés, ce qui ne peut pas se faire sans beaucoup de force, quoique la tête dans certe maniere d'accoucher ne soit pressée en bas que de la largeur d'un pouce. Enfin pour éviter tout danger dans l'usage de cet Instrument, notre Ami de Bruin qui en connoissoit bien la force, exhorte de beaucoup modérer la pression de la tête, en levant l'autre bout de la Machine, & d'opérer surtout avec précaution, pour peu qu'il y ait lieu de penser ; car on ne peut pas toujours s'assurer par l'attouchement, que la tête de l'Enfant arrêtée est située de côté, auquel cas on pourroit aisément blesser l'oreille, la joue ou l'œil ; mais nous croyons que cela n'arrive presque jamais dans le cas de ces Accouchemens, qui est la tête arrêtée.

(19)

M M. de Viſſcher & Van-de-Pool, n'ont
pas oublié de faire men ion de la maniere
dont ils ont eu le Secret qu'ils découvrent
avec une généroſité digne d'éloges , & une
vénération eſtimable pour la mémoire de
Jean de Bruin leur ami , par la mort duquel ils ſont devenus poſſeſſeurs de l'Inſtrument en queſtion , en l'achettant du ſieur
Herman Van-der-Heiden , & de ſa femme
Gertrude de Bruin , fille unique de Jean de
Bruin Chirurgien Accoucheur. Quoique ces
détails ſoient peu intéreſſans par eux-mêmes , cependant comme ils peuvent exciter
la curioſité de quelques Lecteurs qui ſont
bien aiſes de connoître l'origine & les progrès des Inventions & des Découvertes utiles , nous donnerons ici un abrégé de l'hiſ-
toire de cet Inſtrument d'après Meſſieurs de
Viſcher & Van-de-Pool.

Jean de Bruin nâquit en 1681. de parens fort honnêtes , & fut deſtiné à l'étude
de la Chirurgie en 1698. M. Verpoorten,
chez qui il demeura deux ans , lui enſeigna
les élémens de cette Science ; mais ſon in-
clination le portant à l'étude de l'Art d'Accoucher , il ſe mit le premier Janvier 1700.
ſous les auſpices de Roger Roonhuiſen, très-
fameux Médecin, Chirurgien, & Accoucheur à Amſterdam. Celui-ci poſſédoit, avec

B ij

le célèbre Ruifch & le Chirurgien Boekelman, le Secret de l Inftrument en queftion.
On prétend qu'ils le tenoient des *Chamber-*
lains fi célèbres en Angleterre par la pratique des Accouchemens, dans le tems qu'ils
donnoient des leçons de Chirurgie à Amfterdam. Quoiqu'il en foit, l'on eft certain
qu'ils n'ont eu ce Secret que moyennant une
fomme d'argent affez confidérable, & fous
l'obligation expreffe de ne le pas révéler.
Jean de Bruin à qui fon zèle pour fa profeffion ne laiffoit échapper aucune occafion
de devenir plus habile, s'affocia avec Pierre
Plaatman fon Confrere, & Elève, comme
lui, de Roonhuifen ; & le 21 Mars 1709.
ils firent enfemble une convention & avec
le Profeffeur Ruifch, Roger de Roonhuifen & Corneille Boekelman, par laquelle
ces trois derniers s'obligerent folemnelle-
ment d'apprendre à de Bruin & à Plaatman,
fans réferve, tout ce qu'ils fçavoient dans
l'Art des Accouchemens, à condition que
ceux-ci obferveroient exactement les articles ftipulés dans la convention & qu'il eft
inutile de rapporter ici. De Bruin dont la
probité étoit d'ailleurs très-connue, affure
que pendant 42 ans qu'il a pratiqué fon
Art, il a mis au monde huit cens Enfans
vivans, qui avoient tous été arrêtés par la
tête dans le paffage, en fe fervant de l'Inf-

trument de Roonhuifen. Cela a été vérifié par le journal qu'il tenoit de fes travaux. Il auroit été beaucoup plus utile au Public fans la perfécution de fes Confreres. Il n'oppofa aux fureurs de l'envie que de la patience ; mais il étoit né fenfible , & les chagrins qu'on lui a fufcités ; & les fatigues atta- chées à la pratique de fon Art , altérérent infenfiblement fa fanté. Il mourut après quelques jours de maladie le 23 Janvier 1753.

Son Elève , *Reinier Boom* , très - habile Chirurgien & Accoucheur , eft auffi pof- feffeur de l'Inftrument de Roonhuifen , & il l'a déja communiqué fous les conditions ordinaires à deux hommes célèbres MM. Paul de Wind Docteur en Médecine à Mid- delbourg en Zélande , & à fon frere Gerard de Wind qui pratique actuellement la Mé- decine à Amfterdam. Le jeune Plaatman l'avoit communiqué auffi peu de tems avant fa mort à François Rooy Chirurgien très- habile. On affure que M. de Moor Médecin a eu le fecret de Boekelman ; enforte qu'il n'étoit connu jufqu'à préfent que de fix per- fonnes. MM. de Vifcher & Van-de-Pool l'ont acheté au mois de Juillet dernier du Gendre de de Bruin , dans la louable inten- tion de le faire connoître à tout le monde.

Explication de la Planche.

Le véritable * Inftrument de Roonhuifen eft repréfenté ici dans fa grandeur naturelle de deux façons, fur le plat & de côté, afin qu'on puiffe juger de fa longueur, largeur & épaiffeur. On le voit ici fans être garni de peau, mais les garnitures des emplâtres font diftinctement indiquées, de même que la petite corde qu'on doit fuppofer couchée fur la garniture de peau. Voyez page 7. dans la Note.

(*) Nous le nommons le véritable Inftrument, non pas tant que nous craignions d'être contredits par aucun des Poffeffeurs du Secret, mais principalement parce qu'il eft de la même forme que celui que Bruin avoit reçu de Roonhuifen, & dont il s'eft fervi. Nous ajoûtons ceci pour faire finir toutes calomnies : car nous n'ignorons pas qu'on l'a changé depuis en forme d'S. Mais fon action eft la même, comme on peut le juger par la Defcription. Nous fuppofons ce changement, parce qu'on opére maintenant plus en tirant qu'en levant ; nous en laiffons la décifion aux Accoucheurs.

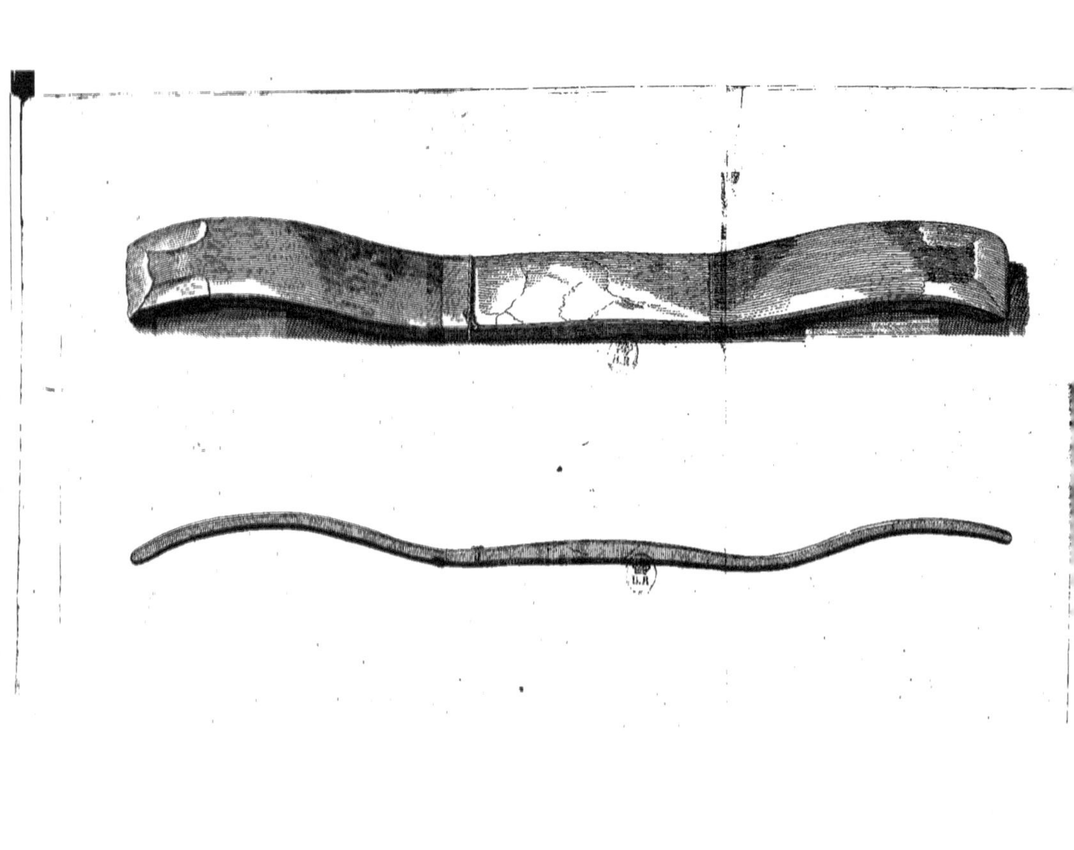

A P P R O B A T I O N

du Cenſeur Royal.

J'Ai lû par ordre de Monſeigneur le Chancelier un Manuſcrit qui a pour titre : *Découverte de l'Inſtrument de Roonhuiſen pour les Accouchemens* ; traduit de l'Hollandois. Je crois qu'il eſt utile que cet Inſtrument que l'on déſiroit connoître depuis long-tems, ſoit enfin rendu public. A Paris ce premier Janvier 1754.

LOUIS.

EXTRAIT DU PRIVILEGE.

LOUIS par la grace de Dieu Roy de France & de Navarre, &c. SALUT. Notre amé FRANÇOIS DELAGUETTE, Imprimeur & Libraire à Paris, Nous a fait expoſer qu'il déſireroit faire imprimer un ouvrage qui a pour titre : *Le Secret de Roonhuiſen dans l'Art d'accoucher, traduit de l'Hollandois,* s'il nous plaiſoit lui accorder nos Lettres de Privilége pour ce néceſſaire : A CES CAUSES, &c. Donné à Verſailles le 21 du mois de Janvier 1754.

Regiſtré ſur le Regiſtre treize de la Chambre Royale des Libraires & Imprimeurs de Paris, No. 278. fol. 220. conformément aux anciens Réglemens, confirmés par celui du 28 Février 1723. A Paris le 25 Janvier 1754.

DIDOT, Syndic.